AF466010

FORMULAIRE PRATIQUE
POUR LES MALADIES
DE LA
BOUCHE ET DES DENTS

SUIVI DU

MANUEL OPÉRATOIRE DE L'ANESTHÉSIE PAR LA COCAÏNE EN CHIRURGIE DENTAIRE

PAR

G. VIAU

Chirurgien-Dentiste de la Faculté de médecine de Paris,
Professeur à l'École dentaire de Paris,
Président de la Société d'Odontologie de Paris, 1893 et 1894,
Chirurgien-Dentiste du Collège Chaptal.

(Deuxième édition)

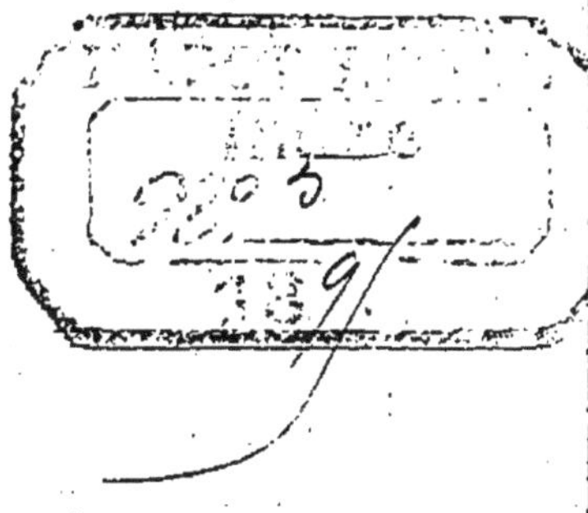

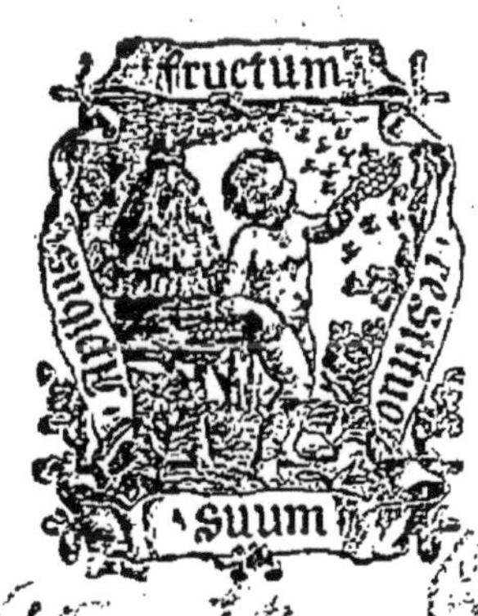

PARIS
SOCIÉTÉ D'ÉDITIONS SCIENTIFIQUES
PLACE DE L'ÉCOLE DE MÉDECINE
4, RUE ANTOINE-DUBOIS, 4

1895

FORMULAIRE PRATIQUE
POUR LES MALADIES
DE LA
BOUCHE ET DES DENTS
SUIVI DU
MANUEL OPÉRATOIRE DE L'ANESTHÉSIE PAR LA COCAÏNE EN CHIRURGIE DENTAIRE

DU MÊME AUTEUR

Cours de prothèse et mécanique dentaires. Professé à l'Ecole dentaire de Paris (Sommaires).(br. in-8°. Alcan-Lévy, 1885.)

Du manuel opératoire de l'anesthésie au protoxyde d'azote (*Odontologie*, janvier 1886).

De l'anesthésie locale *obtenue par les injections sous-gingivales de Cocaïne et d'Acide phénique*. Exposé de la Méthode, suivi de 86 observations (br. in-8. Delahaye et Lecrosnier, 1886).

De l'anesthésie locale, etc. ; communication à la Société d'Odontologie de Paris (*Odontologie*, Octobre 1886, Décembre 1886).

Contribution au traitement et à l'obturation des canaux dentaires. Communication faite à la Société d'Odontologie de Paris (*Odontologie*, Juillet 1891).

Action septique du tartre dans la production de la gingivite. Communication faite à la Société d'Odontologie. Décembre 1891 (br. in-8, Vve Babé, 1892).

Hyperesthésie et sensibilité de la dentine. Communication à la Société d'Odontologie (*Odontologie*, Mars 1892).

Nécrose des maxillaires comme cause de certaines anomalies dentaires. Communication à la Société d'Odontologie (Octobre 1892).

Sur une forme non décrite de la périodontite chronique. *Odontologie*. Octobre 1892 (br. in-8).

Maladies de la bouche et des dents : dans le *GUIDE PRATIQUE DES SCIENCES MÉDICALES* publié par la Société d'Editions scientifiques en 1891 ; 2e édition en 1892. (3e édition 1895, en préparation)

C. Pinet et G. Viau. **Essais d'anesthésie locale en chirurgie dentaire au moyen de la tropacocaïne.** Communication à la Société d'Odontologie de Paris, décembre 1892 et janvier 1893. (br. in-8, Société d'Editions scientifiques, 1893.)

Châteauroux. — Imp. A. MAJESTÉ et L. BOUCHARDEAU.

FORMULAIRE PRATIQUE
POUR LES MALADIES
DE LA
BOUCHE ET DES DENTS

SUIVI DU

MANUEL OPÉRATOIRE DE L'ANESTHÉSIE PAR LA COCAÏNE EN CHIRURGIE DENTAIRE

PAR

G. VIAU

Chirurgien-Dentiste de la Faculté de médecine de Paris,
Professeur à l'Ecole dentaire de Paris,
Président de la Société d'Odontologie de Paris, 1893 et 1894,
Chirurgien-Dentiste du Collége Chaptal.

(Deuxième édition)

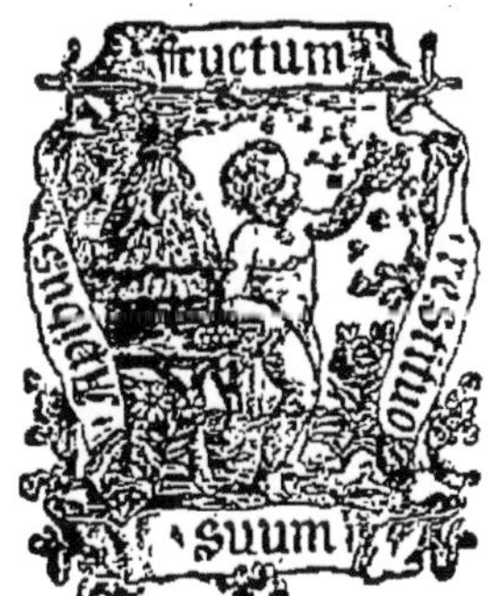

PARIS
SOCIÉTÉ D'ÉDITIONS SCIENTIFIQUES
PLACE DE L'ÉCOLE DE MÉDECINE
4, RUE ANTOINE-DUBOIS, 4

1895

INTRODUCTION A LA SECONDE ÉDITION

La première édition de ce Formulaire s'est trouvée épuisée en moins d'un an et demi.

C'est peut-être le premier ouvrage original écrit par un dentiste français qui ait été l'objet d'un tel honneur.

Je n'y veux voir que la preuve qu'il répondait vraiment à un besoin. En le publiant, j'avais eu pour but de faire œuvre utile : je suis heureux de constater, par la faveur avec laquelle mes confrères l'ont accueilli, que je ne m'étais pas abusé.

J'ai tenu à honneur de justifier ce succès et je n'ai voulu livrer cette nouvelle édition au public professionnel qu'après l'avoir sérieusement revue et l'avoir améliorée autant que j'ai pu.

L'idée que j'ai eue de rappeler brièvement les caractères cliniques de chaque affection avant d'énumérer les moyens thérapeutiques que l'expérience a montrés efficaces pour la combattre, a été, je crois, aussi bien accueillie par les praticiens que par les étudiants. Ces quelques lignes suffisent à rappeler à ceux-ci au moment de l'examen quelque détail oublié, à ceux-là elle évite les hésitations, les longues recherches et facilite l'institution du traitement. J'ai donc revu avec soin ces courts memento *: il n'en est pour ainsi dire pas qui n'aient été tant soit peu modifiés. Notre profession, en effet, avance à grands pas dans la voie du progrès : telle idée admise hier ne l'est plus aujourd'hui, tel fait jadis obscur est maintenant bien expliqué, des hypothèses ont été vérifiées, d'autres abandonnées ; il était de mon devoir de m'appliquer à mettre dans les plus petits détails ce livre au courant de nos connaissances actuelles.*

Quelques articles ont été profondément modifiés ; tels sont ceux qui ont trait à la carie dentaire, *principalement à propos des caries de quatrième degré ; à* l'hygiène buccale *et aux* dentifrices, *etc.*

D'autres sont entièrement nouveaux ; ce sont ceux qui traitent de la grenouillette, *des* accidents de dents de sagesse, *de la* syphilis buccale, *des* ulcérations linguales, *etc.*

Le but de cet ouvrage étant avant tout de fournir des indications thérapeutiques, j'ai donné tous mes soins au formulaire *proprement dit. C'est dans cet ordre d'idées surtout que nos connaissances se perfectionnent : j'ai tenu largement compte de ce que j'ai appris, tant par mon expérience journalière que par celle d'amis autorisés. C'est dans cette partie de mon ouvrage qu'on trouvera le plus de changement ; j'ai supprimé nombre de formules surannées, inactives, ou mal appropriées à nos besoins ; d'un autre côté je me suis efforcé de n'omettre aucune de celles que j'ai reconnues capables de nous rendre des services.*

Je me suis appliqué aussi à l'exécution matérielle : j'ai cherché à rendre la lecture plus claire, les recherches plus faciles. Par une innovation qui sera, j'espère, bien accueillie, les indications qui accompagnent chaque formule ont été imprimées cette fois en petits caractères, ce qui ne permet plus de les confondre avec le texte. Malgré cette condensation de la plus grande partie de l'ouvrage, on remarquera que le nombre de pages se trouve augmenté de plus de 125 *pages. Dans le même but j'ai apporté une classification plus rigoureuse dans l'énumération des formules concernant les sujets les plus importants :* hémorragie, carie dentaire, syphilis buccale, dentifrices, *etc. C'est ainsi que dans ce dernier article les préparations ont été divisées méthodiquement en* élixirs, poudres, savons, opiats, *et que dans chacune de ces catégories elles ont été classées suivant leur réaction* neutre, acide, alcaline, *ou leur propriété* astringente, antiseptique, *etc. Je crois par ce moyen avoir facilité encore le choix judicieux du praticien.*

D'autres que moi ont contribué au succès rapide de la première édition. Je tiens à remercier ici le sympathique directeur de la Société d'Éditions scientifiques, mon ami le Dr H. Labonne, pour son activité toujours dévouée. Ce m'est aussi un devoir bien agré-

able à remplir que de témoigner publiquement ma gratitude aux confrères dont les avis autorisés ont été pour moi la plus précieuse collaboration. A vous, chers collègues et amis, j'adresserai en même temps une demande : soyez toujours, je vous en prie, prompts à me signaler les imperfections de mon œuvre, les desiderata *qui chaque jour surgissent dans notre pratique. Vous me trouverez toujours attentif à corriger les unes, à satisfaire aux autres, afin que ce petit livre puisse arriver enfin au but qu'il ambitionne, c'est-à-dire à présenter le résumé fidèle des moyens que la science met entre nos mains pour soulager nos semblables.*

G. V.

Paris, janvier 1895.

PRÉFACE

DE LA PREMIÈRE ÉDITION

Paris, mars 1893.

Le diplôme d'Etat de *Chirurgien-Dentiste*, institué par la loi définitivement votée par le Parlement le 30 novembre 1892, donne aux dentistes une existence légale. Cette loi les a fait passer de la condition de praticiens tolérés, qu'ils avaient en France depuis un siècle, à celle de chirurgiens-dentistes dûment reconnus, que l'Etat doit protéger et assister, comme tous les citoyens éxerçant une profession honorable.

Il a fallu, pour en arriver là, du temps et des efforts ; il y a eu des procès retentissants, des pétitions, des projets de loi. Presque toujours le but visé était l'anéantissement d'une classe de travailleurs qui avaient l'audace de vivre à côté de gradués universitaires, exerçant leur profession.

Il n'est pas étonnant qu'une loi mettant fin à cet état de choses ait été bien accueillie par la plus grande partie des dentistes français ; ils n'ont plus désormais à redouter pour l'avenir les sentences de mort qu'on aurait pu prononcer contre eux à la suite d'une surprise parlementaire.

En admettant l'autonomie de notre profession, le Gouvernement n'a fait que légaliser ce qui existe en France comme dans tous les pays civilisés. Les dentistes ne sont pas nés d'hier ; il y en avait à Memphis et à Thèbes au temps des Pharaons : les égyptologues ont publié la formule à l'aide de laquelle ils invoquaient le *Doyen* qui devait guérir le mal de dents ; on a trouvé des momies à dents aurifiées. Il y avait des dentistes en Grèce, et l'un d'eux fit, dit-on, le pèlerinage de Delphes pour suspendre comme ex-voto dans l'adyton du temple le modèle en plomb d'un instrument à l'aide duquel il ne manquait jamais une dent.

A Rome, les fabricants de dentiers faisaient fortune ; dans les quartiers populaires, on trouvait d'humbles praticiens qui soignaient les dents ou les enlevaient pour une rétribution minime; leurs boutiques étaient voisines de celles des arracheurs de cils mal placés ou des artistes qui faisaient métier d'effacer les stigmates des esclaves.

En France, l'existence des dentistes a été mentionnée dans les plus anciens statuts du Collège des chirurgiens de Paris ; les maîtres vérifiaient leur capacité, leur imposaient des mesures disciplinaires, les obligeaient à donner leurs soins aux malades pauvres, à la polyclinique de l'église Saint-Côme et Saint-Damien, le 1er lundi de chaque mois.

Si l'art dentaire est vieux, sa littérature est née d'hier ; il en était question dans les grands ouvrages de chirurgie, mais ce chapitre était peu pratique. On prit ce qu'il y avait dans Hippocrate, dans Celse, dans Galien. Aétius ajouta une formule, Paul d'Egine un procédé ; tout cela passa par les Arabes. La chirurgie dentaire est traitée dans Rhazès, dans Abulcasis, dans Avenzoar, dans Guy de Chauliac, etc., mais si sommairement que ce n'est pas la peine d'en parler ; en dehors de descriptions de la carie, des parulis, des apostèmes qui surviennent aux gencives, on ne dit rien. Ambroise Paré fut plus explicite et Malgaigne considère son chapitre sur les dents comme le meilleur traité d'odontologie de l'époque ; il est rudimentaire cependant, aussi rudimentaire que la monographie d'Urbain Hémard, presque contemporaine.

Le premier livre sérieux qui ait été écrit sur notre art, c'est le *Chirurgien-dentiste* de Fauchard ; ce fut une œuvre magistrale et vraiment scientifique. J'ai eu la bonne fortune de parcourir récemment le manuscrit original ; on peut voir avec quel soin, avec quelle conscience, l'auteur l'avait élaboré. Le travail a été recopié dans une belle écriture lisible et correcte. Fauchard a lu, relu, complété son manuscrit avant de le livrer à l'impression.

Ici il a fait une rature, modifié une opinion qui lui semblait hasardée ; là, il a ajouté une observation ; ailleurs, il a déplacé un chapitre, intercalé une description d'instruments. Ce n'est pas une compilation menée à la hâte par un écrivain disert qui a beaucoup lu, c'est le travail méthodique d'un praticien qui s'intéresse à son art, tient à être sûr de ce qu'il avance et conserve pour sa spécialité les forces vives de son intelligence.

La publication de ce livre marque une ère nouvelle dans l'histoire de l'odontologie. Il est probable, il est même certain qu'il y avait eu auparavant chez nous des praticiens de valeur ; Fauchard a parlé de Carmeline, dentiste du Roi. Malgré leur habileté, ce furent des empiriques, plus préoccupés de leur succès que de l'instruction de leurs confrères. C'était un peu l'histoire de tous les spécialistes : il y avait des dentistes comme il y avait des chirurgiens herniaires et des lithotomistes en survivance ; les connaissances faisaient partie du patrimoine familial ; c'eût été une félonie de les jeter par la divulgation dans le domaine public.

L'exemple de Fauchard encouragea ses confrères et leur montra une voie inconnue jusqu'alors pour arriver au succès. L'horizon d'un artisan est limité ; c'est par son savoir-faire et ses relations qu'il étend ses affaires. Le jour où ce milieu devient insuffisant, où lui vient l'ambition légitime d'acquérir l'autorité en matière technique et de contribuer dans sa sphère au progrès général, il faut qu'il soumette ses idées et sa pratique au jugement de ses pairs, il faut qu'il les publie. Autre situation, autres ennuis ; aux petites rivalités de cabinet succèdent les animadversions d'école. Plus un auteur a de talent, plus il soulève de colères. Si Fauchard s'était borné à faire marcher sa maison de la rue du Grand-Couvent des Cordeliers, il n'aurait pas eu d'autres ennemis que ses voisins.

Après la publication de son livre, il fut malmené par Croissant de Garengeot et traité avec hauteur par Jourdain. Malgré tout, son exemple ne fut pas perdu. Lécluse, Mouton, Bourdet, Bunon, n'auraient peut-être jamais écrit leurs traités s'il ne les eût pas précédés.

Ces praticiens n'occupaient que le second ou le troisième rang dans la hiérarchie acceptée. Plus d'un, mieux *qualifié*, comme on dit en Angleterre, les trouva prétentieux et singulièrement osés. Le public professionnel, lui-même, ne s'associa guère à ces sentiments. Peu importe que l'auteur d'un livre soit maître en chirurgie, conseiller royal ou simple expert ; si le livre renferme des idées originales et des procédés nouveaux, s'il est méthodique, il a des chances de triompher des préventions.

La littérature dentaire française fut florissante au dernier siècle : il y avait des raisons d'espérer que nous resterions toujours au premier rang de ce mouvement. L'émulation est un facteur indispensable pour l'amélioration d'un art. Par malheur, ce mouvement s'était produit trop tard, au sein d'une organisation caduque et destinée à disparaître à bref délai.

Toutes les ambitions étaient permises aux dentistes ; à leur tête se trouvaient des gens instruits, actifs, très capables d'occuper une place honorable dans la société ; ils pouvaient caresser l'espoir de former une corporation reconnue, ayant sa hiérarchie et ses privilèges.

Les chirurgiens avaient eu des débuts aussi humbles que les leurs. Les médecins, avec lesquels ils eurent souvent des démêlés, les leur reprochaient. Les rares documents, remontant au moyen âge, qu'ils pouvaient produire, représentaient leurs confrères de ce temps comme de piètres personnages *ouvrant les clous et pansant les navreures* à leurs moments perdus, peignant les jeunes filles le jour de leur mariage et jouant du violon devant la noce quand elle se rendait au moustier. Les chirurgiens avaient eu contre eux des préjugés traditionnels ; on les avait écrasés juridiquement au temps de Louis XIV ; toutes les fois qu'ils devaient figurer dans une cérémonie administrative, on accordait aux médecins une préséance ostensible et humiliante pour eux ; à force de travail, d'instruction, de sens pratique, ils conquirent la première place. Leur Académie venait immédiatement après l'Académie des sciences et les médecins n'avaient rien à mettre en parallèle avec ses admirables Mémoires.

Les dentistes ne pouvaient pas prétendre à une pareille situation, car leur art ne comporte ni la même étendue, ni les mêmes difficultés que la chirurgie; il n'intéresse pas au même degré la vie humaine. Mais ils avaient le droit d'espérer que, par la persévérance et le travail en commun, ils arriveraient à le perfectionner au point de conquérir pour lui l'estime de tous et, pour la profession, une considération en rapport avec les services qu'elle pourrait rendre.

Cet espoir ne se réalisa pas, car l'essor

commencé avec Fauchard fut arrêté par la Révolution. On aurait pu s'élever en formant une corporation privilégiée : les privilèges furent supprimés et les corporations disparurent.

Au point de vue administratif, l'esprit de la Révolution, tel que la Convention l'incarna, fut unitaire et centralisateur. Les assemblées qui élaborèrent et votèrent les lois sur l'exercice de la médecine étaient en grande partie formées de conventionnels. Autrefois deux ou trois corporations exerçaient régulièrement dans le royaume ; rien n'était plus variable que leur organisation et leur recrutement ; chacune d'elles avait des suffragants auxquels elle accordait par dévolution le droit à la pratique d'une partie ou d'une autre de l'art de guérir. On supprima tout, et, si on conserva deux catégories de médecins, c'est qu'on n'espérait pas pouvoir avec une seule répondre aux besoins du pays. Quant aux vassaux des chirurgiens, aux experts de tout ordre, ils disparurent ; leurs spécialités furent englobées dans la profession médicale, ou rejetées en dehors, d'après les variations de la jurisprudence.

Cette unification était artificielle et forcée ; c'est surtout à propos de l'art dentaire qu'on s'en aperçut.

Qu'est-ce que le dentiste ?

Est-ce un artiste qui fabrique et applique des appareils ? Est-ce un chirurgien qui soigne une partie du corps ?

La tradition et l'usage l'avaient fait l'un et l'autre, et, en face de lui, les magistrats chargés de faire observer la loi nouvelle se trouvaient forcés d'admettre qu'elle n'était pas applicable à certaines méthodes thérapeutiques et à certaines opérations, ou que l'exercice d'une profession mécanique et artistique n'était pas libre en France malgré les déclarations formelles de la loi votée par l'Assemblée nationale le 17 mars 1791. Il y avait là une antinomie que tout le monde sentait ; on comprenait d'instinct que l'état de choses créé par la loi de Ventôse était provisoire. Toutes les fois qu'on a voulu y toucher, on a fait une enquête à propos de la situation des dentistes et proposé des dispositions destinées à la fixer.

Ce provisoire eut des résultats funestes pour les progrès et le développement de la littérature professionnelle.

Les médecins-dentistes faisaient d'âpres campagnes en faveur de la centralisation et de la suppression de leurs concurrents. Menacés dans leur existence, les successeurs des experts, ceux qui avaient consacré leur vie à la pratique exclusive de l'art dentaire, durent se résigner à une situation sans horizon et sans avenir. Elle était bien plus précaire qu'elle ne l'eût été cent ans auparavant, car les héritiers de ceux qui les auraient protégés en ce temps-là voulaient leur mort.

Les médecins seuls écrivaient : la plupart des travaux publiés chez nous se ressentaient de leur éducation première ; les questions d'anatomie, de pathologie, de dentisterie opératoire étaient souvent fort bien étudiées. Devait-on passer du cabinet au laboratoire, l'intérêt disparaissait.

On regardait l'orthopédie et la prothèse comme des affaires de simple technique et on ne s'en occupait guère. Je ne veux pas dire que cette règle ne comporte aucune exception ; ainsi, lorsqu'on parcourt la bibliographie de l'art dentaire en France depuis le commencement du siècle, la multiplicité des travaux scientifiques et médicaux publiés par le docteur X ou le docteur Y sur la partie chirurgicale de notre art, forme un étonnant contraste avec la pénurie des ouvrages techniques proprement dits.

Il y a eu un nombre considérable de petits livres de vulgarisation, dont beaucoup étaient de simples publications commerciales au profit d'un cabinet. Ces opuscules sont aux bons ouvrages ce que les images d'Epinal sont aux tableaux de maîtres. Ils n'ont d'intérêt qu'au point de vue de l'histoire pittoresque de la société à une certaine époque.

Il y a douze ans à peine que nous avons secoué notre torpeur. Depuis ce moment-là seulement s'est manifestée parmi nous la vie corporative, avec ses intérêts, ses ambitions, ses formes politiques, ses luttes, ses alliances, ses répulsions et ses haines.

Le premier acte important de ce réveil fut la fondation d'écoles professionnelles. Jamais personne n'avait songé à l'éducation des dentistes, et cette négligence était concevable, puisqu'on se demandait dans les milieux officiels quand et comment on les supprimerait.

Il n'y a pas de guide plus sûr que l'instinct

de conservation. Aux États-Unis et en Angleterre, les dentistes ont une place honorable : ils travaillent, cherchent, discutent, publient ; personne ne songerait, à l'heure actuelle, à découvrir un moyen direct ou indirect de les anéantir. Cette situation, ils la doivent à l'instruction qu'ils ont acquise dans leurs écoles. Puisque nous voulions vivre, il nous fallait reprendre les traditions de Fauchard : il fallait que personne ne pût nous traiter à l'avenir comme des manœuvres, habiles peut-être, mais incapables de contribuer sérieusement au progrès, parce qu'ils n'ont ni instruction, ni méthode.

L'ouverture des écoles a été suivie d'une élévation notable du niveau de la littérature professionnelle.

Pour le constater il suffit de comparer les journaux dentaires publiés de 1820 à 1880 et ceux qui l'ont été depuis. Dans la première période, on ne trouve que des traductions et des emprunts ; dans la seconde, le journal est devenu ce qu'il doit être : un instrument de vulgarisation à la portée de tous ceux qui ont quelque chose à dire à leurs confrères. A côté des revues il y a des mémoires originaux, des comptes rendus de sociétés professionnelles, et ces relations ont souvent les honneurs d'une traduction. Notre littérature n'est pas à la hauteur de celle des États-Unis ou de l'Angleterre, et nous n'avons rien qui ressemble aux excellents livres de Tomes, au traité d'Harris et Austen, à l'encyclopédie de Litch ; mais à chaque génération sa tâche. Un petit livre bien modeste, bien succinct, l'*Aide-mémoire* de M. Dubois, en est actuellement à sa seconde édition ; il est entre les mains de presque tous les dentistes français ; je l'ai vu chez des médecins et j'en ai entendu faire l'éloge par des confrères de l'étranger. A quoi tient ce succès ? A ce qu'il a été écrit pour des dentistes par un dentiste, à ce que l'auteur joint à son expérience personnelle la précision, la clarté, l'intuition très nette de ce dont un praticien a besoin, de ce qui lui est indispensable ou utile.

Le vote des articles relatifs aux dentistes a été, comme je l'ai dit, la reconnaissance d'un fait accompli. On ne peut dire à l'heure actuelle ce qu'ils produiront, car on ne juge la valeur d'une loi qu'à son application : il me paraît difficile cependant que l'on fasse autre chose que régulariser et favoriser le mouvement commencé. On ne savait pas trop bien au début où l'on voulait aller. Dans les multiples dispositions proposées et défendues, on sentait comme un vague besoin de protéger le public contre une classe de gens dont on se défiait. Au grand jour de la discussion, l'esprit de la loi a changé. On demandera des garanties à qui veut entrer dans la carrière : c'est juste ; mais une fois la barrière franchie, les dentistes sont sûrs de trouver, comme les médecins, une protection loyale et efficace qui, en leur donnant la sécurité pour l'avenir, leur permettra d'entreprendre ces recherches et ces travaux de longue haleine sans lesquels il est impossible de songer au progrès.

Ce n'est pas un travail de longue haleine que j'ai voulu faire, mais un tout petit livre bien portatif. Qui dit formulaire, dit compilation. Presque toutes les spécialités médicales ont le leur ; l'art dentaire n'en a pas. Les Allemands sont mieux partagés que nous : ils ont le formulaire de Kleinmann. J'aurais pu le traduire ; mais certaines préparations usitées en Allemagne sont peu employées chez nous ; d'un autre côté, d'excellentes formules sont données chaque jour dans les publications médicales ou dentaires. J'ai choisi celles que je crois les meilleures, celles dont je me sers. J'ai introduit dans mon travail une autre innovation ; la formule n'est qu'un moyen pratique d'administrer une substance active dans un cas donné. Au cours d'un état morbide, il est rare que les indications ne varient pas ; j'ai rappelé dans un résumé très bref les caractères fondamentaux des principales affections avec lesquelles doit compter le praticien ; enfin, comme je crois que le véritable mode d'anesthésie de l'avenir est, pour nous, l'anesthésie locale par la cocaïne, j'ai fait suivre le Formulaire d'une courte étude sur son emploi en chirurgie dentaire.

G. V.

PREMIÈRE PARTIE

FORMULAIRE PRATIQUE

POUR LES MALADIES

DE LA

BOUCHE ET DES DENTS

ABCÈS ALVÉOLAIRE

L'abcès alvéolaire a presque toujours pour cause initiale une affection inflammatoire de la membrane alvéolo-dentaire ; c'est l'issue d'une périostite phlegmoneuse, consécutive à une carie compliquée. L'évolution des phénomènes qui accompagnent sa formation varie suivant que le processus est limité à l'intérieur de la cavité alvéolaire ou qu'il s'est étendu à l'extérieur. Les accidents présentent deux phases distinctes : l'une correspond à l'abcès interne alvéolaire et l'autre à la propagation intra-gingivale. Cette dernière est bien connue : les phénomènes suivent la même marche que dans les tissus analogues. Il n'en est pas de même de la première, dont le mécanisme a été diversement interprété.

M. Guyon décrit ainsi le mode de formation : « Le périoste alvéolo-dentaire se détache de la dent et s'épaissit. Le décollement commence ordinairement vers l'extrémité de la racine et remonte plus ou moins haut, souvent jusqu'au collet de la dent. Dans l'intervalle laissé libre entre la racine et la membrane qui la revêtait, il se fait une exsudation d'abord plastique ; à ce moment la résolution est possible ; mais le plus souvent la suppuration s'établit. » On aurait donc affaire à une poche kystique à contenu d'abord plastique, puis purulent ; ce serait ainsi un abcès radiculaire plutôt qu'un abcès alvéolaire.

L'opinion de M. Magitot diffère peu de celle de M. Guyon.

Pour M. David, il n'y a rien ou presque rien du côté de la racine ; la lésion principale est dans la paroi alvéolaire, enflammée à sa face interne, puis à sa face externe, et enfin nécrosée entre les deux au point traversé par le pus. Il n'y a pas de poche, les fongosités périostales que l'on rencontre quelquefois au sommet radiculaire n'en constituent pas une. Au lieu de séjourner, le pus se crée en peu de temps une issue à travers l'alvéole.

Cette opinion est en contradiction manifeste avec des faits journaliers d'observation.

Il n'est pas rare qu'on enlève, en même temps qu'une racine altérée de vieille date, une poche kystique complète, fermée, à contenu purulent.

Quelle que soit l'opinion que l'on admette, un fait paraît certain : c'est que le processus est complexe. Il ne s'agit pas ici, en effet, d'une lésion unique, propre à un tissu ; la dent, la membrane alvéolo-dentaire, le maxillaire et la gencive sont intéressés en même temps ; on conçoit facilement que des lésions de cet ordre, même circonscrites, puissent donner lieu à de violentes douleurs. Ces douleurs ont parfois une acuité excessive, s'expliquant aussi bien par la constitution des tissus que par leurs rapports. En effet, lorsque l'on considère la situation anatomique du périoste *alvéolo-dentaire*, sa vascularité, sa richesse en terminaisons nerveuses, enfin sa résistance, on comprend facilement que toute congestion un peu sérieuse soit capable de provoquer une douleur, intense, localisée ou irradiée, suivant la distribution des rameaux sensitifs ; la présence du pus à l'intérieur de l'alvéole, l'action qu'il exerce sur les parties environnantes en déterminant la destruction du périoste et l'ostéite d'une portion de la paroi alvéolaire avec nécrose consécutive, constituent des phénomènes secondaires expliquant les conditions subjectives de l'affection. Mais les lésions ne sont pas terminées à ce stade ; le pus, après avoir traversé l'alvéole, rencontre le tissu gingival, composé, comme on sait, de deux couches étroitement unies (fibro-muqueuse) : le périoste et la muqueuse gingivale proprement dite. Ce tissu oppose au pus une résistance considérable qu'il pourra vaincre de deux façons : ou il ne pourra entamer le périoste et il le détachera du corps du maxillaire en formant un abcès *sous-périostique*, ou bien il parviendra à le traverser, à le séparer de la couche muqueuse superficielle et formera entre ces deux tissus une collection qui sera cette fois *sus-périos-*

tique. Cette division a une importance réelle, car, dans le premier cas (abcès sous-périostique), il y aura une portion d'os qui, privée de son périoste, c'est-à-dire de ses moyens de nutrition, aura tendance à se mortifier, à se nécroser, accidents qu'on n'aura pas à redouter dans le second cas.

Le diagnostic s'établira facilement par exploration délicate faite avec une sonde. Si l'instrument, après avoir traversé la collection purulente, rencontre un corps donnant une sensation de rugosité, c'est qu'on touchera le corps du maxillaire lui-même : abcès sous-périostique. — Si, au contraire, on a la sensation d'une surface lisse et unie, c'est que la sonde aura rencontré le périoste seulement : abcès sus-périostique.

La résistance que la muqueuse oppose à l'action du pus augmente avec l'âge de l'individu. Chez les vieillards, cette résistance est souvent considérable ; elle est en rapport inverse avec la réaction de l'organisme affaibli. L'état phlegmoneux reste alors, pour ainsi dire, stationnaire. Il y a peu ou point d'accès aigus ; la formation du pus s'effectue lentement et s'accompagne de douleurs sourdes, gravatives, persistant souvent des semaines entières.

Lorsque la fluctuation est perçue par la pression alternative des doigts appliqués en deux points différents de l'abcès gingival ou simplement par la pression d'un doigt exercée sur le sommet, la douleur et le mouvement fébrile diminuent progressivement.

Comme nous venons de le voir, le processus répond à l'évolution, non pas d'un seul, mais de deux abcès différents, se développant successivement, l'un à l'extrémité de la racine et l'autre dans le tissu gingival. Cette division a une importance pratique réelle, car l'intervention thérapeutique varie sensiblement dans les deux cas. Lorsque la collection purulente siège encore dans la cavité alvéolaire, l'évacuation du pus sera faite par le canal radiculaire et la cavité de la carie ; ce mode d'intervention est de beaucoup le meilleur, car il enraye la propagation des lésions et diminue la durée de la maladie ; cette pratique est applicable seulement lorsque l'abcès résulte d'une carie dentaire compliquée ; c'est le cas le plus fréquent.

A l'aide d'une sonde fine passée à travers l'apex, on arrivera facilement à faire sortir le pus par cette voie ; on fera suivre cette petite opération par des irrigations répétées de solutions antiseptiques dans les canaux (bichlorure de mercure, phénol cristallisé, permanganate de potasse, etc.).

L'introduction dans le canal d'antiseptiques essentiels dont on activera l'action à l'aide d'une poire à air chaud, sera très utile. Les canaux ouverts seront obturés temporairement à l'aide d'un coton peu serré. Certains praticiens recommandent d'introduire dans le canal des mèches imbibées de teinture d'iode, d'essence de girofle iodoformée. L'application de la teinture d'iode sur la région correspondante de la gencive a été également préconisée.

Ce traitement peut être fait en même temps qu'un traitement extérieur dans les cas où le pus a traversé la paroi de l'alvéole et déterminé une tuméfaction phlegmoneuse de la gencive ; mais alors un coup de bistouri est souvent nécessaire, car la formation de l'abcès gingival est imminente. Lorsqu'il existe, il faut l'ouvrir dès qu'on sent la fluctuation. On pourra faciliter l'évolution par l'application des substances émollientes en lotions et en gargarismes. Les résolutifs, tels que l'iodure de potassium, associés aux émollients nous ont toujours donné des résultats excellents. Nous croyons que les propriétés bienfaisantes de cette association sont dues d'une part à la diminution de la congestion et d'autre part au relâchement du tissu enflammé.

℞ Thymol		5 gr.
Alcool de menthe		25
Eau stérilisée		1.000

M.

Pour faire des irrigations dans la cavité pulpaire et le canal dentaire, à l'aide d'une seringue de Pravaz. — La même préparation servira pour injection après ouverture de l'abcès gingival.

(G. V.)

℞ Menthol	} ãã	4 gr.
Phénol cristallisé		
Alcool à 90°	} ãã	10
Glycérine		
Eau stérilisée		200

M. même usage.

(G. V.)

℞ Salol	4 gr.
Alcool à 90°	30
Eau stérilisée	200

M. même usage.

(G. V.)

℞ Chlorure de zinc.................. 1 gr.
Glycérine 10
Eau de menthe..................... 100
M. même usage.

℞ Permanganate de potasse. .... 0 gr. 10
Eau distillée..................... 100
M. même usage.

℞ Chlorate de potasse.............. 5 gr.
Eau distillée..................... 40
Sirop de mûres.................... 50
M.

Gargariser fréquemment la bouche au début de l'état inflammatoire.

(Dujardin-Beaumetz.)

℞ Feuilles de coca.................. 2 gr.
Eau bouillante.................... 200
Chlorhydrate de cocaïne........... 0 20
Miel rosat........................ 20
M.

Gargarisme analgésique.

(Dujardin-Beaumetz et Yvon.)

℞ Phénol absolu..................... 3 gr.
Teinture de coca.............. } āā 5
Teinture de benjoin........... }
Infusion de coca.................. 500
Même usage.

(Ruault.)

Gargarisme contre la fluxion

℞ Iodure de potassium		3 gr.
Chloroforme		2
Eau de laurier-cerise		20
Eau stérilisée		250

M.

Employer tiède.

Ce gargarisme est surtout recommandé lorsqu'i y œdème de la face.

(G. V.)

Gargarisme calmant et antiseptique

℞ Salol	āā	4 gr.
Menthol		
Eau chloroformée saturée		400

M.

Pour employer tiède.

(G. V.)

Collutoire

℞ Teinture d'iode	āā	4 gr.
Teinture d'aconit		
Chloroforme	āā	1 gr.
Teinture de benjoin		

M.

Pour badigeonner la gencive matin et soir; la teinture de benjoin a l'avantage d'épaissir la mixture et de la rendre plus adhérente à la gencive ; l'application est recommandée au début de l'inflammation.

(G. V.)

℞ Essence de girofle	1 gr.	
Thymol	0	50
Iodoforme	1	

Une mèche chargée de cette préparation sera portée dans l'intérieur du canal, après l'évacuation du pus.

(G. V.)

℞ Paraldéhyde	de 1 à 2 gr.
Eau bouillie	70
Sirop simple	30
Teinture de vanille	XX gtt.

F. S. A.

Potion calmante à donner en une ou deux fois pour provoquer le sommeil.

℞ Eau distillée	1 gr.	
Chlorhydrate de morphine	0	01
Hydrate de chloral	0	02

M.

En injection sous-gingivale, pour diminuer la douleur.

(Vidal.)

Potion analgésique

℞ Sirop de groseille	60 à 80 gr.
Hydrate de chloral	2 à 8

M.

En une fois. La dose maxima pour les enfants est 3 grammes. (Bouchut.)

Gargarisme émollient calmant

℞ Racine de guimauve.................. 15 gr.
Pavot (tête)........................ nº 1

Faites bouillir dans Q. s. d'eau pour obtenir 250 grammes de décoction, puis ajoutez :

Glycérine.................... } āā 50 gr.
Eau chloroformée saturée..... }
M.

Gargarisme

℞ Chlorate de potasse................ 5 gr.
Mellite simple..................... 30
Décoction d'orge................... 200
M.

(Codex.)

Gargarisme calmant

℞ Tête de pavot concassée............... nº 1
Graine de lin.......................... 5 gr.

Faites bouillir dans :

Eau................................ 100 gr.

Passez et employez tiède.

(Bouchut.)

ABCÈS DU SINUS MAXILLAIRE

M. Guyon a donné la définition suivante de l'abcès du sinus maxillaire : « Toute collection purulente siégeant dans la cavité, soit qu'elle y ait pris naissance, soit qu'elle l'ait consécutivement envahie ». Le mot abcès a dans ce cas un sens un peu différent de celui qu'on lui attribue généralement (collection purulente qui se creuse une cavité aux dépens des tissus qu'elle détruit ou refoule). Presque toujours, il s'agit au début d'une simple inflammation catarrhale de la muqueuse du sinus, dont la sécrétion, devenue purulente par la suite, reste incluse dans la cavité *naturelle* du corps des maxillaires supérieurs. Mais, comme l'expression « abcès » est consacrée par l'usage et que c'est sous ce nom que l'affection est décrite par les auteurs classiques, nous croyons devoir la conserver.

Les dispositions anatomiques et la capacité du sinus sont variables selon les sujets ; chez certains, les dimensions sont très faibles ; chez d'autres, la capacité est relativement considérable ; les parois des larges sinus sont extrêmement minces ; au niveau du rebord alvéolaire, elles peuvent même complètement manquer et les extrémités des racines font directement saillie dans la cavité. Cette disposition explique la possibilité de l'ouverture du sinus dans l'ablation d'une dent, et la propagation immédiate des lésions dentaires à sa muqueuse.

La cavité du sinus maxillaire présente généralement un orifice de communication avec les fosses nasales ; il est situé à leur partie supérieure et interne, tout près de la voûte ; c'est une fente allongée qui, vue du côté du sinus, paraît circulaire ; elle n'est accessible que de haut en bas et d'arrière en avant.

Cette condition est peu favorable à l'évacuation du pus par cette voie, soit naturellement, soit au moyen du cathétérisme ; les difficultés sont encore augmentées par la présence du cornet moyen.

Il existe quelquefois dans cette paroi un autre orifice, plus petit, placé en arrière du premier : sa situation vers la partie moyenne du méat moyen serait plus favorable à l'écoulement spontané des liquides, mais sa présence est inconstante. Giraldès dit ne l'avoir rencontré qu'une fois sur dix ; selon lui, il serait pathologique et aurait pour cause une ostéite raréfiante et l'amincissement progressif de la muqueuse qui tapisse intérieurement le sinus. Un fait certain, c'est qu'on ne le rencontre jamais chez les sujets jeunes.

Les filets nerveux qui se distribuent aux dents ne sont pas toujours logés dans des canaux complètement osseux ; souvent leur paroi interne est constituée par la muqueuse même, qui se trouve ainsi en contiguïté directe avec les troncs nerveux. « Il est donc facile de comprendre, dit M. de Madec, que toute inflammation de la muqueuse atteindra presque nécessairement ces filets nerveux, d'où un retentissement douloureux dans la sphère de distribution de ces nerfs et surtout dans les dents, à la joue, et aussi l'explication des troubles oculaires qui peuvent parfois accompagner l'inflammation du sinus, si l'on veut attribuer ces accidents à des phénomènes réflexes consécutifs à l'irritation des fibres terminales de la cinquième paire. »

Les affections dentaires sont les causes les plus fréquentes de l'abcès du sinus. La carie compliquée de la première et de la seconde grosse molaire supérieure, celle de la seconde bicuspide, l'évolution vicieuse des dents et particulièrement de la dent de sagesse, l'extraction des dents susnommées peuvent provoquer l'inflammation de la muqueuse du sinus et sa suppuration ; les données anatomiques que nous venons d'exposer l'expliquent clairement. Les ostéites suppurées des maxillaires, de n'importe quelle origine, peuvent également produire des collections purulentes dans la cavité ; il en est de même des lésions inflammatoires de la membrane de Schneider, dont la muqueuse du sinus n'est que la continuation.

Des causes générales, telles que la rougeole, la fièvre typhoïde et les diathèses, ont été invoquées par quelques auteurs, pour expliquer la pathogénie des abcès du sinus. Les preuves concluantes manquent ; il est évident que les conditions constitutionnelles de l'individu ont une importance considérable dans l'étiologie, mais elles sont surtout causes prédisposantes. Jourdain a rapporté plusieurs cas d'affections générales qui auraient déterminé directement des abcès. Des auteurs plus récents ont donné des exemples de suppurations de la muqueuse du sinus ayant une origine syphilitique. Ces faits sont exceptionnels.

Le symptôme le plus caractéristique de

l'affection est l'écoulement du pus par la narine correspondante. Mais, pour qu'il soit absolument symptomatique d'une affection du sinus, il est nécessaire qu'il se produise quand le malade penche fortement la tête en avant et en bas. Dans cette position, les rapports anatomiques sont modifiés et le sinus maxillaire seul peut évacuer son pus dans le méat moyen. Dans la position normale, au contraire, le pus peut provenir non seulement d'une sinusite maxillaire, mais encore d'une inflammation des cellules ethmoïdales antérieures, ou encore d'une sinusite frontale. Nous ne parlons pas des cas dans lesquels l'orifice nasal du sinus est complètement oblitéré, ce qui est relativement rare. Le plus souvent, le pus s'écoule par les narines, soit lorsque le malade se mouche, soit lorsqu'il est couché sur le côté opposé. Ce pus est de couleur jaunâtre ou légèrement verdâtre et d'une fétidité extrême ; sa présence détermine une variété particulière d'ozène, connue sous le nom d'ozène du sinus maxillaire. On distinguera facilement cet ozène symptomatique d'une affection du sinus, de l'ozène idiopathique, par ce signe très simple et caractéristique: dans l'ozène symptomatique, la muqueuse pituitaire étant saine, le malade perçoit la fétidité du pus (cacosmie subjective) et s'en plaint spontanément; dans l'ozène idiopathique, au contraire, cette muqueuse est altérée par le mal, privée de ses fonctions olfactives, et le malade ne se rend pas compte de l'infection qu'il répand autour de lui.

Parmi les affections qu'on peut confondre avec l'abcès du sinus, deux sont assez fréquentes pour être signalées ici. Ce sont:

1° Les abcès d'origine dentaire qui se développent en refoulant la muqueuse du sinus, sans cependant affecter en aucune façon sa cavité. Ils peuvent parfois déterminer une exfoliation osseuse du côté de la branche montante du maxillaire. M. Frey a même signalé un cas où un de ces abcès s'était vidé par la narine, comme un véritable abcès du sinus.

2° Ce qu'on appelait autrefois hydropisie du sinus et qu'on attribuait à une accumulation du liquide sécrété normalement par la muqueuse de cette cavité. Giraldès a observé que le canal excréteur des glandes de cette muqueuse avait une grande tendance à s'oblitérer : il en résulte, par suite de la dégénérescence de la glande ainsi obturée, la formation d'un véritable kyste avec distension des parois osseuses. — Dans ce cas, il n'y aura ni écoulement de pus par la narine, ni odeur fétide, et les dents seront le plus souvent saines.

Quant aux autres signes figurant comme classiques dans les descriptions ordinaires des abcès de l'antre d'Highmore, tels que la douleur dans la région malaire, le gonflement de la joue, la distension et l'amincissement des parois osseuses, les névralgies, fistules, etc., leur existence est inconstante ; tous les auteurs qui ont récemment étudié la maladie, reconnaissent leur rareté. Il en est de même de la douleur dans les dents et la région alvéolaire correspondante ; on suppose qu'elle doit exister, d'après les dispositions et les rapports anatomiques du sinus, mais elle n'existe pas toujours. Nous ne l'avons observée qu'avant l'extraction des dents atteintes de carie compliquée, dont les lésions avaient occasionné l'inflammation suppurée de la muqueuse ; une fois la dent ou les racines malades enlevées, les douleurs alvéolaires disparaissent presque toujours, même quand la suppuration continue ; il est parfois difficile de rencontrer une lésion appréciable du côté des dents et de la gencive si l'abcès du sinus a une autre cause que les affections dentaires.

Lorsque la dent malade, origine de l'affection, a été extraite, l'écoulement du liquide par la cavité alvéolaire s'arrête peu de temps après; la solution de continuité créée par l'extraction disparaît assez vite. La gencive se cicatrise et il ne reste du côté de la cavité buccale aucune indication, aucun symptôme pouvant révéler le siège et la nature du mal. L'écoulement du pus par la narine correspondante atteste seul d'une façon définitive l'état réel des choses.

La première indication du traitement est d'évacuer le pus. Différents moyens ont été préconisés. En 1765, Jourdain recommanda le cathétérisme par l'orifice nasal de la cavité ; cette opération a été abandonnée, parce qu'elle est difficile et donne de mauvais résultats. La création dans un point de cette cavité d'un conduit artificiel favorable à la sortie du pus, est un moyen plus pratique, plus simple et qui atteint beaucoup mieux son but. M. Miculicz, reconnaissant que l'orifice nasal du sinus est trop élevé pour l'écoulement facile du pus, a conseillé la trépanation par la paroi du méat inférieur des fosses nasales. Ce procédé ne vaut rien, parce que l'orifice artificiel ne correspond pas à la partie la plus déclive du sinus ; ce n'est en réalité qu'une modification compliquée de la méthode de Jourdain.

Lamorier et Desault ont préconisé la perforation de la paroi antérieure jugale du sinus. Le premier pratiqua l'orifice au-dessous de l'os malaire, tandis que le second faisait la perforation dans la fosse canine. Ziem redoute à la suite de cette manœuvre les accidents de commotion cérébrale. Avec les modifications que lui a fait subir Desault, ce procédé peut être, dans quelques cas, utilisé avec succès. Le meilleur mode de traitement est certainement celui qui fut pratiqué pour la première fois par Meibom, le père, en 1660. Repris plus tard et recommandé par Cooper et Drake, il consiste dans l'extraction d'une dent ; on pénètre par l'alvéole béant dans la cavité du sinus. Ce procédé présente de sérieux avantages : la déclivité de l'orifice permet les lavages faciles et étendus de toute la cavité ; le malade peut les faire lui-même; l'opération est simple et peu douloureuse. La dent sacrifiée est la molaire de six ans, prédisposée particulièrement à la carie, et qui serait, d'après Krieg, 23 fois sur 24, le point de départ de la maladie.

L'extraction faite, on perforera la lamelle osseuse qui sépare le fond de l'alvéole du sinus, à l'aide d'un foret simple et bien coupant; l'application de la cocaïne atténuera notablement la douleur ; on opérera avec lenteur et prudence afin de ne pas trop enfoncer l'instrument ; un arrêt métallique soudé au foret fera éviter des accidents de cette nature. Il faut que l'orifice de communication soit assez large pour y ajuster un tube muni d'un obturateur en platine qui empêchera la fermeture du conduit avant la guérison complète de l'abcès, et permettra l'évacuation permanente du pus.

Des injections antiseptiques seront faites plusieurs fois par jour avec un irrigateur dont la capacité sera le double de celle de la cavité du sinus ; la projection du liquide sera effectuée avec une certaine force afin que le lavage soit complet et que le liquide d'irrigation ressorte par l'orifice nasal. Tous les antiseptiques peuvent être utilisés ; il serait bon cependant de commencer par des solutions possédant des propriétés irritantes, telles que le *chlorure de zinc*, la *teinture d'iode*, le *sulfate de cuivre*, etc. ; étant donné l'accoutumance constante du tissu aux agents thérapeutiques, il serait bon de changer de temps en temps l'antiseptique. Les formules suivantes ont été recommandées par les auteurs :

℞ Chlorure de zinc	0 gr. 50
Sulfate de morphine	0 20
Eau	100

M.

Injection astringente et légèrement irritante contre les abcès du sinus.

℞ Eucalyptol	4 gr.
Alcool	6
Eau distillée	150

M.

Pour injection dans le sinus maxillaire.

(Gubler.)

℞ Naphtol B	2 gr.
Alcool	200
Eau distillée	1000

M.

Injection antiseptique.

(Bouchard.)

℞ Bichlorure de mercure	1 gr.
Eau distillée	900
Alcool à 90° ou glycérine	100

F. S. A.

(Liqueur de Van Swieten.) Pour les injections, ajouter à la solution une quantité égale d'eau.

℞ Infusion d'écorce de quinquina (ex 15,0 part.)	200 gr.
Miel rosat	15
Teinture de valériane	1

F. S. A.

En injection dans le sinus maxillaire matin et soir.

Ces injections sont employées concurremment avec les autres injections antiseptiques faibles, telles que, par exemple :

℞ Eau oxygénée	100 gr.
Eau distillée	500

M.

En injection matin et soir.

℞ Créosote	1 gr.
Eau distillée	300
Glycérine pure	15

M.

Injection antiseptique.

℞ Teinture d'iode..................	5 gr.	
Phénol cristallisé....................	1	
Glycérine pure..........................	10	
Eau distillée..............................	200	

M.

Injection dans la cavité du sinus maxillaire.

℞ Créosote	1 gr.	
Alcool rectifié	50	
Eau distillée.............................	300	

M.

En injections. Le liquide injecté sera tiède de préférence.

℞ Sulfate de cuivre.........................	1 gr.	
Eau distillée..............................	40	

M.

En injection dans l'antre d'Highmore.

(Hermann.)

℞ Acide phénique..........................	5 gr.	
Sulfate de morphine.......................	0	25
Acide tannique	1	
Glycérine pure .... } ãã	15	
Eau distillée .... }		

F. S. A.

Injection calmante, antiseptique et astringente contre les abcès du sinus maxillaire. (Frank Abbot.)

℞ Iode pur....................................	0 gr.	10
Iodure de potassium.......................	0	20
Eau distillée..............................	240	

Injection antiseptique une fois par jour.

(Lugol.)

℞ Chlorure de zinc .... 2 gr.
Eau distillée......................... 1.000
M.
Injections antiseptiques matin et soir.

℞ Nitrate d'argent....... . .. . 0 gr. 50
Eau distillée........... 500
M.
Injection antiseptique.

ACCIDENTS CONSÉCUTIFS A L'ÉVOLUTION DE LA DENT DE SAGESSE

L'éruption de la troisième molaire a lieu normalement entre 17 et 25 ans ; elle peut s'observer beaucoup plus tard cependant ; chez la plupart des individus elle se fait sans difficulté, chez d'autres elle est pénible et provoque des complications graves, surtout à la mâchoire inférieure. Les phénomènes morbides tiennent à un développement trop faible du corps de l'os ; à ce que l'espace restant entre l'avant-dernière molaire et la branche montante est insuffisant pour permettre l'évolution de la dent. Les accidents sont inflammatoires ou nerveux :

1° Les accidents inflammatoires varient

des gingivites superficielles localisées aux poussées phlegmoneuses aboutissant à la formation d'abcès multiples. Dans les plus mauvais cas, il se fait des décollements et des gangrènes, des *collections* s'ouvrent dans le vestibule de la bouche, d'autres perforent les joues vers l'angle de la mâchoire ou même au voisinage de la commissure labiale (Sewill).

Les abcès peuvent donner lieu à des fistules et à des nécroses. Le soulèvement de la muqueuse au moment de l'éruption amène une irritation continue, produisant à la longue une ulcération entretenue par la présence de la salive et des débris alimentaires : la couronne de la dent de sagesse baigne dans le pus ; c'est une cause de carie prématurée (Magitot).

L'inflammation se propage aux ganglions cervicaux, au plancher de la bouche, aux piliers du voile du palais. Les amygdalites consécutives à l'éruption de la dent de sagesse sont rebelles, elles persistent tant qu'on n'a pas supprimé leur cause.

2° Les accidents nerveux les plus fréquents sont des névralgies et la constriction des mâchoires. Les premières ont les caractères de la prosopalgie ; lorsqu'elles se prolongent, elles aboutissent au tic douloureux ; certains malades se plaignent d'une souffrance insupportable ayant pour siège l'oreille moyenne ou interne. Ces accidents sont dus à des névrites, à des compressions directes des filets, comme M. Sewill en a cité un cas pour le nerf dentaire inférieur.

Les constrictions des mâchoires sont réflexes et temporaires. Comme elles correspondent le plus souvent à des poussées aiguës, on serait tenté de croire qu'il se fait une arthrite temporo-maxillaire. L'ouverture des abcès et l'avulsion de la dent en ont très vite raison, preuve que tout était réflexe.

Les indications thérapeutiques sont nettes : il faut frayer une voie à la dent : en faire l'avulsion si elle pousse dans une mauvaise direction. Lorsque la muqueuse est tuméfiée, comprimée contre l'arcade dentaire supérieure et qu'elle menace de s'ulcérer, il est préférable d'en exciser de bonne heure un fragment : pour cette petite opération on préférera le *thermo-cautère* au bistouri ; avec ce dernier, en effet, il arrive le plus souvent que les bords de la section ainsi faite se rapprochent et se soudent bien avant la sortie de la dent, tandis que, par l'autre procédé, les tissus étant complètement détruits, la dent peut achever son évolution pendant le temps qu'il leur faudrait pour se reformer. On enlèvera les dents de sagesse qui ne peuvent servir à la mastication et ne sont bonnes qu'à irriter les parties voisines. L'intensité des accidents justifie ce procédé, lors même que la dent est bien dirigée.

Ces extractions peuvent être laborieuses, et exiger l'anesthésie par le chloroforme. Lorsque l'espace manque pour l'éruption à la mâchoire inférieure, que les poussées névralgiques se répètent ou sont intolérables, on peut être obligé d'enlever l'avant-dernière molaire, même saine, afin de frayer une voie à celle qui pousse. Les abcès réclament des collutoires chauds et des lavages antiseptiques ; si l'on découvre un séquestre, on l'enlèvera quand il sera mobile.

℞ Iodure de potassium................ 4 gr.
Chloroforme..................... 2
Eau de laurier-cerise............. 20
Eau distillée..................... 200
M.

Ajouter à un quart de verre de cette solution une quantité égale de décoction de guimauve et laver la bouche toutes les heures. Ce gargarisme sera tiède.

(G. V.)

℞ Chloroforme.................. } āā 2 gr.
Phénol cristallisé............... }
Glycérine........................ 20
Eau stérilisée 100

A l'aide d'une seringue, faire des lavages dans le fond de l'alvéole.

(G. V.)

℞ Iodure de potassium................. 1 gr.
Extrait de ciguë.................... 2
Axonge ou vaseline................. 20
M.

Pommade fondante résolutive.

℞ Onguent napolitain.................. 10 gr.
Extrait de belladone................ 1
M.

En friction sur la joue matin et soir.

℞ Chlorhydrate de morphine............ 0 gr. 25
Teinture d'iode..................... 1
Vaseline 20
M.

Pommade révulsive et calmante. (Mackenzie.)

℞	Carbonate d'ammoniaque	4 gr.
	Camphre pulvérisé	2
	Axonge	20

M.

Pour faire des onctions sur les ganglions douloureux.

(G. de Mussy.)

ADÉNITE SOUS-MAXILLAIRE

Inflammation des ganglions lymphatiques sous-maxillaires.

Disséminés sur le trajet des lymphatiques, les ganglions semblent jouer le rôle de filtres qui laisseraient passer les liquides, mais arrêteraient les solides. Les microorganismes absorbés par les lympathiques s'y rassembleraient, s'y grefferaient et y prolifèreraient ; « les ganglions ne sont donc pas seulement les organes d'arrêt, ce sont encore des milieux de culture ». (Toussaint.)

Les adénites peuvent être produites par inoculation directe ou à distance ; les adénites sous-maxillaires d'origine dentaire sont fréquentes : on les observe très souvent chez les enfants à la suite d'un abcès alvéolaire et chez les adultes au cours d'une périodontite. Parfois très rebelles au traitement, elles ont souvent pour causes antécédentes des prédispositions diathésiques.

Pour Arkovy, l'inflammation des ganglions sous-maxillaires serait le résultat d'une infiltration septique progressive, allant de la pulpe à la membrane péridentaire et de là aux ganglions lymphatiques. Cette manière de voir a été confirmée par les recherches de MM. Verneuil et Clado ; ils ont trouvé dans le pus d'un adéno-phlegmon sous-maxillaire consécutif à la carie dentaire, les spirilles buccaux qui foisonnaient dans le foyer même de la carie.

Afin d'établir la distinction entre les adénopathies inflammatoires et diathésiques, on se rappellera que les premières sont généralement unilatérales, tandis que les secondes sont ordinairement bilatérales. Il n'existe du reste aucune différence essentielle entre les phlegmasies aiguës suppurées, développées chez les sujets diathésiques ou chez ceux qui ne le sont pas. S'il existe une prédisposition congénitale ou acquise, les ganglions lymphatiques se prennent plus facilement et leurs suppurations sont plus longues à guérir parce que la réaction des tissus est moins prononcée ; elles guérissent cependant assez vite lorsque le pus est évacué et que la cause génératrice est supprimée. La persistance des foyers de suppuration des ganglions du cou correspond presque toujours à leur envahissement par le bacille de la tuberculose.

Dans certains cas, heureusement rares, l'inflammation des ganglions sous-maxillaires détermine une infiltration phlegmoneuse de tout le tissu cellulaire de la région sus-hyoïdienne ; l'état du malade est alors très grave et réclame une intervention chirurgicale immédiate.

Le traitement de cette affection est souvent subordonné à celui de l'accident initial. Dans un grand nombre de cas, l'extraction de la dent malade, suivie d'irrigations antiseptiques, suffit pour faire disparaître l'inflammation des ganglions ; lorsqu'on remarquera une tendance à la suppuration, on recommandera l'application des *sangsues*, de la *teinture d'iode*, les onctions avec la *pommade napolitaine belladonée ;* Velpeau conseille, pour les personnes anémiques, l'usage des *vésicatoires volants* qui, selon lui, produisent la résolution ou, quand elle n'est plus possible, activent et limitent la suppuration.

℞ Teinture d'iode.................. 2 à 4 gr.
Glycérine......................... 15
M.

Badigeonner à l'aide d'un pinceau la région malade matin et soir. (Foucher.)

℞ Iode................................ 1 gr.
Collodion élastique.................. 30
M.

Collodion iodé pour le même usage.
(Dujardin-Beaumetz.)

℞ Iode................................ 10 gr.
Iodure de potassium.................. 4
Camphre.............................. 2
Alcool............................... 60
M.

Liniment vésicant, même usage. (Neligan.)

℞ Teinture d'iode...................... 4 gr.
Chlorhydrate de morphine............ 0 20
M.

Teinture d'iode morphinée ; jouit de propriétés révulsives et calmantes. (Mackenzie.)

℞ Onguent napolitain................ 20 gr.
Extrait de belladone............ 3 à 5
M.

Frictionner la partie malade une fois dans les 24 heures. (Langlebert.)

℞ Iodure de potassium................ 4 gr.
Extrait de ciguë.................... 4
Axonge........................... 32
M. même usage.

℞ Iodure de potassium................ 3 gr.
Vaseline........................... 30
M. même usage.

℞ Phénol cristallisé.................. 5 gr.
Chlorhydrate de morphine.......... 0 50
Glycérine pure..................... 15
Eau distillée....................... 500
M.

Injecter plusieurs fois par jour dans l'alvéole de la dent extraite.

℞ Hydrate de chloral................ 2 gr.
Eau distillée........................ 100
M.

En injection dans la cavité alvéolaire après l'extraction de la dent malade.

℞ Salol............................ 2 gr.
Acide borique..................... 10
Eau distillée.......... 200
M. même usage.

℞ Axonge........................... 30 gr.
Chlorure d'ammonium............... 5
Camphre............ 2
M. S. A.

Pommade fondante, même usage.

(G. de Mussy.)

℞ Axonge benzoïnée............ ..... 15 gr.
Iodure de potassium..... ... . 1 50
Extrait de belladone........... .... 1 gr.
Essence de bergamote............... X gtt.
M. S. A.

Contre les adénites diathésiques.

℞ Eau de Goulard................... 300 gr.

En compresse, usage externe.

℞ Onguent napolitain................ 10 gr.
Onguent simple.................... 10
M.

Gros comme un pois, pour frictionner.

℞ Iodure de potassium................ 2 gr. 50
Iode métalloïde................ ..... 0 50
Glycérine........................ 50
M.

En friction.

POMMADE AU CHLOROFORME

℞ Chloroforme........................ 2 gr.
Cire blanche........................ 1
Axonge........................ 9
M.

Contre l'adénite.

POMMADE RÉSOLUTIVE

℞ Carbonate d'ammoniaque pulvérisé.... 5 gr.
Camphre pulvérisé.................... 1
Axonge........................ 30
M.

Soir et matin, on fait des onctions avec cette pommade sur les ganglions.

(M. Guéneau de Mussy.)

POMMADE FONDANTE RÉSOLUTIVE

℞ Iodure de potassium.................. 1 gr.
Extrait de ciguë.................... 3
Axonge........................ 20
M.

Une onction matin et soir. (Langlebert.)

CATAPLASME ÉMOLLIENT A L'AMIDON

Amidon........................ 100 gr.
Eau........................ 1000

On met les quatre cinquièmes de l'eau sur le feu dans un récipient couvert, et, aussitôt qu'elle entre en ébullition, on y verse l'amidon préalablement délayé dans le reste de l'eau froide. On laisse le tout un instant sur le feu, puis on le retire en continuant de remuer la masse.

ALVÉOLITE

(V. *Périodontite.*)

ANÉMIE GINGIVALE

L'anémie de la muqueuse gingivale, essentiellement caractérisée par une pâleur plus ou moins prononcée des gencives, ne constitue pas une affection spéciale indépendante; c'est plutôt un phénomène d'un état morbide général qui consiste en une diminution du nombre, avec altération plus ou moins profonde, des globules rouges du sang.

Harris conseille, avec raison, l'examen des gencives à tout médecin qui désire établir un diagnostic complet. Cette recommandation a sa raison d'être surtout dans les maladies chroniques ; dans les maladies aiguës, il y a des phénomènes tels qu'il est difficile de songer de prime abord à l'état des gencives. Les dentistes feront bien d'engager les malades dont la muqueuse buccale est sérieusement anémiée à consulter leur médecin. L'anémie est très souvent secondaire et il y a un intérêt de premier ordre pour le malade à ce qu'on sache ce qu'il y a de caché derrière elle.

L'influence de l'anémie gingivale sur le système dentaire est parfois frappante ; elle exige de la part du dentiste une intervention prompte et méthodique. Les praticiens connaissent bien la grande susceptibilité à la carie et le peu de résistance aux agents destructeurs des dents des personnes atteintes de cette maladie.

Ici, l'hygiène et la thérapeutique dentaires et buccales sont de précieux auxiliaires de l'hygiène et de la thérapeutique générales ; elles s'entr'aident mutuellement par un échange de services dont la nécessité devient de plus en plus impérieuse.

POUDRE DENTIFRICE

℞	Carbonate de chaux	20 gr.
	Gomme arabique pulvérisée	20
	Saponine	1
	Chlorhydrate de quinine	0 50
	Essence de menthe ou de roses	XV gtt.

(Poinsot.)

℞ Teinture de ratanhia.......... } āā 10 gr.
Teinture de quinquina......... }
Alcool de menthe................. 100
F. S. A.

Elixir dentifrice. (G. V.)

Une cuillerée à café dans un demi-verre d'eau tiède pour laver la bouche 4 fois par jour.

℞ Carbonate de chaux........... } āā 10 gr.
Carbonate de magnésie......... }
Tolu.......................... } āā 5
Quinquina gris................ }
Essence de menthe................ Q. s.
F. S. A.

Poudre dentifrice.

℞ Acide salicylique............... 2 à 4 gr.
Hydrolat de roses............. 120
M.
F. S. A.

Elixir dentifrice de Heider contre l'anémie gingivale.

℞ Carbonate de chaux précipité....... 100 gr.
Poudre de racines d'iris.......... 50
Acide thymique.................. 0 10
Savon médicinal.................. 10
Carmin pur...................... 0 10
Essence de menthe................ 0 50
— de cannelle................ 0 25
F. S. A.

Recommandée pour les gencives lâches, molles, saignant facilement. (Hillischer.)

℞ Craie précipitée....................	30 gr.	
Os de seiche....................	3	75
Acide tannique....................	1	25
Huile de caryophyllon....................	0	20

F. S. A.

Poudre dentifrice astringente. (Stocken.)

℞ Teinture de lavande....................	60 gr.
Eau de roses....................	120

M..

Une cuillerée à thé pour un verre d'eau comme dentifrice.

℞ Carbonate de chaux....................	30 gr.	
Poudre de quinquina gris....................	5	
Huile de caryophyllon....................	0	25

M.

Poudre dentifrice.

℞ Décoction de quinquina....................	240 gr.
Oxymel simple....................	30
Alcool camphré....................	15
Chlorhydrate d'ammoniaque....................	4

F. S. A.

Collutoire et gargarisme antiseptique.

(Renauldin.)

℞ Alcoolat de mélisse....................		100 gr.	
Teinture de myrrhe....................	āā	2	
— de quinquina....................			
Essence de menthe....................		0	25

Formules contre l'anémie générale.

℞ Chlorure de fer et d'ammoniaque....... 5 gr.
Poudre de ményanthe.............. 2
Extrait de millefeuilles.............. Q. s.

Pour faire 60 pilules; 2 pilules matin et soir.

℞ Sulfate de fer.................. } āā 0 gr. 05
Bicarbonate de soude........... }
Sucre blanc.......................... 0 30
M.

Prendre 2 ou 3 fois par jour un paquet dans un verre d'eau sucrée. (Büchner.)

℞ Fer réduit par l'hydrogène........... 2 gr.
Sucre blanc......................... 18
F. S.

40 dragées contenant 0 gr. 05, 1 à 5 par jour.
(Quévenne.)

℞ Pyrophosphate de fer et de soude. 12 gr.
Arséniate de soude.............. 0 12
Eau de fleurs d'oranger........... 50
Alcool à 90°..................... 50
Sirop simple..................... 2.400

Par cuillerée à bouche. (Yvon.)

℞ Tartrate de fer et de potasse........ 15 gr.
Rhubarbe........................ 5
Sirop de gomme.................. Q. s.
F. S. A. pour 100 pilules.

Commencer par une ou deux pilules par jour en augmentant progressivement jusqu'à trois ou quatre.

(Legroux.)

℞ Liqueur de Fowler............ } āā 10 gr.
Tartrate ferrico-potassique...... }
M.

Dix gouttes avant le repas.

℞ Sulfate de fer..... .... 5 gr.
Bicarbonate de soude.............. 5
Extrait de pissenlit......... .... Q. s.

Pour faire 60 pilules ; 3 pilules matin et soir.

℞ Oxyde de fer dialysé.............. 5 gr.
Eau distillée de menthe poivrée..... 50
Eau distillée...................... 150
Sirop de citron.... 20
M.

Toutes les trois heures une cuillerée à soupe.

ANGIOME ALVÉOLAIRE

Les angiomes sont des tumeurs résultant de la multiplication et de la dilatation des vaisseaux d'une région donnée. On en trouve à la langue, sur la muqueuse du plancher de la bouche, de la face interne des joues, de la voûte palatine. Ils sont relativement rares aux gencives ; les vieux auteurs donnaient pour fréquentes les tumeurs vasculaires de cette région, parce qu'ils rangeaient parmi elles les sarcomes myéloïdes riches en vaisseaux.

Les angiomes alvéolaires sont bourgeonnants, violacés, mous, compressibles, saignant avec une extrême facilité. M. Wedl croit que ces néoformations n'ont pas pour point de départ la membrane alvéolo-dentaire, mais le tissu conjonctif sous-muqueux. Cependant, les faits rapportés par Salter et Hollânder contredisent l'hypothèse de Wedl. Dans un cas de M. Salter, l'extraction de la dent en rapport avec la tumeur entraîna celle-ci ; dans un autre cas du même auteur, le néoplasme ne cessa de récidiver qu'après l'ablation de la portion d'alvéole sur laquelle il s'implantait. Hollânder cite un cas identique ; il s'agissait, selon toute probabilité, d'angio-sarcomes.

M. S. Duplay croit que des angiomes naissant au niveau du bord alvéolaire auraient leur implantation dans le tissu spongieux de l'os. Outre les angiomes propres des gencives, des tumeurs de même ordre partant de la langue ou des joues peuvent s'y propager.

Le traitement est du domaine de la chirurgie générale : l'extirpation, la cautérisation sont les procédés les plus courants. Les injections parenchymateuses ont donné des résultats satisfaisants, comme dans les cas de MM. Broca et Wirchov. Fioranni recommande le collodion au sublimé. Monin conseille également le badigeonnage avec le collodion, après les scarifications préalables, ainsi que les injections avec la liqueur de Piazza (une ou deux gouttes tous les huit jours).

℞ Eau distillée	60 gr.
Perchlorure de fer	25
Chlorure de sodium	15

M. S. A.

Injecter deux gouttes tous les huit jours.

℞ Perchlorure de fer	3 gr.
Eau distillée	100

M. S. A.

Injection au sein de la tumeur.

℞ Teinture de perchlorure de fer	ãã 4 gr.
Glycérine	

M. S. A.

Badigeonner la tumeur.

℞	Collodion riciné	10 gr.
	Chrysarobine	1
	M. S. A.	

En application après les scarifications. (Monin.)

ANKYLOSE ET CONSTRICTION DE L'ARTICULATION TEMPORO-MAXILLAIRE

M. Félix Lagrange l'a définie ainsi : « Il y a ankylose toutes les fois que les mouvements d'une articulation sont gênés d'une façon permanente après une affection inflammatoire quelconque des éléments articulaires ; l'étendue de cette gêne de mouvement peut varier de la raideur sans gravité, compatible avec un fonctionnement suffisant du membre, à la soudure osseuse complète, ne permettant pas la moindre mobilité. » Cette définition ne vaut rien, car elle ne permet pas de faire rentrer dans les ankyloses les soudures congénitales d'extrémités osseuses articulaires. On appelle ANKYLOSE VRAIE la réunion totale ou partielle de ces extrémités par du tissu osseux ou cartilagineux *quelles que soient la nature et l'origine de la lésion ;* FAUSSE

ANKYLOSE, une diminution considérable des mouvements de la jointure consécutive à une anomalie ou à une altération des moyens d'union articulaires.

Les lésions qui les produisent peuvent porter sur les ligaments, les muscles, les aponévroses et même les téguments. A l'articulation temporo-maxillaire, la fausse ankylose est de beaucoup la plus fréquente.

M. de Schulten, qui décrit toutes les constrictions des mâchoires sous la dénomination générique d'ankyloses, les a classées de la manière suivante :

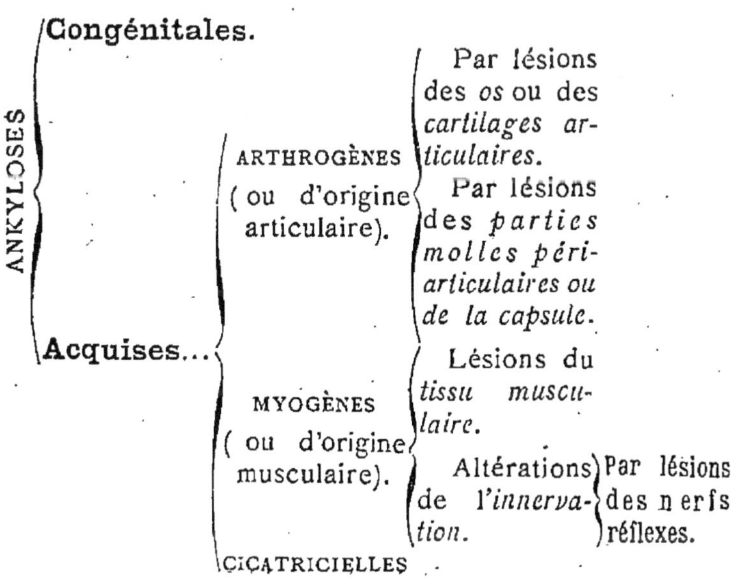

ANKYLOSES
- **Congénitales.**
- **Acquises...**
  - ARTHROGÈNES (ou d'origine articulaire).
    - Par lésions des *os* ou des *cartilages articulaires.*
    - Par lésions des *parties molles périarticulaires ou de la capsule.*
  - MYOGÈNES (ou d'origine musculaire).
    - Lésions du *tissu musculaire.*
    - Altérations de l'*innervation.* — Par lésions des nerfs réflexes.
  - CICATRICIELLES

Les ankyloses arthrogènes sont à peu près toujours consécutives à l'inflammation (arthrite ou péri-arthrite d'origine traumatique ; arthrites rhumatismales, déformantes, par propagation) ; les ankyloses myogènes par lésions du tissu musculaire tiennent à une phlegmasie suivie de transformation scléreuse et de rétraction des muscles élévateurs de la mâchoire inférieure : masséter, ptérygoïdiens, buccinateur, temporal ; ces myosites ont le plus souvent pour cause le traumatisme, rarement le rhumatisme. Les constrictions tenant aux nerfs sont consécutives à des sections de filets ou à des névrites.

La plupart d'entre elles, auxquelles la dénomination de constriction des mâchoires convient mieux que celle d'ankylose, sont réflexes et produites par l'éruption difficile ou la carie de la dent de sagesse ; elles cessent très vite après que la cause génératrice a été enlevée.

Les ankyloses cicatricielles sont consécutives à des lésions traumatiques étendues de la joue ou à la gangrène de la bouche.

Le traitement varie d'après la nature et

la cause de l'affection ; il est basé sur deux indications fondamentales :

1° *Il n'existe ni lésion irréparable, ni obstacle insurmontable à l'écartement des mâchoires.*

Dans ce cas, le chirurgien se propose de rendre aux extrémités articulaires leur mobilité, aux muscles leur action. Dans les constrictions réflexes ayant la dent de sagesse pour point de départ, l'intervention du dentiste est presque toujours décisive et guérit le malade. S'il y a des désordres plus marqués, les procédés médicaux et chirurgicaux palliatifs suffisent (Traitement de l'affection génératrice, écartement progressif des mâchoires, au besoin électrisation des muscles ou myotomie, suivant le cas ; excision ou ablation du tissu inodulaire avec ou sans autoplastie).

2° *Il existe des lésions irréparables.*

Dans ces cas, on n'a pas d'autres ressources que de faire une fausse articulation par la méthode de Rizzoli (ostéotomie linéaire), ou celle d'Esmarch (excision d'un fragment triangulaire du tissu osseux).

Les formules suivantes peuvent trouver leur application dans le cas d'ankyloses à lésions susceptibles de réparations.

℞ Iodure de potassium................ 2 gr.
Vaseline.......................... 50
Camphre........................... 1
M.

Frictionner la région de l'articulation temporo-maxillaire.

℞ Iodure de potassium................ 1 gr.
Glycérine......................... 20
Teinture d'opium.................. 4
M. S. A.

Frictionner la région malade.

℞ Extrait alcoolique de feuilles d'aconit. 3 gr.
Ammoniaque........................ X gtt.
Axonge............................ 12 gr.
F. S. A.

Pommade. (Turnbull.)

℞ Iodure de potassium................ 1 gr.
Extrait de ciguë.................. 3
Axonge............................ 20
F. S. A.

Pommade fondante résolutive.

(Langlebert.)

℞ Iodure de potassium.................. 1 gr.
Iode.............................. 0 20
M.
Ajoutez :
℞ Axonge............................ 20 gr.
Laudanum de Rousseau............. 2
F. S. A.
Pommade iodurée opiacée.

(Lemasson.)

℞ Aconitine.......................... 0 gr. 03
Cérat simple........................ 1 75

En frictions. — Veiller à ne pas appliquer près de la bouche.

(Foster Flagg.)

℞ Onguent napolitain.................. 15 gr.
Extrait de belladone................ 2
M. S. A.

En friction matin et soir ; la proximité de la région buccale commande des réserves.

℞ Extrait de belladone.............. 2 à 4 gr.
Extrait d'opium.................... 1
Onguent populéum.................. 30
F. S. A.

En friction.

℞ Extrait de belladone............ } āā 4 gr.
Extrait de ciguë................ }
Iode pulvérisé........................ 1
Emplâtre de Vigo.................... 16
F. S. A.

Pommade fondante.

APHTES

(V. *Gingivite aphteuse.*)

ATONIE GINGIVALE

Affection caractérisée par un relâchement et une mollesse anormale de la fibromuqueuse gingivale. On l'observe particulièrement dans les pays humides et froids ; chez des personnes dyscrasiques, surtout chez les scrofuleux et dans des conditions hygiéniques défavorables de la cavité buccale.

Une alimentation végétale, légumes et fruits, et les mouvements en plein air constituent le régime le mieux approprié. On supprimera toutes les causes locales qui peuvent jouer un rôle prédisposant ou déterminant ; on ne saurait trop insister sur l'opportunité et l'importance d'un nettoyage minutieux des dents. Les gargarismes astringents et faiblement irritants aideront au tissu à recouvrer sa tonicité et sa fermeté naturelles. L'acidité du liquide buccal sera combattue par l'emploi des dentifrices à réaction alcaline. Nous conseillons tout particulièrement l'emploi des collutoires à l'eau de Vichy, plusieurs fois par jour. Il est bon de voir, avant de prescrire un collutoire, quelle réaction donne la salive au papier de tournesol.

℞ Eau de Pagliari.................... 200 gr.
Teinture de ratanhia........... } āā 20
Teinture de gaultheria......... }
Teinture de capsicum............... 10
Essence de néroli.................. 4
M. S. A.

En lotion coupée d'eau de camomille plusieurs fois par jour. (Monin.)

℞ Chloroforme........................ 1 gr.
Teinture de quinquina.............. 10
Teinture de ratanhia............... 10
Eau de roses....................... 200
M. S. A.

En gargarisme plusieurs fois par jour. (G. V.)

℞ Cachou.......................... } āā 30 gr.
Myrrhe.......................... }
Baume du Pérou..................... 4
Alcoolat de cochléaria............. 160
M.

Une cuillerée à café dans un demi-verre d'eau tiède, pour laver la bouche quatre fois par jour. (Delestre.)

℞ Teinture de myrrhe............ } āā 10 gr.
Esprit de cochléaria........... }
Eau de roses..................... 200
M. S. A.

Contre l'atonie gingivale, en gargarisme plusieurs fois par jour.

℞ Alcool à 33°..................... 1000 gr.
Kino vrai.......................... 100
Racine de ratanhia................ 100
Teinture de tolu.................. 2
Teinture de benjoin............... 2
Essence de menthe................. 2
Essence de cannelle de Ceylan... 2
Essence d'anis.................... 1
M. S. A.

Dentifrice astringent. (Mialhe.)

℞ Noix de galle.................... 4 gr.
Ecorce de grenades............... 4
Roses rouges..................... 4
Vin rouge........................ 125
F. S. A.

Gargarisme astringent et tonique.

℞ Racine de ratanhia porphyrisée...... 10 gr.
Poudre de quinquina................ 10
Ecorce de cannelle................. 5
Essence de menthe.................. Q. s.
F. S. A.

Poudre dentifrice astringente.

℞ Craie précipitée	30 gr.	
Poudre d'os de seiche	3	
Acide tannique	1	
Huile de caryophyllon	0	20

F. S. A.

Poudre dentifrice astringente.

℞ Salol	2 gr.
Poudre de quinquina	10
Craie précipitée	10
Essence de menthe	Q. s.

F. S. A.

Poudre dentifrice antiseptique et astringente.

℞ Thymol	0 gr. 75
Esprit de vin rectifié }	ãã 20
Glycérine }	
Eau distillée	500

M. S. A.

Ajouter une partie égale d'eau ; gargarisme antiseptique.

ATROPHIE DES ALVÉOLES

Survient par disparition lente et progressive du rebord alvéolaire et de la muqueuse buccale avoisinante. Cette lésion, extrêmement fréquente dans la vieillesse, s'observe également chez les adultes au cours des dégénérescences organiques de n'importe quel ordre ; on la rencontre assez souvent chez les sujets relativement jeunes, sans tares héréditaires et dont l'état général ne paraît pas présenter de phénomènes de dénutrition.

La pathogénie de cette affection est encore assez obscure, malgré la multiplicité des faits cliniques et des recherches de laboratoire entreprises dans le but de l'éclairer. Il paraît cependant bien établi que les personnes à dents peu résistantes et prédisposées à la carie sont rarement atteintes de résorption alvéolaire. Tomes explique cette particularité par ce fait « que l'atrophie graduelle de l'alvéole et de la gencive chez les vieillards, n'est que la conséquence de l'affaiblissement vital de la dent, résultant de la calcification de l'ivoire dans la racine... mais cette explication ne pourrait convenir pour les personnes d'un âge moyen ou relativement peu avancé ». Nous croyons cependant, en tenant-compte de certains faits rapportés par Fox, que la même cause qui engendre l'atrophie alvéolaire des vieillards peut provoquer un processus identique à un âge où l'état général ne présente pas de phénomènes apparents de dégénérescence.

L'atrophie de l'organe central de la dent chez les vieillards, résultant, comme on le suppose, de la calcification de l'ivoire, la transformerait en un véritable corps étranger, capable de provoquer du côté de l'alvéole une réaction inflammatoire dont le dernier terme sera la résorption alvéolaire ; les mêmes phénomènes d'irritation, aboutissant à la résorption, pourront se produire toutes les fois que la calcification de la dent est exagérée et que sa vitalité est diminuée. La sénilité naturelle ou précoce de l'organe augmente — par le fait de l'imprégnation calcaire — la résistance de la dent aux facteurs de la carie, mais elle la rend plus susceptible de déterminer une irritation chronique dont la conséquence ultime sera la résorption alvéolaire progressive.

Il faut se garder de confondre cette affection avec la pyorrhée alvéolaire. Il y a dans les deux cas régression du tissu gingival, mais dans l'atrophie simple on ne trouve pas de suppuration. La présence du pus est donc un symptôme pathognomonique.

Cependant, dans quelques cas, cette affection ne sera qu'une période de début et d'invasion de l'ostéo-périostite alvéolo-dentaire.

On traite surtout cette maladie par l'hygiène et l'antisepsie buccale. On stimulera les fonctions vitales par l'application de gargarismes toniques et astringents. Il demeure entendu que leur emploi sera précédé par un nettoyage minutieux et l'ablation complète des concrétions tartriques.

℞ Tannin	2 gr.	
Teinture d'iode	0	50
Eau	160	
Alcool	10	
Sirop simple	30	

M.

Gargarisme iodo-tannique. (Andrieu.)

℞ Acide salicylique	2 gr.
Alcool de menthe	15
Eau stérilisée	200

M.

Gargarisme salicylé. (G. V.)

℞ Décoction de quinquina	100 gr.	
Infusion de roses rouges	100	
Teinture de myrrhe	10	
Saccharine	0	25

M.

Gargarisme astringent recommandé contre l'atrophie alvéolaire. (G. V.)

℞ Myrrhe........................... 1 gr.
Borax........................... 1
Ratanhia........................ 1
Eau.......................... } 3
Sirop simple.................. }
Eau de Cologne.................. 100
M. S. A.

Employer une cuillerée à café pour un demi-verre d'eau, en gargarisme après l'ablation du tartre. (Andrieu.)

℞ Teinture de myrrhe............ } āā 4 gr.
Teinture d'iode................ }
M.

Faire passer à l'aide d'une baguette, entre la gencive et l'alvéole, deux fois par jour ; badigeonner la gencive une fois par jour. (Scheller.)

℞ Acide tannique.................... 1 gr.
Eau de roses..................... 30
M.

Badigeonner le bord libre de la gencive.

℞ Acide borique.................... 20 gr.
Eau distillée.................... 500

Gargarisme à employer toutes les deux heures.
(Oelecker.)

℞ Nitrate d'argent................. 1 gr. 50
Eau distillée.................... 8
M.

Toucher les parties atteintes entre la gencive et l'alvéole.
(Robinson.)

BRULURES DE LA MUQUEUSE BUCCALE

La muqueuse buccale, placée à l'entrée des voies digestives, est souvent brûlée superficiellement à la suite de l'introduction par inadvertance d'aliments de température trop élevée. On rencontre encore souvent des brûlures chez des enfants qui ont mis dans leur bouche des substances corrosives; enfin, à la suite d'interventions opératoires ayant exigé l'usage des caustiques. Pour la facilité des descriptions, on accorde habituellement six degrés aux brûlures, d'après leur profondeur et le nombre des tissus qu'elles intéressent.

Premier degré. — Brûlure superficielle sans destruction ni soulèvement de l'épiderme. Détermine une rougeur locale et une sensation de cuisson qui disparaissent très vite.

Deuxième degré. — Plus profondes, atteignent le corps muqueux de Malpighi. L'épiderme est soulevé par des bulles remplies de sérosité qui se déchirent et mettent à nu la couche des papilles. La douleur est intense.

Troisième degré. — Désorganisation de l'épiderme, du corps muqueux de Malpighi et des papilles du derme; les phlyctènes renferment un liquide sanguinolent, brunâtre et trouble; la douleur est très vive. S'il y a escharre sèche, la douleur est moindre; elle apparaît avec les phénomènes inflammatoires réactionnels et continue après la chute de l'escharre.

Quatrième degré. — La destruction du tégument externe est complète; le tissu cellulaire sous-jacent est atteint; l'escharre est noire et sèche. La douleur est souvent moins vive que dans les degrés précédents, les nerfs étant détruits.

Cinquième degré. — Les muscles sont atteints; les gros troncs vasculaires et nerveux sont intéressés: des arthrites purulentes, des hémorragies foudroyantes peuvent survenir lorsque les escharres se détachent.

Sixième degré. — Les organes sont complètement détruits et carbonisés.

Dans la cavité buccale, les brûlures sont, comme nous l'avons dit, le plus souvent produites par l'ingestion des substances alimentaires à une température élevée. Superficielles et localisées à la portion antérieure de la cavité buccale, elles constituent des lésions de peu de gravité.

Des altérations plus profondes correspondent à l'introduction des liquides corrosifs, tels que les acides minéraux, les solutions concentrées d'ammoniaque ou de potasse caustique, etc. Ces accidents ont lieu d'habitude à la suite d'une méprise ou dans une tentative de suicide.

La localisation des lésions présente une condition dont il faut tenir sérieusement compte. Une même brûlure qui, dans la partie antérieure de la bouche, n'occasionne que des troubles insignifiants, peut amener l'œdème de la glotte avec toutes ses conséquences, si elle siège en arrière, dans le voisinage des piliers du voile du palais ou de la base de la langue. On a signalé des cas de mort produits par l'ingestion d'eau et de lait bouillants.

Dans les brûlures superficielles, la réfrigération immédiate et persistante est utile (faire tenir dans la bouche des morceaux de glace). On se gardera de détacher l'épiderme soulevé. Les gargarismes narcotiques et antiphlogistiques sont indiqués dans les cas les plus simples.

Pour les brûlures des joues et du voisinage de l'orifice buccal, les préparations et les liniments suivants seront d'une très grande utilité :

Liniment oléo-calcaire

℞ Huile d'olive................ } āā 6 parties.
Eau de chaux.............. }
Salol...................... } āā 1
Laudanum de Sydenham..... }
M.

Appliquer sur les parties atteintes.

Pommade de Wendt

℞ Lanoline...................... } āā 17 gr.
Eau distillée.................. }
Blanc de baleine.................... 4
Chlorhydrate de cocaïne............ 2
M.

En applications sur les endroits brûlés.

℞ Chloral hydraté.................... 2 gr.
Eau de menthe...................... 20
M.

Appliquer toutes les heures, à l'aide d'un pinceau, sur les parties brûlées. (G. V.)

℞ Menthol........................... 2 gr.
Huile d'olive.................... } āā 20
Eau de chaux..... ... . }
M. Même usage. (G. V.)

℞ Acide tannique.................. } āā 1 gr.
Camphre........................ }
Ether sulfurique........................ 8
M.

Badigeonner toutes les trois heures les parties brûlées. (Cavazzani.)

℞ Huile d'amandes.................... 25 gr.
Eau de chaux........................ 100
M

En application sur les parties brûlées.

(Pagan.)

℞ Teinture de myrrhe................ 15 gr.
Camphre.......................... 1
M.

30 gouttes dans un verre d'eau en gargarisme.

℞ Acide borique...................... 6 gr.
Salol............................. 8
Eau distillée...................... 200

CARIE DENTAIRE

C'est l'affection qui présente le plus d'importance pour le dentiste : c'est elle qui constitue la principale et presque la seule raison d'être de l'art dentaire.

Étudiée depuis l'antiquité, elle a été méthodiquement décrite, dans ces derniers temps surtout, grâce aux travaux de Tomes, Magitot, Leber, Rottenstein, Miller, Underwood et Miles.

Une simple revue de la littérature relative à la carie dentaire, envisagée dans l'espace d'un siècle, réclamerait un volume.

On la considère aujourd'hui comme d'origine infectieuse, et on voit surtout en elle une altération des tissus dentaires, d'où il résulte une destruction de ces tissus progressant de la périphérie au centre.

Cette définition explique la nature du processus, le rôle des agents chimiques et des microorganismes.

On a longtemps discuté l'influence pathogène de ces deux facteurs et l'action individuelle de chacun d'eux sur la production de la carie dentaire. M. Magitot, s'appuyant sur ses expériences de laboratoire, a dit : « Nos faits tendent à établir que la carie dentaire résulte d'une altération purement chimique, exercée sur l'émail et l'ivoire des dents. » Wedl se rallie à cette manière de voir et n'admet pas l'influence directe du leptothrix sur la production de la carie. Cette théorie est également celle de Tomes ; pour lui, la carie est le résultat de l'action des acides en partie sécrétés par la muqueuse buccale, en partie formés sous l'influence de la fermentation des matières albuminoïdes. M. Baume croit que la présence des microorganismes n'est qu'un des résultats de la carie.

D'autre part, les nombreuses recherches de MM. Undervood et Miles, de Miller de Berlin, de Leber et Rottenstein tendent à démontrer d'une manière indiscutable l'influence des microorganismes. Pour Undervood et Miles, les conditions septiques sont nécessaires, il n'y aurait pas de carie possible sans microorganismes ; les dents détruites dans des conditions aseptiques sont incolores et conservent intégralement leur trame gélatineuse, contrairement à ce qui s'observe dans la carie vraie de la dentine. Le tissu mou fibrillaire et la substance fondamentale de la dentine, sont attaqués en premier lieu. « Nous affirmons, disent ces auteurs, que deux facteurs ont toujours opéré, les acides et les germes. Il est probable que l'*œuvre* de la décalcification est entièrement accomplie par les acides, mais ces acides sont, suivant nous, sécrétés par les germes eux-mêmes ;

les fibrilles organisées dont les germes se nourrissent et dans lesquelles ils se multiplient, sont le siège où se préparent ces acides caractéristiques qui, à leur tour, décalcifient la dent et décolorent la masse. »

M. Miller résume ainsi les résultats de ses expériences : « Je suis convaincu, par l'examen de quelques milliers de coupes de dentine cariée, que les microorganismes étaient toujours présents et que, sans aucun doute, ils étaient la cause des changements anatomiques variés qui se présentent dans les tissus de la dentine pendant la carie ; que l'invasion des microorganismes n'était pas dans la majorité des cas concomitante avec le ramollissement de la dent ; mais que l'on pouvait trouver de larges étendues de dentine ramollie, ne contenant pas de microbes ; j'en conclus que le ramollissement de la dentine, ayant devancé l'invasion des microorganismes, était causé par les acides qui se produisent en grande partie dans la bouche même par la fermentation ; que les caries obtenues artificiellement en soumettant la dentine saine à l'action des microorganismes dans des solutions fermentescibles, ne peuvent être distinguées, à l'examen microscopique, de caries naturelles. »

Ces citations suffisent, croyons-nous, pour donner une idée concrète des conditions déterminantes du processus.

En admettant que les causes énumérées soient les seules dont l'action soit réellement effective dans la production de toutes les caries, le dernier mot de l'étiologie n'est pas dit. Pourquoi ces agents sont-ils à peu près inoffensifs chez certains individus? Pourquoi interviennent-ils avec une énergie à peine concevable chez d'autres ? On ne saurait expliquer ces différences que par des *prédispositions biologiques* existant avant que les réactifs chimiques interviennent, avant que les microorganismes aient commencé à exercer la moindre influence.

Les dents peuvent, à un moment donné de leur développement, subir l'influence de différentes conditions morbides dont l'économie est accidentellement atteinte. Leurs effets se traduiraient par des défauts ou des anomalies de structure à peine perceptibles, mais réels ; par un véritable arrêt, une suspension plus ou moins prolongée de l'évolution dentaire (espaces interglobulaires de Czermak). On verra ainsi de nombreuses lacunes se produire dans la continuité du tissu de l'émail ou de la dentine; mais le plus souvent ces deux substances présentent simultanément des défauts de constitution. Les dents ayant subi ces troubles de nutrition ne possèdent plus leur résistance normale contre les influences extérieures.

Envisagée dans son ensemble, la carie dentaire ne représente en réalité que deux divisions distinctes: la carie simple, n'atteignant pas la cavité pulpaire, et la carie compliquée, s'étendant jusqu'à l'organe central et déterminant son inflammation. Cette division a été légèrement modifiée à la clinique de l'Ecole dentaire de Paris. En s'appuyant sur des phénomènes anatomo-pathologiques, on a créé les subdivisions suivantes :

1° Carie de premier degré, n'atteignant que l'émail de la dent après disparition de la cuticule de Nasmyth ; 2° carie de second degré, atteignant l'émail et la dentine, mais laissant une couche mince de substance dentinaire protégeant la pulpe ; 3° carie de troisième degré, allant jusqu'à la pulpe, laquelle, sous l'influence de l'irritation incessante, s'enflamme ou dégénère ; 4° carie de quatrième degré, avec destruction et décomposition complète de l'organe central de la dent.

Nous passerons successivement en revue ces quatre degrés.

Premier degré.

C'est une simple tache de l'émail; elle n'est accompagnée d'aucun symptôme subjectif, jusqu'au moment où elle atteint la couche anastomotique de Tomes; à ce moment elle peut occasionner une douleur assez nette. L'abrasion de la partie altérée est le seul traitement approprié ; cette opération emprunte son importance à la prophylaxie et à l'hygiène buccale, sans lesquelles elle est formellement contre-indiquée. Là, plus qu'ailleurs, les soins hygiéniques constituent un moyen puissant de traitement.

Deuxième degré.

C'est la forme la plus fréquente de la carie; c'est avec elle que le praticien aura le plus à compter dans sa pratique ; l'intervention thérapeutique a dans ces cas toute sa raison d'être ; bien conduite, c'est un moyen certain d'empêcher la propagation de la carie. Le traitement est quelquefois très délicat, car on agit sur une partie de la dent douée d'une sensibilité exquise, souvent exagérée pathologiquement. Le moindre attouchement, le souffle le plus léger provoque une douleur vive, parfois insupportable. La sensibilité de la dentine n'est plus à démontrer, aucun dentiste ne l'ignore ; dans les caries superficielles on est obligé d'en tenir sérieusement compte. Aussi, bon nombre de praticiens se sont occupés de la recherche des moyens capables de la supprimer ou tout au moins d'en diminuer l'intensité.

Un des plus efficaces a été recommandé par M. Poinsot : c'est la chaleur. Une condition à peu près essentielle pour recueillir tous les avantages de la chaleur et de la sécheresse consiste dans l'application préalable de la digue. En chauffant la dentine, en la desséchant, on supprime un des éléments principaux de la transmission sensitive et l'irritation provoquée à la périphérie est peu perçue par l'organe central. Les effets de la chaleur se font encore plus sentir lorsqu'elle est appliquée concurremment avec un caustique de puissance moyenne, tel que le *phénol* ; elle augmente la puissance du médicament, la rapidité de son action, en créant une insensibilité superficielle bien confirmée, sans toutefois déterminer une mortification des fibrilles des couches plus profondes.

Les caustiques ont, en général, une action analgésique variant de profondeur et d'intensité ; quant aux effets des anesthésiques purs, leur action est presque nulle, la quantité absorbée par la substance fibrillaire étant insuffisante pour exercer une influence appréciable.

La sensibilité est bien plus accentuée sur la dentine saine que sur celle qui a subi la désagrégation des éléments calcaires ; elle est généralement moins intense lorsque la carie a déjà atteint une certaine profondeur, mais cette sensibilité augmente de nouveau lorsque les altérations portent sur les couches voisines de la pulpe. Ici la conduite du praticien est toute différente de celle que nous avons recommandée plus haut. L'application des caustiques concentrés doit être absolument proscrite, l'irritation immédiate de la pulpe pouvant provoquer une réaction inflammatoire franche avec toutes ses conséquences ; une médication faiblement irritante pourrait, en activant les fonctions physiologiques de la pulpe, favoriser la formation de la dentine secondaire. Le traitement qui serait préférable, selon nous, consiste dans l'isolement pur et simple de la cavité cariée, après l'excision minutieuse de la dentine altérée. La gutta-percha répond parfaitement à cet usage, grâce à ses propriétés physiques et chimiques ; c'est l'isolateur par excellence ; appliquée provisoirement pendant quelque temps, elle modifie d'une façon favorable les qualités structurales de la couche protectrice de la dentine. M. Dubois lui associe en faible proportion le *nitrate d'argent*, signalé par Tomes comme calmant de la dentine sensible.

Troisième degré.

Le caractère essentiel de la carie de troisième degré est la dénudation et l'inflammation de la pulpe. Elle est le plus souvent le résultat de l'extension de la carie de second degré ; mais la pulpite peut avoir pour origine d'autres causes déterminantes : traumatisme, changement brusque de température, inflammation de la membrane péridentaire. Le processus peut affecter les formes les plus diverses, depuis l'irritation simple jusqu'à l'inflammation ulcérative et à la nécrose complète de la pulpe. Les troubles de la sensibilité peuvent alors être très accusés et sont presque toujours en rapport direct avec la progression de l'état inflammatoire. Il va de soi que le traitement varie suivant les phases de cette forme de carie.

La question du traitement conservateur de la pulpe a été beaucoup discutée. La pulpe, une fois dénudée et artificiellement protégée, est-elle capable de vivre d'une façon normale sans affecter de modifications profondes et sans subir une forme de dégénérescence défavorable à la conservation de la dent elle-même ? N'est-il pas, au contraire, avantageux pour le traitement de la dent de procéder à l'extirpation immédiate ou avec dévitalisation préalable de l'organe ?

D'où deux sortes de traitements :

1° Le traitement conservateur, préconisé par Witzel et l'Ecole allemande ;

2° Le traitement destructeur, plus généralement pratiqué chez nous.

Le premier est séduisant en apparence. Pourquoi la pulpe, en effet, ne réparerait-elle pas ses lésions comme un autre tissu après disparition des agents septiques? — Et partant de ce raisonnement, on a, pendant une certaine période, préconisé à outrance le *coiffage* de la pulpe.

Les résultats n'ont pas été encourageants et les promoteurs même de ce procédé avouent une proportion d'insuccès atteignant 30 et 40 pour 100.

D'ailleurs, sans parler des difficultés opératoires de cette méthode, difficultés plus réelles encore qu'apparentes, deux raisons pouvaient faire prévoir ce résultat. L'une est que la pulpe, bien avant que les dernières couches de dentine aient disparu, est infectée par les germes septiques qui l'ont atteinte en passant à travers les canalicules de l'ivoire largement ouverts. Lorsque la pulpe se trouve mise à nu, elle est déjà profondément atteinte dans sa vitalité. — L'autre raison, plus sérieuse encore, est que cette vitalité est précaire, même à l'état normal : il ne faut pas oublier, en effet, que la pulpe est un organe qui, de la naissance à la vieillesse, subit une régression régulière et constante : elle marche lentement à la disparition. Donc il ne faut pas songer à la traiter comme un tissu ordinaire, et de plus, il n'est peut-être pas très nécessaire de chercher à prolonger coûte que coûte un organe appelé fatalement à disparaître tôt ou tard.

A notre avis, le coiffage doit, à l'heure présente, être réservé au cas où la pulpe est mise à nu maladroitement par une faute opératoire et à condition que la couche d'ivoire perforée ainsi par inadvertance soit formée de dentine secondaire dure et non pas d'ivoire ramolli.

En dehors de ce cas où les résultats pourront être excellents, le coiffage ne saurait être employé que comme manœuvre expectative et dans un but absolument temporaire.

Witzel, qui a fait de nombreuses expériences sur le traitement conservateur de la pulpe, et qui le recommande chaudement, a résumé les conditions qui peuvent assurer le succès de cette méthode : 1° la pulpe dénudée ne doit pas être en contact avec des tissus altérés ; 2° la substance protectrice ne doit avoir aucune action irritante ou caustique ; 3° cette substance doit être antiseptique et ne pas comprimer la partie dénudée de la pulpe ; 4° le déplacement du coiffage est une cause certaine d'échec.

Certains auteurs recommandent le coiffage de la pulpe, même lorsque les phénomènes inflammatoires sont indiqués par des crises violentes et spontanées d'odontalgie ; le coiffage serait pratiqué après un traitement antiphlogistique préalable. Cette manière d'agir nous paraît audacieuse et peu rationnelle. Tout organe ayant subi une première poussée inflammatoire conserve une susceptibilité particulière aux inflammations ; la pulpe dentaire, très vasculaire, y est éminemment prédisposée. Il est donc, selon nous, très hasardeux de compter sur la tolérance et la résistance persistante d'un organe d'une vascularité développée comme celui-là.

Lorsque les signes de la pulpite aiguë sont manifestes, lorsque les accès d'odontalgie se répètent fréquemment et subitement, la dévitalisation de la pulpe s'impose, car sa conservation n'est plus possible ; les phlegmasies arrivées à ce degré aboutissent à sa dégénérescence graisseuse ou à la gangrène. L'amputation de la partie affectée de la pulpe, préconisée par M. Witzel, semble bien incertaine dans ses résultats. La conservation est problématique. Witzel croit établir d'une façon précise le diagnostic différentiel de la *pulpite partielle* et de la *pulpite générale*. Pour lui, les douleurs violentes se prolongeant pendant plusieurs nuits sont les seuls phénomènes de la pulpite généralisée ; l'inflammation partielle serait caractérisée par des accès courts et passagers apparaissant habituellement quelques heures après le repas en dehors de toute irritation. On conçoit facilement combien ce diagnostic, basé sur un seul phénomène subjectif, la douleur, est arbitraire et défectueux lorsqu'on tient compte des différences d'acuité que la sensibilité présente chez les différents individus.

Disons maintenant quelques mots du traitement destructeur.

Certains auteurs conseillent de calmer l'accès paroxystique avant l'application de l'escharotique destiné à la désorganisation de la pulpe ; une hémorrhagie provoquée dans le but de la décongestionner est un moyen très rationnel ; le *phénol* uni à l'*acétate de morphine* ou au *tannin* donnera d'excellents résultats ; une médication interne est un adjuvant souvent utile, surtout lorsqu'on a affaire à des individus d'une grande irritabilité. On pourra ordonner de l'*antipyrine* : 1, 2 ou 3 grammes selon le cas.

Le nombre des procédés recommandés dans le but d'obtenir la dévitalisation de la pulpe est considérable ; on a préconisé le *galvano-cautère*, le *cobalt*, le *chlorure de zinc, potasse caustique*, les *acides : chromique, nitrique, sulfurique, chlorhydrique*, mais l'agent par excellence est l'*anhydride arsénieux*, plus connu sous le nom d'acide arsénieux. M. Dubois, qui a fait des observations intéressantes sur ce point, donne la préférence à l'*acide arsénique*, dont la solubilité est plus grande que celle de son anhydride et dont l'action est plus rapide, plus profonde et moins irritante ; afin de diminuer les propriétés irritantes de l'arsenic et de rendre indolent le processus de destruction, M. Dubois lui associe l'*ésérine*.

On se rappellera que l'application des composés arsenicaux ne doit pas être trop prolongée ; il est préférable, lorsque les premiers pansements ont laissé subsister une certaine sensibilité de la pulpe, de les remplacer par un mélange de *tannin*, d'*acide salicylique* et d'*alcool* ; le *chlorure de zinc*, la *créosote*, le *nitrate d'argent* produiront les mêmes effets ; lorsque la sensibilité des filets nerveux est très prononcée, on introduira dans la chambre pulpaire des mèches chargées de substances caustiques, telles que l'*acide sulfurique cocaïné*, etc.

Dans des circonstances favorables, l'extirpation des terminaisons radiculaires de la pulpe pourra se faire le jour suivant ; les mèches antiseptiques seront préférées à toute autre substance recommandée pour l'obturation des canaux. Cependant nombre d'opérateurs emploient avec succès la gutta-percha simple ou iodoformée. M. Dubois a préconisé les fils d'aluminium entourés de gutta à l'oxyde de cuivre.

Quatrième degré.

La mortification, la gangrène et la décomposition de la pulpe sont les phénomènes principaux de la carie du quatrième degré. Ces altérations peuvent s'observer sans désagrégation des tissus durs, la destruction de l'organe vasculo-nerveux central s'observant en dehors de toute carie à la suite de différentes circonstances variant avec la susceptibilité individuelle. Mais le processus de décomposition se comporte alors tout autrement que quand cet organe est mis à nu par le progrès de la carie et subit l'influence immédiate de l'air atmosphérique, des micro-organismes et des liquides fermentescibles de la cavité buccale. La décomposition s'opère alors très lentement; la pulpe morte, incluse dans la cavité centrale, peut y séjourner des années sans déterminer de désordres appréciables de voisinage; tôt ou tard, elle aboutit à la formation d'un abcès alvéolaire et d'une fistule gingivale. La coloration pathologique qui caractérise si bien les dents atteintes de cette affection est surtout accentuée si le sujet est jeune, si la texture de l'organe est peu compacte.

Quelle que soit la cause occasionnelle de la carie de quatrième degré, l'évacuation des matières putrides provenant de la décomposition des parties organiques de la dent, l'assainissement des canaux et de la cavité pulpaire à l'aide de médicaments antiseptiques constituent le seul traitement rationnel.

L'application de la méthode de Lister dans le traitement de cette forme de la carie est d'une importance capitale, car, comme l'a dit justement M. Brasseur, « la septicémie dentaire ne diffère en rien de la septicémie chirurgicale, c'est un même état pathologique provoqué par les mêmes causes ». Malheureusement l'antisepsie absolue telle qu'on la pratique dans la grande chirurgie est presque irréalisable dans le traitement des affections dentaires, — bon nombre de conditions s'y opposent. Il n'en est pas moins nécessaire de s'approcher le plus possible de cet idéal inaccessible et de mettre à contribution tous les moyens dont la thérapeutique dentaire dispose.

Le simple contact passager d'une substance antiseptique avec le tissu infiltré du produit pathologique est insuffisant pour obtenir l'assainissement de la région infectée. Pour que l'agent thérapeutique produise des effets désirables, il faut que son action s'exerce durant un temps assez long en dehors de toute influence extérieure et des conditions spéciales de la cavité buccale éminemment favorables à l'éclosion et à la prolifération des germes pathogènes ; les médicaments seront impuissants, inactifs, lorsqu'ils ne seront pas isolés du milieu buccal par des pansements complètement étanches, imperméables, qui empêcheront l'introduction dans la cavité des liquides septiques capables de diminuer ou même d'annihiler complètement les propriétés bienfaisantes de la substance médicamenteuse.

L'exclusion de l'humidité est donc une condition *sine qua non* du succès du traitement de ce genre de carie ; nous en dirons presque autant de la chaleur, dont les propriétés microbicides et antiputrides sont bien connues. La chaleur et la sécheresse s'opposent à l'éclosion des micro-organismes, augmentent notablement la puissance germicide du médicament ; en déshydratant la substance de l'ivoire, on favorise la pénétration du médicament antiseptique dans l'intérieur des tubes dentinaires, ce qui permet de poursuivre ainsi le mal jusque dans les parties les plus intimes du tissu ; nous conseillons donc vivement cet agent comme un des moyens antiseptiques indispensables dans la thérapeutique de la carie dentaire. En résumé, les conditions essentielles du traitement d'une carie du 4e degré sont: 1° irrigations antiseptiques abondantes; 2° usage de la digue dans la mesure du possible; 3° emploi de l'air chaud; 4° pansements hermétiques, peu nombreux et espacés.

Les antiseptiques chimiques ont été divisés par les auteurs en deux classes : les antiseptiques vrais, respectant la vitalité du tissu, n'exerçant aucune influence toxique ni caustique, et les antiseptiques toxiques et caustiques.

Il nous semble que la causticité de l'antiseptique n'a qu'une importance secondaire dans la thérapeutique de la carie simple de quatrième degré, sans extension appréciable aux parties environnantes. Quant aux complications dont cette forme peut être le point de départ : abcès, fistule, phlegmon, elles exigent des antiseptiques choisis d'après la constitution intime de l'organisme et la résistance probable des tissus.

La connaissance approfondie des propriétés actives de la substance médicamenteuse est un point capital lorsqu'on se propose de suivre un traitement raisonné. Le degré de concentration des solutions antiseptiques doit varier selon que l'on veut faire des pansements à demeure ou extemporanés.

Notons, parmi les antiseptiques les plus usités : le bichlorure de mercure, le phénol, le thymol, l'iodoforme, le chlorure de zinc, les essences volatiles.

Le *bichlorure de mercure* peut être éliminé de la pratique dentaire : en compensation de sa toxicité effrayante, de son goût nauséeux et de la coloration qu'il donne aux dents, il n'offre aucun avantage sur les autres antiseptiques dont nous disposons.

Le *phénol* est un des meilleurs corps que nous puissions employer, à condition de n'en utiliser que de pur et cristallisé. Il servira surtout comme liquide d'irrigation à 2,5 p. 100.

Le *thymol* devrait être plus employé par les dentistes. Il n'a d'inconvénient que son prix élevé. Il offre les avantages de posséder un goût agréable et d'être volatil ; il agit donc à la façon d'une essence. On l'emploiera en liquide d'irrigation, et comme pansement à demeure.

L'*iodoforme*, malgré son odeur caractéristique et malgré des expériences de laboratoire tendant à révoquer en doute ses qualités antiseptiques, demeure un excellent stérilisant. On l'emploiera comme pansement à demeure, soit uni aux essences, soit dissous à 10 p. 100 dans l'alcool camphré éthérisé.

Le *chlorure de zinc* a été préconisé surtout par M. Dubois qui s'en sert comme pansement à demeure à 4 ou 6 p. 100 d'eau.

Depuis quelque temps les *essences volatiles* sont en grande faveur. Elles offrent les avantages très réels d'un goût généralement agréable, d'un pouvoir antiseptique énergique et d'une pénétration supérieure à celle des autres produits, par suite de leur volatilité qu'on peut d'ailleurs exciter par l'air chaud. Nous citerons, par ordre de valeur : l'essence de cannelle de Ceylan ou de Chine et l'essence de girofle.

CARIE DE DEUXIÈME DEGRÉ

℞	Vératrine	2 gr.
	Alcool	VI gtt.
	M.	

Pansement contre la sensibilité de la dentine.

(Brasseur.)

℞ Vératrine........................ 0 gr. 10
Tannin........................ 0 35
Glycérine........................ 8
Alcool absolu........................ 6
M. même usage.

(Bogue.)

℞ Vératrine........................ 0 gr. 50
Phénate de cocaïne........................ 1
Teinture de benjoin (épaisse)........................ 4
M.

Étendre une couche au fond de la carie, et laisser sécher. Même usage. (G. V.)

℞ Vératrine........................ 1 gr.
Phénol cristallisé........................ 1
Alcool absolu........................ 1
Glycérine........................ 2 gtt.
M. même usage.

℞ Chlorhydrate de morphine........................ 0 gr. 25
Phénol cristallisé........................ 1
M. même usage.

℞ Acide sulfurique pur........................ 3 gr. 75
Chlorhydrate de cocaïne........................ 1 85
Ether sulfurique, Q. s. jusqu'à saturation.
M. même usage.

(Herbst.)

℞ Phénol cristallisé	1 gr.	
Chlorure de zinc	2	
Acide tannique	1	
Alcool	4	

M. même usage.

℞ Chloroforme	7 gr.	50
Solution concentrée d'acide phosphorique	3	50
Alcool	25	30
Sulfate de morphine	1	

M. même usage.

(Wetherbec.)

℞ Chlorhydrate de morphine	āā	1 gr.	
Essence de girofle			
Tannin		0	50

M. même usage.

℞ Gutta-percha	2 gr.	05
Oxyde de zinc	10	
Nitrate d'argent	1	

M.

Obturation provisoire pour atténuer la sensibilité de la dentine. (Dubois.)

℞ Thymol	0 gr.	02
Alcool à 90°	15	

Pour stériliser la dentine avant l'introduction de la matière obturatrice.

Composition de la pate de Hill

℞ Gutta-percha	1 partie.	
Chaux vive	2	
Feldspath finement pulvérisé	1	
Quartz	ãã 6	
Oxyde de zinc		

CARIE DE TROISIÈME DEGRÉ

℞ Iodoforme	0 gr. 05
Oxyde de zinc	5
Pour la poudre.	
Essence de girofle	1 gr.
Vaseline liquide	5
Pour le liquide.	

Mêlez. Pour le coiffage de la pulpe mise à nu. La pâte sera placée dans une petite coiffe métallique en aluminium et placée exactement sur le point dénudé.

(Witzel.)

℞ Collodion pharmaceutique	30 gr.
Créosote de hêtre	V gtt.
Huile de ricin	3 gr.
Chloroforme	Q. s.
M.	

Faire trois couches se superposant, sur la partie dénudée. (Lehr.)

Coiffage de la pulpe

℞ Sublimé		5 gr.
Calomel		5
Chlorhydrate de morphine		1
Oxyde blanc de zinc		15

M.

En pâte molle. (Witzel.)

℞ Teinture de pyrèthre		5 gr.
Laudanum de Sydenham		2
Chloroforme		1

M.

Contre les crises odontalgiques. (Brasseur.)

℞ Camphre	ãã	5 gr.
Chlorate de potasse		
Alcool		Q. s.

Contre l'odontalgie. (Fox.)

℞ Hydrate de chloral		4 gr.
Eau distillée	ãã	15
Sirop d'écorce d'orange		

Par cuillerée d'heure en heure contre l'insomnie.

℞ Essence de menthe	ãã	2 gr.
Résorcine		
Chloroforme	ãã	1
Camphre		

M.

Contre l'odontalgie.

℞ Chlorhydrate de cocaïne............	0 gr.	25
— de morphine...........	0	25
Acide benzoïque.....................	9	
Eugénol..............................	3	
Alcool absolu.........................	30	

M. S. A.

Introduire sur une boulette de coton dans la cavité cariée, et frictionner la gencive. (Wilson.)

℞ Camphre....................	āā	5 parties.
Chloral.....................		
Cocaïne........................		1

M.

En pansement contre l'odontalgie. (Gsell-Fels.)

Potion a l'antipyrine

℞ Antipyrine..........................	4 gr.
Rhum vieux..........................	20
Sirop de limon......................	30
Eau distillée.........................	160

Par cuillerée à soupe dans la journée.

℞ Camphre pulvérisé.............	āā	6 gr.
Pyrèthre........................		
Opium pulvérisé.....................		2
Essence de girofle...................		1
Alcool à 90°.........................		100

M. S. A.

Teinture anti-odontalgique.

Baume anti-odontalgique

℞ Camphre pulv.	} ãã	0 gr. 50
Baume du Pérou	}	
Mastic		1
Chloroforme		10

En pansement contre l'odontalgie.

℞ Ether sulfurique	30 gr.
Camphre	8
Alun	8
Sulfate de morphine	0 10

Contre l'odontalgie. (Harris.)

℞ Ether	30 gr.
Créosote	2
Extrait de noix de galle	4
Camphre	2

Même usage. (Harris.)

℞ Menthol	10 gr.
Hydrate de chloral	10
Camphre	10

Même usage.

Mixture antinévralgique

℞ Sulfure de carbone	20 gr.
Essence de menthe	10

Faire des badigeonnages de 2 à 3 minutes avec un pinceau.

Potion contre l'insomnie

℞ Paraldéhyde........................ 20 gr.
Alcool à 90°........................ 100
Sirop simple........................ 25
Teinture de vanille................. 5

Prendre au 1/10e dans 20 à 30 gram. d'eau sucrée.

(Yvon.)

Potion contre l'insomnie

℞ Bromure de potassium.............. 0 gr. 50
Sirop de fleurs d'oranger............ 60

Caustiques pour dévitaliser la pulpe

℞ Acide arsénieux..................... 1 gr.
Phénate de cocaïne. 0 50
Créosote............................ Q. s.

Pour faire une pâte épaisse.

(G. V.)

℞ Acide arsénique..................... 0 gr. 50
Esérine............................. 0 20
Cocaïne............................. 0 20
Chloroforme, Q. s. pour obtenir une pâte demi-solide.
M.

Pour la dévitalisation de la pulpe ; cette préparation sera maniée avec prudence.

(Dubois.)

℞ Acide arsénieux........................ 1 gr. 02
Chlorhydrate de cocaïne.............. 1 02
Menthol.......................... 0 03
M.
Pour la dévitalisation de la pulpe. (Kirk.)

℞ Acide arsénieux...................... 2 gr.
Acide phénique.................... 2
Chlorhydrate de morphine............ 2
Bichlorure de mercure............... 0 50
Glycérine, Q. s. pour faire une pâte.
M.
Pour la dévitalisation de la pulpe.

℞ Acide arsénieux porphyrisé.. }
Acide phénique cristallisé... } parties égales.
Chlorhydrate de cocaïne.... }
M.
Pour la dévitalisation de la pulpe. (Fanton.)

℞ Potasse caustique.................. 3 gr.
Acide arsénieux..................... 2 50
Placer dans un mortier, ajouter quelques gouttes d'eau pour faire une pâte crémeuse ; ajouter
Sulfate de morphine................. 2 gr. 50
Agiter pendant 15 ou 20 minutes pour empêcher de cristalliser. Boucher avec un bouchon imbibé de paraffine.
(Tilbet.)

℞ Chlorhydrate de morphine......... 0 gr. 50
Acide arsénieux................. 1
Acide phénique cristallisé, Q. s. pour faire une pâte épaisse. (Harris.)
M.

℞ Chlorure de zinc déliquescent. }
Chlorure d'antimoine (solution } parties égales.
saturée)...... .... }
M.

Employer dans les cas où l'application d'un caustique liquide sera indiquée. (Magitot.)

℞ Acide arsénieux porphyrisé...... } āā 2 gr.
Chlorhydrate de morphine....... }
Mucilage de gomme adragante, Q. s. pour faire une pâte molle.
M. Même usage.

POUR CALMER L'ODONTALGIE AVANT L'APPLICATION DU CAUSTIQUE

℞ Acide phénique..................... .. 1 gr.
Chlorhydrate de morphine........... 0 25
M.

Une boulette de coton imbibée de cette préparation sera introduite dans la cavité de la carie avant le pansement arsenical.

Les trois formules suivantes seront utilisées dans les cas où l'application des pansements arsenicaux laisserait subsister une sensibilité des prolongements radiculaires de la pulpe. Elles seront dans ce cas préférables aux composés d'arsenic qui risqueraient, en fusant hors de l'apex, d'occasionner d'assez graves désordres du côté du périoste et de l'alvéole.

℞ Tannin.............................. 5 gr.
Acide salicylique................... 1
Phénol absolu, Q. s. pour faire une pâte solide.
M.

(G. V.)

℞ Acide sulfurique........................ 1 gr.
Cocaïne.......... .... 0 05
M.

(Herbst.)

℞ Potasse caustique.......... .... 1 gr.
Acide phénique........................ 1

(Dubois.)

GUTTA-PERCHA POUR OBTURER LES CANAUX

℞ Gutta-percha.......... .... 6 gr.
Oxyde noir de cuivre.................. 6
Oxyde de zinc.............. 12
M.

℞ Eugénol........................ } āā 1 gr.
Iodoforme..................... }
Oxyde de zinc, Q. s. pour faire une pâte dure.
M.

Cette préparation est excellente en applications permanentes dans les canaux dentaires. Elle constitue un véritable moyen d'antisepsie prophylactique.

CARIE DE QUATRIÈME DEGRÉ

Le tableau suivant donne la liste des antiseptiques les plus usités dans les caries de 4e degré, avec le temps expérimentalement *reconnu suffisant pour la stérilisation : dans la bouche où les conditions ne sont plus les mêmes, il devra être considérablement augmenté.*

	Degré de concentration.	Temps nécessaire pour la stérilisation.
Acide salicylique....	1/100	1/4 de minute.
— benzoïque.....	—	1/4 —
Listérine............	—	1/3 —
Acide salicylique.....	1/200	1/2 —
Sublimé..............	1/2500	1/2 —
Acide benzoïque......	1/200	1 à 2 —
— borobenzoïque.	1/175	1 à 2 —
Thymol..............	1/5500	2 à 4 —
Sublimé........	—	2 à 5 —
Phénol..............	1/100	10 à 15 —

(*Pratique médicale.*)

℞ Bichlorure de mercure....... ...... 20 gr.
Phénol cristallisé.................. 10
Alcool éthylique rectifié............ 75
Eau de menthe poivrée.............. 25
M.

Solution pour désinfecter la dentine et les canaux des dents molaires. (Witzel.)

℞ Bichlorure de mercure......... ... .. 2 gr.
Acide phénique cristallisé............ 1 50
Chlorhydrate de morphine............ 1

Mêlez et ajoutez :

Essence de menthe............ } āā I gtt.
Essence de girofle............ }

Pâte au sublimé pour placer dans la cavité pulpaire lorsqu'il y a eu gangrène de la pulpe.

(Witzel.)

℞ Iodoforme.......................... 1 gr.
Menthol.............................. 0 5
Essence de lavande.................. I gtt.
M.

Pansements antiseptiques. (Dubois.)

℞ Bichlorure de mercure................ 0 gr. 2
Thymol.............................. 0 2
Alcool absolu........................ 20
M.

Pansements antiseptiques.

(G. V.)

℞ Phénol cristallisé.................. 1 partie.
Thymol............................. 2
Chloroforme......................... 1
Essence de girofle.................. 4
Solution saturée d'iodoforme dans l'alcool camphré.................. 3

Pour pansements à demeure dans les canaux.

(G. Mahé.)

℞ Iodoforme.......................... 1 gr.
Essence d'oranges................... Q. s.
M.

Pour désinfecter les canaux. (Tournier-Daille.)

Pate iodoformée

℞ Iodoforme........................ 2 gr.
Coumarine........................ 0 50
Glycérine........................ 2
(Verbeg.)

℞ Iodoforme........................ 6 gr.
Oxyde de zinc........................ 3
Charbon........................ 3

Triturer au mortier dans une dissolution de mastic en larmes dans l'éther sulfurique.

Pâte pour l'obturation des canaux. (E. Fanton.)

℞ Alcool absolu........................ 10 gr.
Di-iodoforme........................ 0 50
M.

Pansements des canaux.

(Poinsot.)

℞ Iodoforme........................ 1 gr.
Glycérine, Q. s. pour faire une pâte.
M.

Pour l'obturation des canaux. (Hillischer.)

Liquide pour irrigations

℞ Thymol........................ 1 gr.
Alcool........................ 20
Eau........................ 500
(Dubois.)

Boro-borax (Jœnicke)

℞ Acide borique......... 100 gr.
Borate de soude....... Q. S. p. neutraliser.
Eau distillée.......... Q. S. p. un litre.

La solution doit être *faiblement* acide.

En liquide pour irrigations additionné d'eau à parties égales.

Biiodure de bismuth

Dissoudre à chaud du sous-nitrate de bismuth dans de l'eau acidulée par l'acide nitrique ; mêler ensuite à une solution d'iodure de potassium.

Il se forme du biiodure de bismuth qui peut remplacer l'iodoforme dont il n'a pas la mauvaise odeur.

Antisepsie des canaux

℞ Naphtol β.......................... 10 gr.
Camphre.......................... 20

Pulvériser finement, mêler et triturer jusqu'à liquéfaction, chauffer ensuite jusqu'à fusion complète, filtrer et conserver le liquide dans des flacons bien bouchés, sans quoi il se volatilise et s'altère.

Phénosalyl

Ce nouvel antiseptique, introduit dans la pratique par M. Christmas (*Annales* de E. Merck, 1893), est un mélange de 9 parties de phénol, de 1 partie d'acide salicylique, de 2 parties d'acide lactique et de 1 partie de menthol. On prépare le *Phénosalyl* en faisant fondre les trois premiers composants, par chauffage, et en ajoutant ensuite le menthol. (G. V.)

CARIE DES MAXILLAIRES

La carie des maxillaires est une maladie rare, s'observant presque exclusivement chez des personnes faibles, débilitées et diathésiques. Pour MM. Kiener, Poulet, Volkmann, Lannelongue et autres, la carie osseuse ne constituerait pas une entité morbide définie, mais une forme particulière d'une affection tuberculeuse des os qui, selon Ranvier, présenterait pour trait essentiel la dégénérescence graisseuse des ostéoblastes. L'étude comparative des lésions anatomo-pathologiques de la carie des maxillaires avec celle de l'ostéite tuberculeuse montre l'identité complète de ces deux processus.

La carie est plus fréquente à la mâchoire supérieure ; l'immunité relative du maxillaire inférieur tient-elle à la plus grande densité de son tissu ? il est difficile de l'affirmer. Peut-être la prédisposition du maxillaire supérieur est-elle une conséquence directe de son rapport immédiat avec les voies aériennes proprement dites par le sinus maxillaire. On n'a pas de statistique permettant de voir jusqu'à quel point les lésions tuberculeuses des autres régions accompagnent la carie du maxillaire supérieur.

La médication interne ayant pour but de combattre l'influence d'un état cachectique est de première importance ; elle est entièrement du ressort de la médecine générale ; quant au traitement local, il consiste dans le grattage ou la résection des portions d'os cariées et dans les injections et lavages fréquents des parties altérées avec des solutions antiseptiques et stimulantes. Une fois la guérison obtenue, l'application des appareils prothétiques, les restaurations faciales seront d'une utilité évidente.

℞	Bichlorure de mercure............	1 gr.
	Gomme du Sénégal...............	10
	Glycérine.......................	10
	Alcool à 80°....................	100
	Eau distillée....................	2.000

M.

Employer en gargarisme et en injection.

(Thomas.)

℞ Sublimé corrosif. .... 0 gr. 10
Eau de Cologne.................... 10
Eau stérilisée...................... 200
M.

(G. V.)

En gargarismes et injections.

℞ Bichlorure de mercure........... 0 gr. 60
Eau distillée........................ 1.000
Alcool.................................. 200
M. Même usage.

(Cazenove.)

℞ Thymol.............................. 1 gr.
Hydrate de chloral............... 10
Alcool................................. 20
Eau stérilisée...................... 1.000
M. Même usage.

(G. V.)

℞ Peroxyde d'hydrogène............. 30 gr.
Eau distillée........................ 100
M. Même usage.

℞ Teinture d'iode...................... 5 gr.
Eau distillée......................... 100
M.

En injection dans les parties malades.

℞ Nitrate d'argent..................... 0 gr. 60
Eau distillée.......................... 30
M.

Appliquer sur les parties malades à l'aide de la charpie.

℞ Chlorate de potasse................ 4 gr.
Iodure de potassium................ 10
Eau distillée........................ 200
M.

℞ Acide phosphorique................ 1 gr.
Eau distillée........................ 100
En injections. (Lentin.)

℞ Iode pur............................ 0 gr. 05
Iodure de potassium................ 4
Eau distillée........................ 200
Sirop de quinquina.................. 30
M.

Prendre trois fois par jour une cuillerée à bouche.
(G. V.)

CONSTRICTION DES MACHOIRES

(Voir *Ankylose*.)

CONTUSION DE LA MUQUEUSE BUCCALE

Lésion traumatique de la muqueuse buccale sans solution de continuité. Ces lésions s'observent rarement et ne présentent généralement aucune gravité. Dans la plupart des cas, elles passent presque inaperçues pour les malades ; la congestion est peu prononcée, la douleur est passagère et peu intense. Les plus fréquentes sont les contusions de la langue produites lorsqu'elle a été tirée pendant un certain temps à l'aide de pinces au cours de la narcose chloroformique; on en observe également après des morsures légères.

Le traitement de ces accidents ne présente rien de spécial.

Dans quelques cas, cependant, le traumatisme peut avoir été assez violent pour nécessiter l'intervention thérapeutique. Une hémorragie interfibrillaire résultant de la rupture des vaisseaux capillaires s'accuse alors par une ecchymose de la muqueuse ; la douleur, la tuméfaction peuvent être considérables ; on peut aussi observer du côté des dents proximales une exaltation de la sensibilité particulièrement aux impressions thermiques.

Une variété de contusion à laquelle les dentistes ne sauraient apporter trop d'attention est celle que produit la pression continue d'un appareil prothétique mal adapté. Cette irritation prolongée pourrait facilement devenir le point de départ d'accidents beaucoup plus graves, particulièrement d'affections de mauvaise nature chez des personnes prédisposées.

Dans les cas légers, l'application du froid fera rapidement disparaître le mal. Le chlorate de potasse et l'acide borique réussissent bien dans ces cas ; lorsque les lésions sont plus profondes, on recommandera le repos, les gargarismes astringents et calmants. Quelques auteurs ont utilisé les émollients avec succès.

℞ Acide tannique........................ 1 gr. 50
Teinture de myrrhe.................. 30
Teinture d'arnica..................... 7
M.
En badigeonnage. (Stocken.)

℞ Eau de roses.................... } āā 50 gr.
Glycérine......................... }
Acide tannique........................ 6
M. Même usage. (G. V.)

℞ Infusion de fleurs d'arnica (extrait 30 parties)........................ 360 gr.
Essence de menthe................. Q. s.
M.
En gargarisme plusieurs fois par jour.

℞ Vin rouge.............................. 180 gr.
Fleurs de roses rouges............. 15
Macérer.
En gargarisme.

℞ Teinture d'arnica............... } ãã 15 gr.
Glycérine....................... }
M.
Badigeonner la gencive. (Stevens.)

℞ Sulfate de cocaïne.................... 0 gr. 25
Sulfate de morphine.................... 0 02
Sucre pulvérisé........................ 5
M.
Appliquer sur les gencives quand il y a douleur.
(Hillischer.)

℞ Teinture de ratanhia............ } ãã 30 gr.
Eau de Cologne................. }
M.
Trente gouttes dans un verre d'eau.

℞ Acide phénique cristallisé........... 2 gr.
Glycérine............................ 25
M.
Badigeonner la muqueuse du palais et de la gencive des personnes nerveuses incapables de supporter les appareils prothétiques. (Oakley-Coles.)

DÉCOLORATION DES DENTS

La couleur normale des dents peut être modifiée : 1° à la suite d'altérations superficielles extérieures ; 2° lorsque la pulpe est altérée ou mortifiée.

1° Les dépôts métalliques, fuligineux ou autres, les points de carie, les sillons d'érosion peuvent donner lieu à des taches de forme et d'étendue variables ; nous n'insisterons pas sur elles.

2° Toute la surface d'une dent peut prendre, sans altérations superficielles, une teinte rosée, bleuâtre ou noirâtre. Cet état indique une altération sérieuse de la pulpe, inflammation ou mortification.

Des globules rouges de sang sont sortis des vaisseaux, ils ont été détruits, et leur matière colorante a pénétré dans les canaux de la dentine.

Lorsque la destruction de la pulpe est inévitable et qu'elle est faite dans un but thérapeutique, on s'expose presque toujours à ce qu'il reste une coloration anormale de la dent si l'on n'a pas eu soin de faire une décongestion préalable. On a proposé différents procédés pour rendre à la dent sa teinte normale. M. Bogue propose d'injecter dans la cavité pulpaire, d'abord nettoyée avec soin, 2 ou 3 gouttes de solution saturée d'*acide oxalique* dilué dans de l'eau distillée.

M. Kirke préfère introduire dans la même

cavité une poudre formée par un mélange d'*acide borique* et de *sulfate de soude ;* en ajoutant une goutte d'eau, un peu d'acide sulfureux se dégage, s'infiltre dans les canaux et décolore les matières colorantes qu'ils renferment. On fait ensuite une obturation provisoire avec un tampon de gutta-percha qu'on laisse 24 heures en place ; la même opération est renouvelée à plusieurs reprises les jours suivants. M. Huey trempe une tige d'or dans l'*acide oxalique*, puis dans le *chlorure de chaux*, et l'introduit rapidement dans la dent de manière à remplir toute la cavité pulpaire. Elle est retirée au bout de cinq minutes; on recommence ensuite de la même manière. M. Harlan place dans la cavité plusieurs cristaux de *chlorure d'alumine* qu'il humecte avec de l'*eau oxygénée* et les laisse cinq minutes en place. M. Atkinson introduit de l'*alun* en poudre et l'imbibe avec une solution de *chlorure de sodium*. M. Howard Roberts emploie le même procédé, mais il préfère le *borate de soude* à l'alun. M. Trueman préconise le *chlorure de chaux*, auquel il ajoute ensuite la solution d'*acide acétique :* du chlore est mis en liberté et pénètre dans les canaux de la dentine. Afin que l'acide n'exerçât pas une action destructive sur les tissus de la dent, Andrieu recommandait de prendre une solution à un faible degré de concentration, 8 à 10 p. 100 au plus.

Pour que ce procédé ait des chances de succès, il faut que le chlorure de chaux appliqué soit bien préparé et parfaitement conservé. On n'oubliera pas qu'il s'altère très vite au contact de l'air.

℞ Sulfite de soude........................ 5 gr.
Acide borique........................ 3 5

Mêler dans un mortier chauffé, réduire en poudre fine, conserver dans un flacon bien bouché, à l'abri de l'air humide. (Kirk.)

℞ Sulfite de soude.......... ... . 10 gr.
Acide borique........................ 7

Même préparation, même usage.

(Hillischer.)

℞ Liqueur d'ammoniaque............... 10 gr.

Introduire dans la cavité préparée sur un bout de coton, laisser pendant cinq minutes.

℞ Acide tartrique.................. } āā 4 gr.
Chlorure de chaux................ }

Introduire dans la cavité de la dent décolorée.

℞ Chlorure de chaux .... 4 gr.
Eau distillée.......................... 30
Dans un flacon noir.
Introduire dans la cavité de la dent. (Fitsch.)

℞ Craie pulv.................... } āā 10 gr.
Magnésie...................... }
Introduire dans la cavité cariée, et boucher provisoirement avec de la pâte de Hill. La cavité aura été préalablement lavée avec du chloroforme et séchée à l'air chaud.
(G. V.)

DENTIFRICES

Ce sont des préparations destinées à entretenir en bon état la bouche et l'appareil dentaire. On les emploie surtout dans un but d'hygiène et de propreté, mais il faut toujours avoir en vue leurs propriétés médicamenteuses et en tirer parti. Les conditions physiologiques et pathologiques varient sensiblement avec l'individu ; l'action du dentifrice doit également varier selon les effets que l'on veut obtenir. Les dentifrices répondant à un état physiologique de la bouche et employés dans un but hygiénique peuvent être préparés d'avance et vendus par le pharmacien. Mais si on se trouve en présence d'un état pathologique, ils ne suffisent plus et le dentiste doit formuler (Poinsot).

Considérons donc les dentifrices comme de véritables médicaments, comme des modificateurs chimiques ou physiques de l'état local et appliquons-les après un examen attentif et minutieux de la muqueuse buccale, du système dentaire, des sécrétions normales et des conditions morbides qu'elles peuvent présenter.

Les dentifrices se présentent sous forme de solides (poudres, opiats) et de liquides. Une poudre doit posséder des propriétés toniques et antiseptiques répondant à un état buccal défectueux; son action mécanique doit être faible, car un dentifrice *doit seulement entretenir les dents dans un état de propreté constant et non pas les blanchir.*

L'action des poudres est surtout mécanique, leur rôle principal étant de débarrasser les surfaces de la dent des dépôts et substances étrangères qui peuvent y adhérer ; cette action ne doit pas être trop brutale, car elle exercerait une influence nocive sur la couche protectrice de la dent;

l'émail. Les substances seront finement porphyrisées et séparées de toutes les matières nuisibles à la dent. Neutres ou faiblement alcalines lorsque l'état de la bouche ne présente rien d'anormal, elles seront modifiées dans leurs propriétés selon les phénomènes pathologiques que l'on aura à combattre.

Les opiats et les savons sont des préparations plus complexes que les poudres ; dans leur composition rentrent certaines substances que l'on ne peut incorporer aux poudres ; ils ne peuvent pourtant pas posséder toutes les qualités que l'on doit exiger d'un dentifrice idéal.

Les préparations liquides sont des collutoires plus ou moins complexes : un élixir dentifrice n'est actif qu'autant qu'il renferme un nombre assez grand de substances diverses. La durée de son application étant forcément courte, on devra viser à obtenir une action synergique d'autant plus efficace que les composants seront plus nombreux. Le rôle de ces préparations sera antiseptique et chimique ; elles se composent d'alcoolats et d'essences aromatiques auxquels on ajoute des substances antiseptiques et légèrement astringentes. On les emploie étendues dans une certaine quantité d'eau selon la concentration désirée.

Nous le répétons, le choix d'un dentifrice doit être approprié judicieusement à l'état de la bouche. La plupart des dentifrices livrés au commerce, et même ceux recommandés par certains formulaires classiques, le Codex par exemple, sont non seulement inutiles, mais parfois nuisibles.

On devra exclure avec soin ceux qui contiendront certaines substances comme le *miel*, le *sucre*, à cause de leur action sur les tissus dentaires ; l'*alun*, pour son action sur l'émail ; le *corail*, la *ponce* et même le *charbon*, dont l'usage est très répandu, qui, bien que porphyrisés finement, sont pernicieux pour les dents, par leur action mécanique renouvelée tous les jours, et susceptible de produire l'usure de l'émail ; pour les gencives, par leur introduction entre la dent et la gencive et même dans le tissu de cette dernière, ce qui favorise son irritation et son décollement. On a même observé des cas de pénétration de charbon employé comme dentifrice jusque dans le tissu du maxillaire (Poinsot).

Les personnes qui se servent journellement de charbon comme dentifrice portent les traces de son action, qu'il est facile de reconnaître par la teinte bleuâtre du bord gingival. Cette coloration persiste pendant des années, même après l'abandon de cette substance.

Les poudres végétales, *quinquina*, *iris*, *cresson*, etc., devront également être rejetées pour deux raisons :

1° Parce qu'elles sont insuffisantes pour assurer le nettoyage de la bouche ;

2° Parce que leurs effets comme toniques sont absolument nuls, étant donné le peu de contact qu'elles ont avec la gencive.

Nous avons fait connaître les substances qui ne doivent pas entrer dans les dentifrices : voyons maintenant celles qui au contraire doivent être utilisées.

Tout dentifrice doit avoir pour base un antiseptique destiné à combattre les microbes buccaux qui contribuent à produire la carie, ou à empêcher la fermentation des résidus alimentaires et épithéliaux.

C'est donc là une qualité absolument nécessaire, surtout pour les élixirs, qui pénètrent plus facilement dans les espaces interdentaires et dans tous les endroits pouvant servir de réceptacle aux ferments et aux microbes.

Le *salol*, le *naphtol*, le *menthol*, le *thymol*, le *phénol*, l'*acide borique*, la *saccharine* ont été employés avec succès. Les propriétés antiseptiques, bien reconnues aujourd'hui, des *essences aromatiques* trouveront ici une application tout indiquée.

Il est bien entendu que l'on ne doit faire usage que de dentifrices absolument inoffensifs pour les tissus dentaires et buccaux, et que, par exemple, le *sublimé* doit être repoussé pour son action toxique.

La base du dentifrice admise, nous devons étudier les différentes substances les plus propres au nettoyage des dents sans risquer de les altérer.

En première ligne nous placerons le *savon*, qui donne à ce point de vue des résultats parfaits. Cependant peu de personnes l'admettent comme dentifrice, à cause de son goût désagréable et de la sensation qu'il laisse aux muqueuses.

La *saponine* le remplacera dans beaucoup de dentifrices, pâtes ou poudres.

La *craie*, la *magnésie*, le *bicarbonate de*

soude, le *chlorate de potasse*, le *carbonate de chaux*, la *gomme arabique* (Poinsot), seront employés efficacement pour leurs qualités diverses, et formeront la plus grande partie des poudres. Mais le choix ne devra pas être laissé au hasard ni au goût.

Il convient de faire remarquer de nouveau ce que nous disions en tête de ce chapitre : les conditions physiologiques et pathologiques variant sensiblement avec l'individu, l'action du dentifrice doit également varier selon les effets que l'on veut obtenir.

Le praticien chargé du choix du dentifrice d'un de ses patients doit en première ligne se préoccuper de l'état de sa bouche. Il devra s'assurer de la réaction de la salive, qui normalement est neutre.

Il est à remarquer en général que dans les bouches contenant des caries nombreuses avec absence de tartre, la salive est acide, et qu'au contraire, dans celles qui ne contiennent que peu ou pas de caries mais où l'on remarque une certaine quantité de tartre, la salive est alcaline.

L'état neutre de la salive s'observera

donc généralement dans les bouches ne contenant ni caries ni tartre. Dans certains cas, cependant, on pourra remarquer une salive acide dans une bouche *encore* à peu près saine : cela se produit quand la salive est altérée secondairement sous l'influence d'un état général mauvais (dyspepsies, anémie, etc.). Le dentiste qui reconnaîtra à temps cet état anormal et qui saura le combattre efficacement rendra à son malade un signalé service, car à brève échéance cette altération de la salive est suivie de caries nombreuses et à marche rapide.

Le dentifrice n'a-t-il pas ici encore un rôle important à jouer ? Il peut être nuisible ou utile, et c'est au praticien de résoudre le problème.

Si dans une bouche à réaction alcaline on emploie un dentifrice neutre, on n'aura aucune chance de modifier utilement le milieu, et si l'on emploie un dentifrice alcalin on augmentera l'état pathologique. Si au contraire on emploie un dentifrice acide (à base d'acide borique par exemple), on aura les plus grandes chances de le faire revenir à son état normal, à la condition, bien entendu, de se servir de ce dentifrice matin et soir et après chaque repas. Par contre, il serait peut-être plus grave encore d'employer un dentifrice acide dans une bouche présentant déjà une réaction acide.

On voit par là l'importance d'approprier le dentifrice à l'état individuel de la bouche, et cela sera d'autant plus facile que nous avons pour nous en assurer, non seulement l'examen clinique, mais encore des moyens spéciaux, comme le papier de tournesol qu'il suffira de laisser imbiber quelques instants dans la salive pour constater la réaction produite par ce court séjour. On aura soin de constater séparément la réaction de la salive fournie par chacune des glandes, car il arrive parfois que l'une d'entre elles, la parotide surtout, fournit un produit acide, alors que les autres sécrètent un liquide neutre, voire même alcalin.

On fera bien de conseiller l'emploi de l'eau bouillie pour la toilette de la bouche. (Voir *Hygiène buccale.*)

ÉLIXIRS DENTIFRICES

Elixir neutre.

℞ Alcool à 90°		1000 gr.
Essence de menthe		10
— — badiane		6
— d'anis		2
Teinture de benjoin	āā	5
Teinture de cochenille		

M. et filtrez.

Une cuillerée à café dans un demi-verre d'eau.

(G. V.)

Elixirs acides.

℞ Teinture de pyrèthre		
— de gaïac	āā	30 gr.
— de cannelle		
Acide salicylique		5
Eau de Botot		200

F. S. A.

Une cuillerée à café dans un demi-verre d'eau.

℞ Anis vert	64 gr.
Cannelle	10
Girofle	1
Pyrèthre	4

Cochenille........................ 5 gr.
Crème de tartre.................. 5
Benjoin.................. } āā 2
Myrrhe.................... }
Essence de menthe.............. 4
Alcool à 90°.................... 2000
M.
Eau de Botot.

Concasser et faire macérer huit jours, après avoir broyé ensemble la crème de tartre, la cochenille et le benjoin.

(Codex.)

℞ Alcool......................... 1000 gr.
Acide benzoïque................ 15
Acide salicylique................ 10
Essence de menthe........ } āā 4
Essence de Wintergreen... }
Cochenille, Q. s. pour colorer.
M.

(G. V.)

Elixirs astringents.

℞ Alcool de menthe.................. 200 gr.
Teinture de ratanhia.............. 20
Teinture de benjoin................ 10
Chloroforme.................. } āā 4
Hydrate de chloral............ }
M.

Une cuillerée à café dans un demi verre d'eau.

(G. V.)

℞ Thymol............................ 0 gr. 30
Alcoolature de cochléaria....... } āā 30
Alcool de mélisse composé..... }

8.

Teinture de ratanhia	10 gr.
Essence de menthe	0 50
Essence de caryophyllum	1

M.

10 gouttes dans un demi-verre d'eau.

℞ Camphre	30 gr.
Myrrhe	15
Quinquina	30
Eau distillée	60
Alcool rectifié	250

(Cheltenham.)

℞ Raifort	āā 25 gr.
Cochléaria	
Menthe	
Gaïac	
Quinquina	
Pyrèthre	
Acore	āā 20
Ratanhia	
Alcool	900

(Lefoulon.)

℞ Kino	100 gr.
Ratanhia	100
Teinture de baume de tolu	2
— de benjoin	2
Essence de menthe	2
— de cannelle	2
— d'anis	1
Alcool à 90°	1.000

M.

Faites macérer pendant quinze jours et filtrez.

℞ Thymol........................... 0 gr. 30
Alcoolat de mélisse..................... 50
Teinture de ratanhia.................... 15
Essence de menthe.............. } āā 1
— de girofle............... }
(Schlencker.)

Elixirs antiseptiques.

℞ Alcool de menthe.................. 400 gr.
Teinture de benjoin.................. 20
Essence de badiane................... 4
Thymol............................... 1
M.
Une cuillerée à café dans un verre d'eau.
(G. V.)

℞ Alcool à 90°...................... 10 litres.
Salol................................ 100 gr.
Iodoforme............................ 1
Hydrate de chloral................... 100
Benjoin-vanille en larmes............ 50
Cresson de Para (facultatif)......... 20
Essence de menthe.................... 60
Essence de girofle................... 5
Essence de badiane................... 50
Teinture d'ambre..................... 15
Grenadine, Q. s. pour colorer.
(P. Poinsot.)

℞ Acide phénique cristallisé	5 gr.	
Teinture d'iode	10	
Essence de citron	3	
— de menthe	5	
Alcool à 60°	1.000	

M.

(Cadet.)

℞ Acide phénique pur	3 gr.	
Essence de citron	3	
— de menthe	5	
Alcool à 60°	1.000	

(Redier.)

℞ Alcoolé de romarin	30 gr.	
Teinture de vanille	30	
— d'eucalyptus	30	
— de thym	20	
Acide borique	10	
Essence de girofle	4	
Carmin	3	

(Monin.)

℞ Acide thymique	0 gr.	15
Acide benzoïque	2	
Teinture d'eucalyptus	15	
Bichlorure de mercure	0	80
Alcool	100	
Essence de menthe	0	75

(Schlenker.)

℞ Teinture de ratanhia	10 gr.	
Alcoolat de cochléaria	50	
Thymol	0	50
Essence de menthe	X gtt.	

F. S. A.

Elixir astringent et antiseptique.

(Dreyer-Dufer.)

℞ Salol	1 gr.
Alcool à 90°	100
Essence de roses	I gtt.
— de menthe	II
Teinture de cochenille	5 gr.

(Périer.)

℞ Résorcine } āā	2 gr.
Salol } āā	2 gr.
Elixir dentifrice quelconque	100

(Vigier.)

℞ Salol	3 gr.	
Alcool à 90°	150	
Essence de badiane	0	50
— de géranium	0	50
— de menthe	1	

(Nicot.)

℞ Eau de menthe poivrée	5 parties.
Girofle } āā	10
Teinture de badiane } āā	10
— de cannelle } āā	10
Alcool	100
Cochenille pulvérisée	5

Laisser macérer pendant huit jours, filtrer et ajouter :

Salol	2 gr.

(Nencki.)

℞ Alcool de menthe.................... 160 gr.
Acide phénique pur cristallisé....... 20
M. S. A.

Quelques gouttes dans un peu d'eau tiède pour brosser les dents et laver la bouche matin et soir.

(Monin.)

℞ Eau distillée........................ 500 gr.
Thymol............................ 0 50
Borax............................. 1
M. S. A. Même usage.

(Magitot.)

℞ Eau distillée de fenouil............. 100 gr.
Teinture de gaïac................... 15
— de myrrhe................. 4
Chlorate de potasse................. 4
M. S. A. Même usage.

Elixir dentifrice contre la pyorrhée alvéolaire.

℞ Acide phénique..................... 5 gr.
Alcool rectifié..................... 400
Eau de menthe poivrée.............. 160
Essence d'anis...................... 1
Essence de cannelle................ 0 50
M.

(Witzel.)

Eau dentifrice contre le scorbut.

℞	Alcoolat de cochléaria..............	50 gr.
	Eau distillée........................	200
	Teinture de ratanhia...............	20

(Bamberger.)

Gargarisme hygiénique pour laver la bouche après chaque repas.

℞	Eau chloralée..........................	1000 gr.
	Acide phénique....................	0 25

(Féréol.)

Elixirs divers.

℞	Alcool pur de Montpellier à 90°...	7 litres.
	Essence de menthe Mitcham......	120 gr.
	— de badiane..............	120
	Teinture de pyrèthre.............	1.000
	— de cresson de Para......	500
	— de quinquina............	50
	— de Tolu................	10
	Essence de rose................	10
	— de girofle...............	5
	— de néroli................	5
	Fluorsilicate de soude............	700

Salol.......................... 700 gr.
Teinture de vanille.............. 1.000
— de cochenille........... Q. s.

Macérer six mois et distiller complètement.

(Th. David.)

℞ Alcool à 90°...................... 25 litres.
Essence de menthe................ 150
Essence de rose............... } āā 12 gr.
Essence de néroli............ }
Teinture de cannelle de Ceylan... 50
Teinture d'ambre.................. 100
Benjoin-vanille en larmes.......... 100
Teinture de badiane............... 100
Cresson de Para (facultatif)....... 50

Mélanger et colorer avec :

Cochenille en poudre......... } āā 10
Crème de tartre............. }

(On fait bouillir un litre d'eau distillée dans laquelle on fait tomber le mélange colorant. Quand cette teinture est refroidie, on la mélange à l'élixir.)

Macérer huit ou dix jours et filtrer. Cet élixir gagne en vieillissant. (P. Poinsot.)

℞ Teinture de vanille............ } āā 15 gr.
— de pyrèthre.......... }
Alcoolat de romarin 30
— de rose 20
— de menthe............... 10
Teinture de cochenille............. Q. s.

M. S. A.

(Combe.)

♃ Teinture de vanille.................. 15 gr.
— de pyrèthre.............. 125
Alcoolat de menthe................ 30
— de romarin............... 30
— de roses................ 60
(Lefoulon.)

♃ Alcoolé de cachou................ 80 gr.
— de benjoin................ 20
Essence de menthe................ 1
(Jeannel.)

♃ Anis vert......................... 64 gr.
Cannelle......................... 16
Girofle........................... 1
Pyrèthre......................... 4
Cochenille....................... 5
Crème de tartre................. 5
Benjoin.......................... 2
Essence de menthe.............. 4
Alcool à 80°...................... 2.200
(Codex.)

♃ Alcool à 90°..................... 1.000 gr.
Essence de menthe.............. 10
— de roses................ 2
— de néroli............... 2
— d'anis.................. 1
Teinture d'orseille.............. Q. s.
(Andrieu.)

♃ Amandes amères................. 60 gr.
Bois du Brésil.................. 15
Bourgeons de sapin.............. 15

Iris	8 gr.	
Cochenille	4	
Alcool	1.000	
Alcoolat de cochléaria	45	

(Greenough.)

℞ Vétiver	4 gr.	
Pyrèthre	15	
Girofle	0	30
Iris	0	30
Coriandre	0	30
Orcanette	0	60
Essence de menthe	XII gtt.	
— de bergamote	VI	
Alcool à 90°	60 gr.	
Créosote	XX	

(O'Meara.)

℞ Essence de menthe	10 gr.	
— d'anis	4	
— de badiane	4	
— de girofle	2	
— de cannelle	1	
— de rose	0	50
Teinture d'ambre	2	
— de vanille	10	
— de cochenille	25	
— de bois de campêche	2	
— d'iris	6	
Sucre candi pulvérisé	10	
Alcool à 90°	1.000	

(P. Vigier.)

℞ Quinquina..........................	100 gr.
Gaïac..........................	150
Pyrèthre..........................	120
Girofle..........................	20
Ecorce d'oranges..........................	8
Safran..........................	2
Benjoin..........................	8
Alcool..........................	1.000

Macérer huit jours.

Filtrer. (Desfoges.)

℞ Ecorce de quillaya..........................	15 gr.
Alcool à 85°..........................	120
Eau..........................	160
Essence de Wintergreen..........................	V gtt.

Faire macérer pendant dix jours.

D'autre part, faire macérer :

Cochenille..........................	0 gr. 50
Eau distillée de menthe..........................	120
Glycérine..........................	60

M.

Mélanger et filtrer les deux liquides.

℞ Eau-de-vie..........................	125 gr.
Eau de menthe..........................	125
Chlorure de soude..........................	24

M. S. A.

Préparation désinfectante de la bouche.

(Andrieu.)

POUDRES DENTIFRICES

Poudres neutres.

℞ Magnésie........................ } āā 20 gr.
Craie précipitée................ }
Talc de Venise........................ 10
Sucre de lait........................ 5
Essence de menthe.................. Q. s.
M.
Passer au tamis de soie. (G. V.)

℞ Carbonate de chaux précipité........ 20 gr.
Gomme arabique pulv................ 20
Saponine............................ 1
Chlorhydrate de quinine............ 0 10
Aromatiser à volonté. (P. Poinsot.)
M.

℞ Carbonate de chaux............. 1.000 gr.
Pierre ponce...................... 50
Iris................................ 200
Chlorate de potasse............... 50
Borate de soude................... 50
Vanille............................. 5
Fluorsilicate de soude.......... 200
Saccharine....................... 5
Essence de menthe de Mitcham.. 20
— d'anis.................... 5
— de roses.................. 5

Essence de néroli	5 gr.	
Cochenille	Q. s.	

M.

Mêler, porphyriser et tamiser au tamis de soie.

(Th. David.)

℞ Acide ənbᴉɹoq pulvérisé	2 gr.	50
Chlorate de potasse pulvérisé	0	75
Gaïac	1	50
Craie	4	
Carbonate de magnésie	4	
Essence de rose ou de menthe	1 gtt.	

M.

(Le Gendre.)

℞ Carbonate de magnésie	60 gr.
Craie	30
Pierre ponce	5
Essence de menthe	XX gtt.
Carmin	Q. s.

M.

(Andrieu.)

℞ Carbonate de chaux	} āā 100 gr.
Hydrocarbonate de magnésie	} āā 100 gr.
Quina gris	} āā 100 gr.
Essence de menthe	1

M.

(Codex.)

℞ Carbonate de chaux	20 gr.
Magnésie	40
Sucre	20

Crème de tartre.................... 6 gr.
Essence de menthe .... Q. s.
M. (Toirac.)

℞ Charbon.............................. 10 gr.
Magnésie.............................. 5
Quinquina.............................. 5
Tartrate acide de potasse............ 4
Essence de menthe........................ I gtt.
M. (Toirac.)

℞ Iris.................................... 30 gr.
Craie......................... } ãã Q. s.
Magnésie...................... }
Pierre ponce.................. }
Teinture d'ambre...................... 1 gr.
(Redier.)

℞ Craie préparée.......................... 6 gr.
Carbonate de magnésie........ } ãã 3
Extrait sec de ratanhia......... }
Essence de girofle............ }
— de cannelle.............. } ãã VI gtt.
— de menthe................ }
M. S. A. (Foustanos.)

Poudres alcalines.

℞ Magnésie........................ } ãã 20 gr.
Craie précipitée................ }
Talc de Venise.......................... 10

Salol	5 gr.	
Bicarbonate de soude	3	
Saponine	1	
Essence de menthe	Q. s.	

M.

Passer au tamis de soie. (G. V.)

℞ Carbonate de chaux précipité	15 gr.
Magnésie calcinée	15
Gomme arabique pulv	15
Bicarbonate de soude	5-10
Saponine	1
Chlorhydrate de quinine	0 20-0 50
Essence de menthe ou de rose	XV gtt.

M. (P. Poinsot.)

℞ Magnésie	ãã 20 gr.
Carbonate de chaux	ãã 20 gr.
Sucre de lait	4
Saponine	1
Essence de menthe	Q. s.

(E. Brasseur.)

℞ Charbon	20 gr.
Carbonate de chaux	20
Quinquina rouge	12
Magnésie calcinée	16
Essence de menthe	X gtt.

(Magitot.)

℞ Talc de Venise	120 gr.
Bicarbonate de soude	30
Carmin	0 30
Essence de menthe	0 60

(Deschamps.)

℞ Carbonate de chaux	20 gr.	
Magnésie	40	
Magnésie calcinée	15	
Sulfate de quinine	0	50
Carmin	Q. s.	
Essence de menthe	III gtt.	

(Regnard.)

℞ Craie préparée	120 gr.
Racine d'iris pulv	120
Cannelle pulv	16
Bicarbonate de soude	2
Sucre blanc	30
Essence de citron	XV gtt.
Essence de rose	II

(Harris.)

℞ Fève tonka	1 gr.
Pierre ponce pulvérisée	8
Carbonate de magnésie	10
Iris pulvérisé	2
Carbonate de chaux	20
Bol d'Arménie	1
Essence de menthe	Q. s.

(Creuse.)

Poudres acides.

℞ Magnésie Craie précipitée	āā 20 gr.
Talc de Venise Crème de tartre	āā 10

Salol........................ } āā 4 gr.
Acide borique................ }
Essence de menthe................ Q. s.
M.
Passer au tamis de soie. (G. V.)

℞ Crème de tartre................ 150 gr.
Alun calciné................ 10
Cochenille................ 8
Essence de roses................ V gtt.
(Charlard.)

℞ Crème de tartre................ 750 gr.
Cochenille................ 60
Girofle................ 15
Cannelle................ 15
Bois de Rhodes................ 30
Essence de roses................ Q. s.
(Toirac.)

℞ Iris................ 30 gr.
Bitartrate de potasse........... } āā 10
Pierre ponce................ }
Teinture d'ambre musqué................ 1
(Redier.)

℞ Talc de Venise................ } āā 20 gr.
Iris................ }
Crème de tartre................ 10
Sucre de lait................ 4
Essence de menthe................ Q. s.
(Brasseur.)

℞ Poudre de stéatite, ou talc.........	60	gr.
— de crème de tartre..........	5	
— d'alun calciné.............	5	
— de cochenille..............	10	
Essence de menthe................	XX	gtt.

Porphyriser soigneusement. (P. Vigier.)

Poudres antiseptiques.

℞ Résorcine...........................	2	gr.
Salol................................	4	
Iris.................................	40	
Carbonate de chaux................	8	
Carmin nº 40........................	3	
Essence de menthe..................	X	gtt.

(Monin.)

℞ Résorcine...........................	2	gr.
Salol................................	4	
Iris pulv............................	40	
Carbonate de chaux pulv............	8	

(Vigier.)

Poudre dentifrice pour les enfants.

℞ Magnésie...................... } Craie précipitée............... }	ãã 20	gr.
Iris pulv............................	10	

Sucre de lait........................ 5 gr.
Salol................................ 2
M.
Passer au tamis de soie. (G. V.)

Poudre dentifrice décolorante.

℞ Chlorure de chaux.................. 10 gr.
Phosphate de chaux................. 30
Poudre de savon.................... 5
Corail pulvérisé................... 10
Essence de menthe.................. V gtt.
(Yvon.)

Dentifrice des goutteux.

℞ Craie précipitée................... 10 gr.
Poivre de cubèbe............... } āā 5
Bicarbonate de soude........... }
Essence de menthe.................. V gtt.
M.
(P. Poinsot.)

Poudre contre la sensibilité du collet des dents.

℞ Phosphate de chaux................. 80 gr.
Craie précipitée................... 80
Poudre d'amidon.................... 30

Chlorhydrate de cocaïne............ 0 gr. 50
Eugénol............................ XV gtt.

Dissoudre la cocaïne dans un peu d'alcool, la mêler avec l'eugénol et ajouter cette solution à du phosphate de chaux desséché et préalablement chauffé ; bien mêler, et ajouter les autres ingrédients, en mêlant le tout dans un mortier jusqu'à ce que la poudre soit homogène.

(Boyd-Wallis.)

Poudres diverses.

℞ Sucre de lait........................		1.000 gr.
Laque carminée..................		10
Tannin pur........................		15
Essence de menthe..........	ãã	10
— d'anis...............		
— de néroli.................		5

Broyer la laque avec le tannin, ajouter peu à peu le sucre de lait, puis les essences.

(Mialhe.)

℞ Poudre de savon.....................		10 gr.
— d'iris........................		20
Craie pulvérisée.....................		20
Chlorate de potasse..................		5
Pierre ponce pulvérisée............		5
Laque carminée.....................		5
Essence de menthe.............	ãã	X gtt.
— de roses..............		
— d'anis.................		

F. S. A.

(David.)

℞ Craie précipitée	30 gr.	
Camphre en poudre	10	
M.		

(Formule anglaise.)

℞ Corail rouge	125 gr.	
Sang-dragon	30	
Carmin	0	25
Sucre blanc	15	
Essence de citron	1	
M.		

(Désirabode.)

℞ Charbon végétal	225 gr.
Quinquina	125
Sucre	250
Essence de menthe	15
Cannelle	8
Teinture d'ambre	2
M.	

(Maury.)

℞ Sulfate de quinine	0 gr.	20
Corail préparé	10	
Laque carminée	0	40
Essence de menthe	II gtt.	
M.		

(Pelletier.)

℞ Corne de cerf calcinée	1.000 gr.
Racine d'iris	1.000
Carmin	2
Sucre	250

Essence de néroli .... 1 gr.
— de citron ....
— de bergamote .... } āā 7
— d'orange ....
— de romarin 2
M.

(Piesse-Farina.)

℞ Iris .... 20 gr.
Craie ....
Pierre ponce .... } āā 10
Teinture d'ambre musquée 1
M.

(Redier.)

℞ Craie préparée .... 60 gr.
Racine d'iris 60
Pierre ponce pilée 30

(Harris.)

SAVONS DENTIFRICES

℞ Talc de Venise .... 120 gr.
Pierre ponce porphyrisée 10
Savon médicinal pulvérisé 25
Glycérolé d'amidon 20
Glycérine 20
Essence de menthe 2
— de girofle 1
M.

Faites chauffer au bain-marie, ajoutez peu à peu quantité suffisante d'eau distillée pour une pâte de consistance convenable. (Redier.)

℞	Savon de magnésie..................	10 gr.
	Carbonate de chaux précipité........	9
	Essence de roses....................	X gtt.
	Essence de menthe anglaise.........	X
	Essence de lavande..................	1
	Carmin..............................	0 gr. 10

Savon mou. (Magitot.)

℞	Beurre de cacao....................	12 gr.
	Carbonate de chaux.................	20
	Carbonate de magnésie..............	25
	Savon de potasse...................	20
	Essence............................	4 75

Savon alcalin. (Magitot.)

OPIATS ET PATES DENTIFRICES

Opiats neutres.

℞	Chaux précipitée...................	48 gr.
	Poudre d'iris......................	48
	Savon blanc de Castille............	12
	Borax pulvérisé....................	12

Glycérine, Q. s. pour faire une pâte molle.

M. S. A. (W. Harlan.)

℞	Carbonate de chaux	50 gr.
	Sucre de lait......................	30
	Crème de tartre....................	20
	Saponine...........................	2

Laque carminée (pour colorer).....	Q. s.
Essence de menthe................	XXX gtt.
Essence de badiane...............	XV

Glycérine neutre, Q. s. pour faire une pâte.

(G. V.)

Opiat alcalin.

℞ Magnésie calcinée................	10 gr.	
Sucre de lait......................	10	
Bicarbonate de soude..............	10	
Laque carminée.....................	0	50
Saponine...........................	0	50
Chlorhydrate de quinine...........	0	10
Essence de rose....................	X gtt.	

Glycérine neutre à 30°, Q. s. pour faire une pâte homogène.

(P. Poinsot.)

Opiat acide.

℞ Laque carminée.................	5 gr.
Crème de tartre..................	5
Sucre de lait.....................	10
Carbonate de chaux..............	10
Chlorhydrate de quinine........	0 30-0 50

Saponine.......................... 0 gr. 50
Essence de menthe ou de rose. X gtt.
Glycérine pure, Q. s. pour faire une pâte homogène.

(P. Poinsot.)

On remarquera dans cette énumération de formules, des préparations contenant des corps tels que : corail, pierre ponce, charbon, sublimé, etc., dont nous avons blâmé l'usage dans notre étude préliminaire sur les dentifrices. *Nous avons cru en effet qu'un* formulaire *devait être éclectique et renfermer les diverses préparations qui ont été conseillées ; d'un autre côté nous avons fait part au lecteur de nos appréciations personnelles.*

Nous pensons que, par ce moyen, il pourra choisir en toute liberté en même temps qu'en toute connaissance de cause.

DENTITION

On divise d'habitude les accidents, réels ou supposés, produits par l'éruption des dents, en trois périodes correspondant aux phases importantes de l'évolution dentaire et on décrit ceux qui sont observés :

1° A l'époque de l'éruption des dents temporaires ;

2° Aux époques d'éruption des dents permanentes : *a*) éruptions des 1res grosses molaires ; — *b*) remplacement des 20 dents temporaires par autant de dents permanentes ; — *c*) éruption des 2es grosses molaires (Magitot) ;

3° Correspondant à la sortie de la dernière molaire ou dent de sagesse. (Voir *Accidents consécutifs à l'évolution de la dent de sagesse.*)

Les accidents de la première dentition ont donné lieu à des discussions nombreuses. Les anciens médecins les déclaraient fréquents, presque constants, souvent assez graves pour amener la mort. Ils les redoutaient tellement qu'à la moindre apparence d'évolution difficile ils faisaient de larges et profondes incisions sur les gencives, espérant simplifier la sortie. On raconte que, grâce à cela, Laumônier, chirurgien à Rouen, put rappeler à la vie un enfant qu'on avait cru mort.

Toutes les discussions relatives à l'importance pathogène de la première dentition ont porté sur deux points : Quels accidents peut-on réellement lui rattacher ? L'incision des gencives est-elle utile ? La seconde question est à peu près résolue ; presque tous les praticiens rejettent les débridements, qu'ils considèrent comme inutiles ou nuisibles, sauf dans des cas assez rares.

On est moins fixé à propos de la réalité et de la nature des accidents. Les opinions des médecins d'enfants et des dentistes qui se sont occupés de cette question depuis quinze ans peuvent être résumées de la façon suivante :

1° Les dents poussent aussi facilement que les cheveux : les phénomènes observés au moment de leur évolution, lorsqu'il n'existe ni rachitis, ni malformation des maxillaires, sont indépendants du système dentaire ;

2° Les anciens avaient multiplié d'une manière exagérée les accidents de dentition, mais il en existe de réels et qui ne sont pas sans importance.

On insistait surtout, naguère, sur la diarrhée et les convulsions. A la rigueur il était possible de rattacher à celles-ci les troubles notés du côté de l'appareil respiratoire, qui avaient pour caractères communs une dyspnée à paroxysmes.

L'analyse bien faite des phénomènes convulsifs, et l'étude approfondie des maladies du système nerveux de la première enfance ont réduit à peu près à néant tout ce que l'on avait dit à propos des phénomènes réflexes. On est moins fixé par rapport aux troubles locaux et à leur retentissement sur les fonctions digestives.

Politzer, Fleischmann, Rassowitz, Magitot, Comby, etc., nient que la dentition puisse en produire. Vogel, West, Blake, etc., tout en reconnaissant que les anciens étaient tombés dans des exagérations manifestes, admettent qu'il existe réellement des accidents imputables à l'évolution dentaire.

La question doit être posée de la sorte : une dent est arrivée au moment où elle est forcée d'user mécaniquement la muqueuse pour sortir ; cette usure, par exulcération graduelle de la profondeur vers la superficie, ne peut-elle en aucun cas produire des accidents ?

Pour répondre par l'affirmative, il faudrait établir au préalable que la réaction de la muqueuse, à la suite d'irritations de n'importe quel ordre, est la même chez tous les enfants. L'évolution dentaire, si normale et si bien supportée qu'elle soit, produit toujours une zone de gingivite correspondant à l'extrémité de la couronne de la dent qui pousse. Dans les cas normaux, cette petite phlegmasie est insignifiante et passe inaperçue ; sous l'influence d'une disposition particulière ou de conditions extrinsèques, elle peut, comme toutes les phlegmasies d'origine dentaire, comme la gingivite tartrique, comme celle qui suit les caries pénétrantes à poussées fluxionnaires, se propager plus ou moins loin sur la muqueuse, présenter une acuité plus ou moins marquée. L'enfant présente alors une stomatite par propagation s'accompagnant de rougeur de la muqueuse, d'hypercrinie salivaire, d'acidité de la salive, parfois d'un peu d'engorgement ganglionnaire. Comme dans toutes les stomatites, on peut trouver des érosions multiples, dont les caractères se rapprochent de ceux des aphtes. Les feux des dents sont des poussées d'herpès semblables à celles qu'on rencontre si souvent à la suite des phénomènes fébriles de toute origine. L'idée de West, rattachant la diarrhée de dentition à la déglutition de la salive sécrétée en quantité exagérée, est vraisemblable. . . . . . .

L'évolution des dents permanentes ne

produit généralement pas d'accidents lorsque les maxillaires sont bien conformés et que ces dents ne sont pas cariées ; cette innocuité s'explique parce que, la voie étant déjà ouverte, elles n'ont pas besoin d'user mécaniquement la muqueuse. Cependant il se produit parfois une inflammation capable de se propager au périoste des maxillaires, d'amener des abcès, des fistules et même des nécroses. Ces accidents n'arrivent guère que lorsqu'il existe une carie avancée antérieure à la sortie. (V. *Accidents de dent de sagesse.*)

On tâchera d'atténuer la douleur par des frictions sur la gencive avec des substances calmantes ou anesthésiques et des sirops belladonés. Nous croyons qu'il faut éviter d'employer l'opium, qui est toujours un médicament dangereux chez les enfants. La propreté minutieuse de la bouche est rigoureusement indiquée.

℞ Sirop de belladone..............	10 gr.
Chlorhydrate de cocaïne..........	0 50
M.	

Appliquer avec un pinceau sur la gencive

(Comby.)

℞ Suc de tamarin frais	2 gr.	
Infusion de safran	2	
Miel fin épuré	10	
Teinture de vanille	0	25

F. S. A.

Même usage. (Delabarre.)

℞ Glycérine	30 gr.	
Chloroforme	0	50
Teinture d'opium	0	50

F. S. A.

Frictionner la gencive. (Debout.)

℞ Cocaïne	0 gr.	05
Sirop simple	10	
Menthol	0	10

F. S. A.

Frictionner la gencive plusieurs fois par jour.

(G. V.)

℞ Chlorate de potasse	0 gr.	30
Eau distillée	120	
Sirop de gomme arabique	30	

F. S. A.

Contre l'état inflammatoire de la muqueuse, une cuillerée à café toutes les quatre heures.

(Bonnevente.)

℞ Eau de chaux	100 gr.
Sucre blanc	10

F. S. A.

Cuillerée à café trois fois par jour contre la dyspepsie des enfants.

℞ Borax	4 gr.	
Eau de rose	30	
M.		

Badigeonner la gencive.

℞ Chlorhydrate de cocaïne	0 gr.	05
Bromure de potassium	0	25
Eau distillée	10	
Glycérine	10	
F. S. A.		

Pour calmer le prurit gingival, attouchement et frictions fréquentes des gencives avec le doigt trempé dans cette solution. (Besnier.)

℞ Bromure de potassium	1 gr.	
Sirop de fleurs d'oranger	60	
F. S. A.		

Contre l'insomnie ; une à trois cuillerées à café d'heure en heure. (Besnier.)

℞ Eau distillée	30 gr.	
Glycérine neutre	15	
Alcoolat de menthe	āā 1	
Borate de soude		
Hydrate de chloral	0	50
F. S. A.		

En friction sur les gencives contre le prurit. (Droixhe.)

℞ Bromure de potassium	2 gr.	
Miel	15	
Eau	Q. s.	
M.		

Contre le prurit de dentition, en friction sur la gencive. (Peyraud.)

℞ Sirop de guimauve.................. 15 gr.
— de codéine.................. 5
Borax.............................. 1
M. Même usage.

(Bouchut.)

℞ Chloroforme.................. ...... 1 gr.
Teinture de safran.................. 1
Glycérine.......................... 30
M.

En friction contre les douleurs d'une dentition difficile.

(Debout.)

SIROP DE DENTITION D'YVON

℞ Miel rosat.......................... 60 gr.
— de mercuriale.................. 20
Teinture de safran.................. 20
— de myrrhe.................. 10
— de vanille.................. 5
— de coca.................. 5
F. S. A.

En friction sur les gencives.

℞ Glycérine.......................... 20 gr.
Laudanum de Sydenham............ 11 gtt.
Borate de soude.................. 1 gr.
Chlorhydrate de cocaïne.......... 0 05
F. S. A.

Pour frictionner la gencive quatre fois par jour.

(Monin.)

℞ Borax.............................. 4 gr.
Eau de roses........................ 30
Hydrate de chloral................... 1
Badigeonner la gencive. (G. V.)

DOULEUR POST-OPÉRATOIRE

La douleur consécutive à l'extraction des dents est un phénomène plus fréquent qu'on ne pourrait le croire en consultant les traités de pathologie dentaire. Ces troubles de la sensibilité ont été presque complètement négligés par les auteurs, malgré l'importance qu'ils acquièrent par suite de leur intensité et de leur durée. Nous ne voulons pas parler des irradiations névralgiques plus ou moins durables dont tout le monde dit quelques mots, comme si c'étaient les seuls accidents nerveux possibles à la suite des extractions ; mais des douleurs profondes, continues, bien localisées au champ opératoire, persistant pendant 12 et 24 heures, quelquefois plus tard, après une opération faite d'ailleurs dans des conditions satisfaisantes ; les praticiens ont souvent l'occasion de se convaincre de leur fréquence ; tous connaissent les difficultés d'une intervention thérapeutique efficace.

Quelles sont les causes de cette douleur ? Magitot parle du contact de l'instrument, de la contusion de la gencive, de la déchirure du périoste alvéolo-dentaire, de la rupture du faisceau vasculo-nerveux, du tiraillement de la pulpe, de la nature et du volume de la dent à extraire, de la durée et des difficultés de l'extraction ; enfin de la susceptibilité et du tempérament du sujet.

MM. Steinberg et Parreidt attribuent la douleur à une ostéite alvéolaire résultant de la prorogation du processus inflammatoire de la dent à son voisinage. Cette manière de voir est justifiée par l'observation clinique ; en effet, la douleur post-opératoire fait presque complètement défaut à la suite de l'avulsion d'une dent saine ; elle atteint au contraire son maximum après celle d'une dent ayant présenté des lésions de la pulpe et du périoste. La susceptibilité particulière de l'individu doit compter pour beaucoup. M. Sauer considère la douleur comme résultant de l'irritation exercée sur la gencive par les bords tranchants de l'alvéole ; il conseille, en conséquence, l'obturation de la cavité alvéolaire à l'aide de la gutta-percha.

M. Witzel, en parlant de l'extraction des dents, s'exprime ainsi : « Tous les moyens qui auront pour but de combattre et de supprimer les éléments capables de maintenir ou de produire l'irritation inflammatoire seront aussi les meilleurs moyens de prévenir la douleur post-opératoire, aussi faut-il opérer avec des mains propres, des instruments propres, sur un champ opératoire propre. » Afin d'éviter ou d'atténuer les complications possibles à la suite de l'extraction, Witzel nettoie la dent et la gencive avec une solution antiseptique ; l'opération terminée, il nettoie soigneusement la cavité alvéolaire et la lave avec une solution phéniquée à 2 o/o. M. Hillischer conseille l'application à froid du *tannin iodé*. L'introduction dans la cavité alvéolaire d'un tampon de *coton iodoformé* imbibé de solution de *cocaïne* à 10-20 o/o arrête, selon lui, les douleurs les plus violentes. Zeitman recommande l'*opium* associé au *camphre ;* Barker préconise l'application de *teinture d'aconit* et Andersen la *quinoléine*. L'administration d'un purgatif est souvent utile.

℞ Acide borique........................ 20 gr.
Eau stérilisée........................ 500
Chloroforme........................ 5
M.
Gargarismes après l'extraction. (G. V.)

℞ Acide phénique........................ 2 gr.
Eau de menthe........................ 100
Essence d'anis........................ 1
M.
Pour nettoyer la cavité alvéolaire.
(Witzel.)

℞ Iodoforme........................ } āā 0 gr. 50
Menthol .... }
Tropacocaïne........................ 0 25
Tannin........................ 1
Teinture de benjoin 10
M.
Un coton imbibé de cette préparation sera porté dans la cavité alvéolaire après un lavage préalable.
(G. V.)

℞ Acide phénique crist. neigeux.. } āā 1 gr.
Chloral (Hydrate de).......... }
Eau de menthe........................ 100
Lavage de l'alvéole à l'aide d'une seringue.
(Poinsot.)

℞ Teinture de ratanhia........................ 5 gr.
— d'opium........................ 1
M.
Une cuillerée à café dans un demi-verre d'eau tiède.

℞ Eau distillée........................ 200 gr.
Alcool camphré........................ 10
Glycérine........................ 10
Créosote de hêtre........................ 0 50
M.

Solution antiseptique pour laver l'alvéole après l'extraction. (Poinsot.)

℞ Acide tannique........................ 1 gr.
Cocaïne........................ 1 25
Collodion........................ 60
Alcool rectifié........................ Q. s.
M.

Toucher la plaie après l'extraction de la dent.
(Boyd Wallis.)

℞ Cocaïne........................ 0 gr. 50
Hydrate de chloral........................ 2
Alcool à 90°........................ 10
M.

Toucher la plaie après l'extraction.
(G. V.)

℞ Quinoléine........................ 10 gr.
Essence de menthe........................ 0 50
Eau distillée........................ 200
M.

Une cuillerée à café pour un verre d'eau, en gargarisme.

℞ Phénol absolu........................ 3 gr.
Teinture de coca........................ } āā 300
— de benjoin........................ }
Infusion de coca........................ 5
M.

En gargarisme. (Ruault.)

Alcool	10 gr.
Chloroforme	20
Ether sulfurique	5
Camphre	5
Laudanum	2
Essence de girofle	1

Introduire dans l'alvéole un tampon d'ouate trempé dans ce mélange.

(Dr T. B. Welch.)

℞ Iodure de potassium	2 gr.
Chloroforme	1
Cocaïne	0 50
Eau de roses	30

M.

Employer tiède, en gargarisme, après l'extraction. Le liquide doit baigner les parties atteintes pendant cinq minutes.

℞ Chloroforme	5 gr.
Alcool rectifié	100
Essence de menthe	0 25

Une cuillerée à café dans un verre d'eau pour laver la bouche après l'extraction.

(G. V.)

℞ Hydrate de chloral	5 gr.
Eau distillée	10

Une cuillerée à café dans un verre de vin à prendre contre l'insomnie.

(Liebreich.)

ÉPULIS

Des deux mots grecs ἐπί, sur, et οὖλη, gencive, ancienne dénomination appliquée à l'origine à toutes les tumeurs des gencives sans exception et conservée aujourd'hui seulement pour certaines d'entre elles. Au point de vue histologique, on comprend parmi les tumeurs désignées sous le nom d'épulis des fibromes, des sarcomes et des épithéliomas ; on ne devrait jamais ranger les derniers, tumeurs essentiellement envahissantes, parmi les épulis. Ce nom ne devrait être appliqué qu'aux fibromes purs et à certains sarcomes ossifiants bien localisés et relativement bénins (Cornil et Ranvier). Les fibromes naissent de la couche profonde du périoste du maxillaire ou de l'intérieur des canaux de Havers. Dolbeau croyait qu'ils avaient pour origine constante les interstices alvéolaires. Magitot les fait naître du périoste alvéolo-dentaire.

Il est rare qu'un fibrome gingival soit absolument pur et que, dans l'implantation au moins, on ne trouve pas des cellules embryonnaires plus ou moins nombreuses.

C'est ce qui explique la fréquence de récidives locales à la suite d'opérations incomplètes.

Le seul traitement rationnel des épulis est l'extirpation pour les tumeurs nettement pédiculées, l'excision du pédicule avec le bistouri ou les ciseaux. La cautérisation du point d'implantation avec le cautère actuel ou le thermo-cautère sont souvent suffisants pour prévenir la récidive. Lorsque l'implantation est large, on peut être obligé de recourir à un procédé plus radical. Le meilleur consiste à réséquer la portion de la table externe du maxillaire sur laquelle s'implante l'épulis. Nous donnons pour mémoire les formules suivantes, employées lorsque l'on se bornait à détruire ces productions par la cautérisation lente.

℞ Acide chromique.................. } āā 1 gr.
Eau distillée........................ }

Appliquer sur la tumeur. (Marshall.)

℞ Nitrate d'argent cristallisé.............. 0 gr. 60
Créosote.............................. 4

Même usage.

℞ Chlorure de zinc........................ 1 gr.
Eau distillée.............................. 10
Même usage.

℞ Iode.................. .... 0 gr. 60
Iodure de potassium.................. 4
Alcool à 90°.......................... 30
Badigeonner la tumeur.

℞ Glycérine................................. 8 gr.
Perchlorure de fer..................... 1
Contre les hémorragies.

℞ Teinture d'iode......................... 1 gr.
Acide phénique......................... 2
Même usage contre les épulis.

ÉROSION DU COLLET

Il se produit parfois à ce niveau une perte de substance de la dentine, différente de l'érosion que nous allons décrire. Sa nature et son origine sont mal connues ; certains auteurs l'attribuent à la présence du tartre ; d'autres croient à l'action des pâtes et des poudres dentifrices ; d'autres la rapportent au frottement de la brosse sur le collet des dents dénudées. M. Scheff considère ces causes comme insuffisantes pour produire l'érosion du collet, s'il n'existe pas en même temps de l'alcalinité de la salive. Dans tous les cas où il a constaté la lésion dentaire en question, cette alcalinité était manifeste. L'auteur admet, du reste, que c'est seulement une cause prédisposante. La salive alcaline est sans action sur les phosphates et les carbonates calciques constituant la portion minérale de la dentine ; elle ne peut agir que sur les matières albuminoïdes de sa trame organique, et encore ? Les irritations mécaniques produites par le tartre, les débris de dentifrices, surtout des dentifrices alcalins, exercent une action plus manifeste et plus importante que n'importe quelle autre cause. (Voir *Dentifrices.*)

ÉROSION DENTAIRE

Anomalie structurale des dents constituant une des prédispositions les plus manifestes à la carie. Elle consiste en solutions de continuité, en fissures congénitales portant surtout sur la substance adamantine, de telle sorte que, dans une partie de sa surface, la dentine n'est plus protégée contre les liquides intra-buccaux. On observe rarement l'érosion sur les dents de lait : elle est, au contraire, relativement fréquente sur les dents permanentes ; jamais elle n'intéresse une seule dent, elle atteint toujours les dents homologues aux mêmes points et présente la même forme et le même degré.

On peut distinguer :

1° L'*érosion pointillée :* c'est la forme la plus simple et la moins sérieuse, mais c'est aussi la moins commune ; les lésions sont alors très limitées et ne dépassent point la couche adamantine ;

2° L'*érosion profonde :* c'est celle qu'on rencontre d'habitude ; elle présente elle-même quatre variétés :

a. L'*échancrure semi-circulaire* ou *semi-ellipsoïde* du bord libre (*E. en coup d'ongle*). Hutchinson et Parrot l'ont considérée comme un signe pathognomonique de la syphilis héréditaire ;

b. L'*érosion sulciforme*, à sillons linéaires ou pointillés ;

c. L'*érosion en mamelon* de Magitot ;

d. L'*érosion en surface* dite *en nappe* ou *en gâteau de miel.*

Les recherches micrographiques de Magitot ont montré que la lésion ne porte pas exclusivement, comme on pourrait le croire à première vue, sur l'émail. Lorsqu'on étudie la dent à un grossissement de 200 diamètres, on reconnaît que l'ivoire est intéressé; qu'il présente des bandes d'altération constituées par des globules anormaux abondants, pressés, entourés d'espaces plus ou moins larges remplis d'une matière noirâtre et granuleuse; Kölliker les comparait aux cavités du tissu osseux.

En tenant compte des conditions dans lesquelles se produit l'érosion, on est arrivé à admettre que c'est un trouble nutritif correspondant à la période intra-folliculaire de la dent et à la formation des tissus durs. Il est difficile de savoir sous quelle influence se produit ce trouble : Hutchinson et Parrot ont tout rapporté à la syphilis; c'est une exagération. MM. Magitot, Quinet et Rattier se sont efforcés de prouver que l'érosion est le plus souvent une conséquence de l'éclampsie infantile. Eclampsie infantile, telle que l'entendait Baumès, est une dénomination symptomatique qui est près de disparaître de la nosologie. On l'appliquait indifféremment à des états absolument distincts, comme la méningite ou l'hystérie. Lorsque l'on aura retiré de l'éclampsie tous les accidents convulsifs dont la véritable cause est connue, tous ceux dont les études ultérieures élucideront la pathogénie, on ne sait trop ce qui restera. Il est probable, presque certain, que toutes les maladies, toutes les diathèses, tous les troubles de nutrition mal déterminés qui frappent l'individu à l'époque de l'évolution dentaire peuvent produire l'érosion. Quels sont ceux qui la produisent le plus souvent? c'est ce que l'avenir apprendra.

La lésion n'est pas nécessairement fixe dans toute son étendue. Dans la dentine, substance à vitalité et à nutrition très actives, les altérations se réparent en partie et les sillons diminuent.

Rien de pareil ne se produit pour l'émail; la calcification qui ne s'est pas faite à l'époque physiologique ne se fera jamais. On avait espéré qu'en administrant le phosphate de chaux à l'intérieur l'action sélective des tissus serait mise en jeu, et que les combinaisons calciques préparées dans l'économie viendraient se juxtaposer aux organes qui les réclament. Cet espoir a été déçu ; le phosphate de chaux, qui ne donne presque rien dans les dystrophies osseuses, particulièrement dans le rachitisme, est sans action sur l'érosion dentaire. Nous n'avons pas à nous occuper des avantages ou des désavantages de cette substance au point de vue de ses propriétés thérapeutiques en général. Quand les médecins l'administrent, c'est qu'ils croient à son utilité et la trouvent indiquée ; mais en aucun cas il ne faut espérer que la médication phosphatée puisse rendre à l'émail dentaire son brillant et sa continuité.

Brasseur recommande l'usage du *phosphate neutre hydraté* à la dose de 5 à 10 centigrammes à prendre en quatre ou cinq fois par jour. Une alimentation rationnelle composée de pain de seigle, de légumes, de fruits, de viandes maigres, est obligatoire.

VIN PHOSPHATÉ

℞	Vin de Banyuls	250 gr.
	Sirop d'écorce d'oranges	75
	Phosphate de soude	8

Phosphate de potasse............... 4 gr.
F. S. A.

Pour les enfants de 5 à 12 ans, une cuillerée à soupe après chaque repas. (G. V.)

Solution d'hypophosphite de soude

℞ Hypophosphite de soude......... 5 à 10 gr.
Eau distillée..................... 150

Faites dissoudre, filtrez.
10 à 15 grammes par jour.

℞ Phosphate de chaux.................. 36 gr.
— de magnésie.............. 3
— de fer..................... 1

Pour prendre 3-4 fois par jour sur le bout d'un couteau. (Arendt.)

℞ Hyperphosphate de chaux........... 2 gr.
Acide phosphorique................. 3
Eau distillée......................... 180
Sirop simple.......................... 30

Trois fois par jour, une cuillerée à soupe. (Kunze.)

Sirop d'hypophosphite de soude (Codex).

℞ Hypophosphite de soude..... 5 gr.
Sirop........................ 500
M.

Par cuillerée à soupe.

EXOSTOSES DENTAIRES

Cette expression est impropre, mais comme elle est entrée dans le langage courant, nous sommes obligés de la conserver. Elle semble, en effet, indiquer le développement d'une tumeur osseuse à la surface de la dent ; or, les exostoses dentaires sont purement et simplement des productions cémentaires des racines ; les véritables noms qui leur conviendraient seraient : *exodontomes*, *hyperodontomes* ou mieux encore *hypercémentoses* (Frey). Ces termes, sauf le dernier, n'ont pas été employés jusqu'ici. Les exostoses cémentaires sont surtout fréquentes sur les racines des molaires permanentes : leur structure ne diffère pas de celle du cément normal, elles ont pour cause habituelle une irritation continue, presque toujours trop légère pour produire des douleurs et des accidents aigus ; ce serait donc une conséquence de la périostite alvéolo-dentaire chronique. D'après M. Pierron, les irritations produites par les obturations intempestives, surtout par les aurifications, seraient des causes fréquentes d'exostose.

Le traitement doit être dirigé contre la cause : on éloignera les sources d'irritation ; la périostite chronique sera combattue par les révulsifs : *pointes de feu*, applications de *teinture d'iode*, etc. ; on supprimera les obturations métalliques ; le massage de la gencive peut être très utile.

Il n'y a pas grand'chose à espérer d'une médication générale, particulièrement de l'usage interne de l'iodure de potassium.

La périostite chronique et la présence probable d'exostose déterminant une douleur constante et des accès d'odontalgie, sont une indication d'extraction pour toute dent qui a été obturée à la suite d'une carie pénétrante.

FÉTIDITÉ DE LA BOUCHE

La fétidité constatée lorsqu'une personne ouvre la bouche peut tenir : 1° à un état pathologique des poumons ; 2° à des espèces d'exhalaisons de mauvaise odeur venant des parties éloignées de l'appareil digestif ; 3° à des lésions intra-buccales.

La fétidité de l'haleine peut être produite par des affections de l'appareil respiratoire. Pour la reconnaître, on prie les malades de rester un moment sans respirer, après qu'on a constaté la mauvaise odeur; il est facile de voir alors si elle cesse ou si elle augmente pendant l'expiration.

La fétidité s'observe dans presque toutes les maladies chroniques de l'estomac: dyspepsies rebelles, catarrhe gastrique, ulcère simple ou cancer ; elle est moins prononcée que dans les affections buccales et s'exagère à la suite de renvois.

Toutes les stomatites s'accompagnent de fétidité de la bouche, d'hypersécrétion salivaire, d'acidité de la salive et souvent de diminution ou de suppression de la sensibilité gustative. Les phlegmasics intenses, même limitées, du système dentaire, avec destruction de la pulpe ou suppuration du périoste, peuvent aussi s'accompagner de fétidité de la bouche.

L'indication fondamentale du traitement repose donc sur le diagnostic de la cause. La fétidité vient-elle du courant d'air expiré, du pharynx, de l'estomac ou de la bouche? Si elle vient de la bouche, il faut faire l'antisepsie de cette région et combattre l'acidité de la salive, qui ne peut qu'exagérer la mauvaise odeur en hâtant la décomposition des débris alimentaires restés dans les interstices des dents chez les gens qui en ont peu de soin. Ces débris doivent être enlevés complètement après chaque repas ; les foyers septiques, dentaires ou autres, doivent être traités méthodiquement. Voici différentes formules de collutoires très utiles pour l'antisepsie buccale.

℞ Permanganate de potasse............		0 gr. 30
Eau distillée..........................		30
M.		

De 5 à 8 gouttes dans un verre d'eau en gargarisme.

(Léopold.)

℞ Permanganate de potasse..........		1 gr.
Eau distillée..........................		120
M.		

10 gouttes dans un verre d'eau. (Buzier.)

℞ Infusion de sauge..................		250 gr.
Glycérine pure.......................		30
Teinture de myrrhe............	ãã	12
— de lavande..........		
Liqueur de Labarraque............		30
M.		

Pour lavage de la bouche. (Monin.)

℞ Café torréfié et pulvérisé............ 75 gr.
Charbon pulvérisé............... ... 25
Acide borique pulvérisé.............. 25
Saccharine.......................... 0 65
Teinture de vanille................. Q. s.
Mucilage de gomme................. Q. s.
M. S. A.

Pour faire des pastilles de 0 gr. 70 chacune. (Smith.)

℞ Gomme adragante.................. 1 gr.
Gomme arabique.................... 3
Eau................................ 10
Salol.............................. 25
Sucre.............................. 0
Essence de citron.................. V gtt.
F. S. A.

Diviser en 100 tablettes contenant chacune 25 centigrammes de salol. (Lombard.)

℞ Décoction de fleurs de camomille... 300 gr.
Glycérine......................... 80
Eau chlorée........................ 15
F. S. A.

En gargarisme. (Monin.)

℞ Eau distillée de menthe poivrée..... 500 gr.
Hydrolat de laurier-cerise........... 60
Borate de soude.................... 25
M.

En gargarisme. (Monin.)

℞ Thymol	0 gr. 30
Alcoolat de cochléaria	30
Teinture de ratanhia	10
Essence de menthe	0 50
— de caryophyllon	1
M.	

10 gouttes dans un verre d'eau, en gargarisme. (Schlenker.)

℞ Salol	0 gr. 50
Alcool	100
Teinture de cannelle	3
Essence de menthe	0 10
M.	

Dentifrice. (Scheff.)

℞ Peroxyde d'hydrogène	25 gr.
Eau distillée	100
M.	

2 cuillerées à soupe dans un verre d'eau, en gargarisme plusieurs fois par jour. (Kühn.)

℞ Bicarbonate de soude	2 gr.
Eau distillée	70
Alcoolat de cochléaria	30
M.	

1/2 cuillerée à café dans 1/4 verre d'eau en gargarisme. (Hollaender.)

℞ Saccharine	1 gr.
Bicarbonate de soude	0 50
Alcool à 60°	100
Essence de menthe poivrée	X gtt.

Dentifrice.

Une cuillerée à café dans un demi-verre d'eau.

℞ Saccharine....................	ãã	1 gr.
Bicarbonate de soude..........		
Acide salicylique..................		4
Alcool................................		200

M. S. A.

Se gargariser la bouche avec quelques gouttes de ce mélange versées dans un verre d'eau. (F. Thore.)

℞ Bromo-chloral.................. 20 à 30 gtt.
Eau sucrée, une cuillerée à thé.
M.

Excellent collutoire pour débarrasser l'haleine de l'odeur du tabac. Le médicament est lui-même inodore.
(C. Graham.)

Dentifrice désinfectant.

Camphre...........................		5 gr.
Acide salicylique..............	ãã	10
Essence d'anis................		
Benjoin pulvérisé.............	ãã	20
Hypochlorite de chaux........		
Glycérine..........................		200
Alcool à 40°......................		300

M.

(Conserver dans des flacons colorés.)
1 cuillerée à café dans un verre d'eau.

(Voir *Dentifrices*.)

FISTULES D'ORIGINE DENTAIRE

Trajet linéaire, persistant, d'origine pathologique, de longueur et de direction variables, ayant pour point de départ une dent malade. C'est une complication ordinaire d'une carie de 4e degré négligée ou mal soignée. L'existence d'une fistule dentaire implique : une solution de continuité de l'alvéole, une phlegmasie suppurée du périoste alvéolo-dentaire, avec mortification de la pulpe. Le trajet peut être direct et rectiligne ; il est le plus souvent sinueux ; un des orifices correspond à la cavité alvéolaire, l'autre peut siéger dans la bouche ou en dehors d'elle. Parfois, des trajets multiples ou du moins à orifices externes multiples partent d'une même dent : on en a constaté jusqu'à *douze* (Pietkiewicz) ; presque toujours, en pareil cas, il y a eu des désordres graves du côté du périoste ou du corps du maxillaire ; la suppuration est entretenue par la présence d'un séquestre. L'orifice externe est entouré de fongosités dont le volume et les caractères sont en relation directe avec l'abondance de la suppuration. Aux gencives, l'orifice correspond presque toujours à l'extrémité de la dent malade.

Les fistules gingivales ne produisent que des accidents insignifiants. Tant qu'aucun travail nouveau ne se produit du côté de la dent dont elles partent, on ne soupçonne même pas leur existence. On les considérait autrefois comme un exutoire salutaire, parce que leur oblitération momentanée est presque toujours suivie d'accidents douloureux du côté de la dent et d'une poussée de fluxion.

Les fistules dont l'orifice externe correspond à un autre point de la muqueuse buccale sont plus ou moins bien supportées, parce que leur trajet est plus long ; il est plus long parce que les accidents inflammatoires originaux étaient plus intenses et que la quantité de pus obligée de se frayer une voie vers l'extérieur était plus considérable que dans le premier cas; la même remarque s'applique aux fistules cutanées.

La situation des orifices externes varie en général avec les dents qui sont les causes de ces fistules. Voici les rapports qu'on observe généralement :

Pour les *molaires supérieures* : joues, fosse canine, orbite, fosse temporale.

Pour les *canines et incisives supérieures* : voisinage des ailes du nez, des fosses nasales.

Pour les *canines et incisives inférieures* : menton, région sus-hyoïdienne.

Pour les *molaires inférieures* : angle de la mâchoire, région cervicale, etc. (Frey).

Si l'orifice externe est un peu loin du point de départ, on sent sur le trajet un véritable cordon induré reposant très souvent au fond du sillon vestibulaire et qu'on peut suivre jusqu'à la dent qui a été l'origine de tout.

Les principes fondamentaux du traitement des fistules d'origine dentaire sont les suivants :

1° La médication doit être essentiellement causale, c'est-à-dire porter sur la dent et son voisinage : un procédé palliatif agissant seulement sur le trajet de la fistule ou son orifice externe, ne donnera aucun résultat ; il faut que toute trace d'infection ou même d'inflammation disparaisse, que les séquestres, s'il y en a, soient éliminés.

2° On ne doit tenter la conservation des

dents à fistules que si les trajets sont directs et la sécrétion insignifiante.

3° Après la disparition de la cause originelle, la fistule guérit d'elle-même. Cependant on peut hâter la terminaison par la cautérisation des granulations exubérantes, s'il en existe, vers l'orifice externe ; par des injections antiseptiques, astringentes et légèrement caustiques, dans le trajet.

On répond à ces indications de la façon suivante : Si la fistule est rectiligne, directe, voisine de la dent qui l'a produite, on traite celle-ci comme dans les autres cas de carie du 4e degré sans fistule, en donnant un soin spécial à l'antisepsie, et en n'obturant qu'après la disparition de tous les phénomènes d'irritation locale.

Dans les cas de trajets sinueux, avec orifice externe éloigné du point de départ, à sécrétion abondante, de diverticules multiples, etc., il faut enlever la dent, faire l'antisepsie locale et favoriser l'élimination des séquestres, s'il y en a ; agir sur les bourgeons charnus. Les *cautérisations* au cautère actuel, au thermo-cautère ou même simplement au crayon de nitrate d'argent, hâtent la disparition de ces derniers. On injectera dans les trajets des solutions très étendues de *phénol*, de *teinture d'iode*, de *chlorure de zinc*, de *nitrate d'argent*, etc.

Les injections caustiques de chlorure de zinc en solution concentrée ou de liqueur de Villate sont complètement abandonnées.

♃ Phénol cristallisé	0 gr.	25.
Menthol	0	50
Alcool	2	
Eau oxygénée	20	
M.		

Pour injecter dans le trajet fistuleux. (G. V.)

♃ Teinture d'iode	0 gr.	60
— de myrrhe	6	
Glycérine	2	
M.		

Injection dans le trajet fistuleux. (Foster.)

♃ Teinture d'iode	} āā	3 r.
— d'aconit	}	
Glycérine	15	
M.		

En injection dans l'orifice fistuleux.

♃ Thymol	1 gr.	
Alcool	4	
Eau	100	
M.		

En injection dans le canal dentaire et l'orifice extérieur du trajet fistuleux.

℞ Phénate de soude.................. 1 gr.
Eau.............................. 10
M. Même usage.

℞ Teinture de cantharide........... } āā 2 gr.
— d'opium................. }
— de myrrhe.... 4
M.
En injection dans le canal dentaire.

℞ Iode sublimé......................... 0 gr. 50
Alcool à 90°.......................... 5
Eau distillée.......................... 25
M.
Injection dans l'orifice de la fistule.

℞ Acide phénique cristallisé.......... 1 gr.
Alcool à 90°.......................... 10
Eau distillée......................... 100
M.
Pour lavages et injections dans les canaux.

℞ Bichlorure de mercure............ 1 gr.
Eau distillée...................... 1.000
M.
En irrigation dans les canaux et le trajet fistuleux.

FISTULES SALIVAIRES

Portent presque exclusivement sur le canal de Sténon ; résultent d'une plaie ou d'un abcès de la joue, quelquefois d'une inflammation du canal lui-même ; presque toujours consécutives à la présence d'un corps étranger, surtout d'un calcul salivaire ; siègent au niveau du buccinateur ou dans la région massétérine.

Il existe également des fistules parotidiennes produites par les mêmes causes et qui s'ouvrent dans l'espace compris entre l'angle de la mâchoire inférieure et le bord antérieur du muscle sterno-mastoïdien. L'écoulement de la salive est continu, mais il augmente notablement au moment des repas. Les fistules du parenchyme de la glande guérissent souvent d'elles-mêmes ; dans les cas les plus rebelles, on en a raison par la cautérisation au nitrate d'argent ou au fer rouge, la compression prolongée.

Le traitement des fistules du canal de Sténon est du ressort de la grande chirurgie.

℞ Teinture de cantharide.............. 10 gr.
Appliquer sur l'orifice extérieur de la fistule.
(Kleinman.)

℞ Teinture de cantharide....... 8 gr. (15,0)
Eau distillée................. 180
M.
Pour injections dans le trajet fistuleux afin de déterminer une inflammation plastique. (Vogt.)

℞ Menthol......................... 0 gr. 50
Camphre......................... 2
Vaseline......................... 15
M.
Frictions des régions avoisinant la fistule.
(G. V.)

FLUXION

Gonflement des parties molles de toutes les régions qui avoisinent la dent malade (Frey). La fluxion débute très souvent au moment d'un accès d'odontalgie et persiste assez longtemps après que la douleur a cessé.

Pendant la première période, il y a simplement du gonflement inflammatoire de la joue intéressée ; plus tard de l'œdème s'étend parfois à toute une moitié de la face jusqu'à l'orbite ; la paupière inférieure peut être prise.

Le développement de la fluxion correspond toujours à la production d'un abcès ; lorsque celui-ci est formé, la douleur cesse. La collection se fait très souvent au fond de l'alvéole, mais les abcès du voisinage, surtout ceux du sillon vestibulaire inférieur, ne sont pas rares, ils résultent ou de la disparition d'un fragment osseux et de la pénétration du pus dans le tissu cellulaire ambiant, ou de la production par propagation d'une périostite suppurée du maxillaire. On trouve aussi, mais plus rarement, des abcès sous le sillon vestibulaire supérieur et dans l'épaisseur de la joue. Une fluxion donnant lieu à un œdème de la moitié supérieure de la face, qui persiste beaucoup plus longtemps que d'habitude, correspond à peu près sûrement à la formation d'une collection purulente dans le sinus.

La fluxion étant d'une conséquence presque nécessaire d'une affection déterminée du système dentaire, la médication est exclusivement causale. Les collutoires au *chlorate de potasse*, les *émollients*, les *opiacés* peuvent être utiles ; aussitôt que l'abcès est formé, il faut donner issue au pus. L'avulsion de la dent qui a été l'origine de tout n'est indiquée que si sa conservation est impossible. Les collutoires suivants peuvent être à l'occasion très avantageux.

Gargarisme résolutif

℞ Iodure de potassium	4 gr.
Chloroforme	2
Eau de laurier-cerise	30
Eau stérilisée	400

M. Employer tiède.

Au début de la fluxion, ce gargarisme est calmant et fait disparaître l'œdème. (G. V.)

Fomentation

℞ Chlorhydrate d'ammoniaque	10 gr.
Infusion de fleurs de sureau	200
Vinaigre scillitique	50

M.

Fomentation résolutive

℞ Sel ammoniac	50 gr.
Vinaigre }	āā 200
Alcool }	

M.

(Bouchardat.)

Gargarisme antiseptique et résolutif

℞ Sel d'ammoniaque.................... 2 gr.
Alcool camphré....... 20
Infusion de quinquina............... 300
M.

℞ Antifébrine.......................... 3 gr.
Diviser en 6 paquets. N. 6.
Matin et soir prendre un paquet.

℞ Sel ammoniac........................ 4 gr.
Vinaigre............ 120
Eau distillée...................... 300
M.

Tous les matins et soirs, compresses pendant une demi-heure.

℞ Huile de jusquiame.................. 24 gr.
— de térébenthine................ 12
Liqueur d'ammoniaque caustique...... 4
Teinture d'opium.................... 8
M.

Pour friction. (Zonenstein.)

FRACTURE DES BORDS ALVÉOLAIRES DES MAXILLAIRES

Accident fréquent de l'extraction des dents ; peut être produit même lorsqu'on opère avec des instruments irréprochables et qu'on ne commet ni imprudence, ni maladresse. Arrive surtout lorsque les alvéoles n'ont subi aucune régression et sont à peu près intacts. Les causes les plus fréquentes sont la divergence exagérée des racines de dents multiradiculaires, ou la présence sur ces racines de productions pathologiques augmentant notablement leur volume.

A la mâchoire supérieure, la fracture est le plus souvent limitée à la paroi externe. Les accidents ont peu d'importance ; les seuls qu'on observe d'habitude consistent en une hémorragie un peu persistante, à la suite de l'avulsion, et la douleur post-opératoire ; celle-ci peut durer plusieurs heures ou même toute une journée. Les fractures des cloisons interalvéolaires sont égalcment fréquentes, il n'est pas rare que des fragments soient adhérents aux racines des dents extraites.

A la mâchoire inférieure les parois antérieures et postérieures des alvéoles ont sensiblement la même épaisseur, de telle sorte que les fractures portent indifféremment sur l'une ou sur l'autre ; elles sont moins fréquentes qu'à la mâchoire supérieure ; en revanche, elles s'étendent plus loin. En procédant lentement, en imprimant à la dent des mouvements faibles de luxation, tout en descendant les mors du davier vers l'extrémité des racines, on soulèverait en quelque sorte la dent et on éviterait la fracture du rebord alvéolaire.

Comme toute avulsion comporte la possibilité d'une fracture, il est indispensable d'examiner soigneusement l'alvéole après l'avulsion de la dent ; les fragments d'os complètement détachés ou dont on ne saurait espérer la consolidation ultérieure, seront enlevés séance tenante, afin d'éviter les accidents inflammatoires et septiques qui pourraient résulter de la présence d'un corps étranger dans un alvéole en voie de réparation organique.

Les deux seules indications thérapeutiques que fournissent les fractures des alvéoles sont l'antisepsie du foyer et la nécessité de calmer la douleur. (Voir *Douleur post-opératoire.*)

En conséquence, les collutoires antiseptiques et narcotiques, les injections de *solutions phéniquées, au sublimé*, etc., seront largement employés, en même temps que les préparations sédatives et anesthésiques que nous avons indiquées en différents paragraphes.

℞ Salol.............................. 0 gr. 25
Phénate de cocaïne...................... 0 10
Teinture de sandaraque.............. 10
M.
Pour badigeonner la région blessée. (G. V.)

℞ Alcoolat de cochléaria.............. 30 gr.
Teinture de myrrhe.................. 7
— d'opium..................... 3
Une cuillerée à thé dans un verre d'eau, pour se gargariser.

℞ Infusion de fleurs d'arnica........... 200 gr.
Chloroforme.......................... 0 50
Gargarisme.

℞ Teinture de myrrhe.................. 10 gr.
Baume du Pérou..................... 5
Badigeonner la gencive.

℞ Acide tannique..................... 1 gr.
Phénol cristallisé.................... 0 50
Teinture d'aconit............... } āā 4
— d'opium.................. }
Glycérine pure...................... 20
Acétate de morphine................ 0 25
M.
Toucher avec un pinceau les parties douloureuses, 4 fois par jour. (G. V.)

FRACTURES DES DENTS

Au point de vue étiologique, on peut les diviser en deux catégories. La première comprendrait toutes les fractures produites dans une intervention opératoire malheureuse ; la seconde, les fractures accidentelles déterminées par n'importe quelle autre cause.

Les fractures opératoires ne sont pas toujours le résultat d'une manœuvre peu judicieuse ou maladroite du praticien. Elles sont produites avec une facilité extrême lorsque les dents présentent une friabilité anormale, ou quand leurs racines ont une direction vicieuse. La calcification précoce et exagérée de la pulpe, l'hyperplasie cémentaire des racines, l'exagération de leur convergence ou de leur divergence sont les causes prédisposantes les plus communes des fractures des dents. Celles des incisives et des canines, plus exposées que les autres, sont les plus fréquentes à la suite des accidents vulgaires. Qu'elles résultent d'un traumatisme opératoire ou d'un autre, elles doivent être traitées d'après les mêmes règles.

Si la fracture porte sur une dent que l'on voulait enlever, il faut, autant que possible, extraire le fragment restant au fond de l'alvéole ; les indications de l'avulsion continuent d'exister après comme avant l'accident.

Si, au contraire, la fracture porte sur une ou plusieurs dents saines, la conduite à tenir varie d'après sa direction : une fracture transversale complète, avec dénudation de la pulpe, exige ou sa destruction si l'on veut placer une dent à pivot, ou l'extraction des fragments de dent restant dans l'alvéole ; inutile de faire des tentatives de conservation. On n'y peut songer que dans les cas de fractures verticales complètes ou incomplètes.

Tomes, Delestre, Valentin, Wedl ont prétendu que des dents brisées de cette manière ont pu se consolider régulièrement par un cal.

Dans presque tous les cas de fracture, il se produit une périostite alvéolo-dentaire qu'on traitera par les moyens appropriés.

Les formules suivantes sont applicables.

℞ Teinture d'iode.......................... 5 gr.
Acide phénique.......................... 0 25
Chloroforme.......................... 1
M.
Badigeonner la gencive soir et matin.

(Brasseur.)

℞ Teinture de myrrhe.. .... } ãã 5 gr.
— d'iode................ }
Chloroforme.......................... 2
M. Même usage.

(G. V.)

℞ Nitrate d'argent cristallisé............. 1 gr.
Eau distillée.......................... 5
M.
Appliquer sur la pulpe vivante mise à nu.

℞ Chlorhydrate de cocaïne.............. 0 gr. 25
Esprit de vin.......................... 4
M.
Toucher les parties lésées. (David.)

℞ Hydrate de chloral................. 5 gr.
Acide borique...... .. .. } ãã 15
Alcool de menthe........... .. }
Eau stérilisée....... 500
M.
Gargarisme antiseptique et astringent. (G. V.)

℞ Acide phénique.................... 15 gr.
Ether chlorique.................... 30
Eau de Cologne.................... 200
Eau distillée...................... 200
M.

Quelques gouttes dans un verre d'eau tiède.

(Stevens.)

℞ Résorcine.................. } āā 2 gr.
Menthol.................... }
Alcool........................... 20
Eau stérilisée...................... 250
M.

(Employer tiède.) Pour gargariser d'heure en heure.

(G. V.)

GANGRÈNE DE LA BOUCHE

Appelée également noma ; est une maladie secondaire, beaucoup plus commune dans certains pays que dans d'autres. Elle est aujourd'hui extrêmement rare en France, même dans les hôpitaux de Paris, où elle était assez souvent observée il y a une quinzaine d'années. On la rencontre surtout dans le nord de l'Europe, dans les parties septentrionales de l'Allemagne et de la Russie, dans la Finlande et les pays scandinaves ; on l'observe après des épidémies de fièvres graves, suivies de gangrène de différentes régions (typhus exanthématique, abdominal, récurrent). On l'a notée dans le cours de l'impaludisme (Krasine), après la variole et la scarlatine ; en France, c'est après la rougeole qu'on la voyait le plus souvent.

Le mécanisme est assez mal connu ; dans les cas peu nombreux soumis aux recherches bactériologiques, on n'a trouvé que les microorganismes de la suppuration : des streptocoques, des staphylocoques blancs et surtout dorés. La plaque de gangrène débute d'habitude au niveau de la commissure labiale, du côté sur lequel le malade se couche ; ou à la face interne des joues. De grisâtre d'abord, elle devient noire, puis crève avec un écoulement de sérosité, en laissant voir une muqueuse ramollie, un amas de détritus qui tombent et mettent à nu une ulcération plus ou moins profonde et noire.

Quelquefois l'affection s'arrête là : le plus souvent elle gagne vers la joue, sur laquelle on voit bientôt une petite tache bleuâtre qui finit par crever, établissant une communication avec l'extérieur.

Les régions voisines sont œdémaciées, l'haleine est fétide. On observe des phénomènes généraux graves: fièvre, abattement, signes d'intoxication.

La gangrène de la bouche est d'un pronostic très grave ; elle peut devenir fatale : 1° par l'étendue des désordres qu'elle produit : on l'a vue gagner toute la face et même le pharynx ; 2° par collapsus ; 3° par septicémie.

Le traitement est exclusivement médical. Comme on n'a aucun moyen certain d'arriver à la délimitation de la gangrène, on combat le collapsus en relevant les forces par les stimulants de toute nature et l'infection par les antiseptiques internes et externes.

℞ Sulfate de quinine................	0 gr. 50
Acide sulfurique dilué............	X gtt.
Sucre blanc......................	15 gr.
Eau de cannelle..................	120

Une cuillerée à café toutes les trois heures.

(Coudié.)

℞ Chlorure de chaux..............	0 gr. 30
— de soude liquide.......	VIII gtt.
Sirop simple..................	8 gr.

Une cuillerée à dessert toutes les trois heures pour un enfant de six ans. (Dunglison.)

℞ Acétate de plomb	0 gr.	80
Craie précipitée	2	50
Ipécacuana	0	20
Opium pulvérisé	0	10

A diviser en 16 prises dont il faut prendre toutes les trois ou quatre heures.

℞ Poudre de safran	10 gr.
Acide sulfurique	20

Caustique. (Velpeau.)

℞ Acide chlorhydrique	2 gr.
Miel rosat	15

Badigeonner les parties malades.

℞ Phénol cristallisé	āā 5 gr.
Alcool absolu	

Toucher les parties gangrénées matin et soir.

(G. V.)

℞ Bichlorure de mercure	1 gr.
Alcool	8

Badigeonner les parties malades très légèrement.

(Fischer-Kohn.)

℞ Chlorate de potasse	6 gr.
Eau distillée	120
Miel rosat	30

Gargarisme.

℞ Permanganate de potasse.......... 4 gr.
Eau distillée...................... 300
Extérieurement. (Bardeleben.)

℞ Décoction d'écorce de quinquina (à 30 o/o)........................ 300 gr.
Créosote.......................... 2
Extérieurement.

℞ Chlorate de potasse................ 4 gr.
Eau distillée...................... 180
Jus de citron...................... 30
Toutes les deux heures une cuillerée à soupe.

℞ Brome pur.......................... 0 gr. 30
Bromure de potassium............... 1 20
Eau distillée...................... 1
Badigeonner l'ulcération. (Lebert.)

℞ Infus. d'espèces aromat. (à 8 o/o).... 300 gr.
Créosote pure...................... 1
Gargarisme. (Lebert.)

℞ Chlorure de chaux.................. 2 gr.
Sirop d'écorce de quinquina........ 10
Mucilage de gomme arabique......... 300
Badigeonner et appliquer à l'aide de la charpie. (Angelot.)

GINGIVITE APHTEUSE

Affection caractérisée par une éruption vésiculeuse, c'est-à-dire par de petits soulèvements épithéliaux contenant un liquide. On l'étudie aussi sous le nom de *stomatite aphteuse,* car elle n'est pas limitée aux gencives : elle peut s'étendre à toute la muqueuse buccale, et même, dans certains cas graves, à tout le tube digestif.

Dans nombre de cas, la maladie est produite par l'ingestion de lait provenant de vaches ou de chèvres atteintes de fièvre aphteuse (cocotte dans l'espèce bovine, clavelée, piétin dans l'espèce ovine). Elle est d'origine microbienne et a pour cause immédiate un micrococcus en chaînette. Outre la présence des vésicules qu'on pourra trouver encore de chaque côté du raphé médian de la voûte palatine, on constatera de la sécheresse de la muqueuse, de l'hypercrinie salivaire et de la fétidité de l'haleine.

Au début, un aphte n'est qu'un point blanc au milieu d'une tache rouge, plus tard il se transforme en une vésicule, qui se rompra au bout de deux ou trois jours, pour faire place à une ulcération peu profonde, mais dont les bords sont à pic; les limbes des aréoles entourant chacune de ces petites pertes de substance arrivent à se confondre. Les ganglions sous-maxillaires sont sensibles et plus ou moins tuméfiés. La fièvre et l'état saburral des voies digestives sont proportionnels à la confluence de l'éruption. En général, tout est fini au bout de six à sept jours ; cependant, dans certains cas, il se produit des poussées multiples et la maladie peut se prolonger de six semaines à deux mois. Certaines formes graves, épidémiques, s'accompagnent de phénomènes typhoïdes qui peuvent se terminer par la mort.

Outre la prophylaxie (mesure de police sanitaire vétérinaire ; ne faire usage que de lait bouilli) et le traitement général correspondant à la forme et à la gravité des cas, la stomatite aphteuse réclame l'emploi de l'un des collutoires suivants :

℞ Glycérine neutre	15 gr.	
Salol	1	
Phénate de cocaïne	0	50

M.

Pour badigeonner la gencive quatre fois par jour.

(G. V.)

℞ Glycérine pure	}	ãã	30 gr.
Eau de menthe	}		
Benzoate de soude	}		
Bicarbonate de soude	}	ãã	2
Borate de soude	}		
Extrait de kina			1

F. S. A.

Collutoire. (Monin.)

℞ Eau de fleurs d'oranger			300 gr.
Glycérine pure			50
Acide borique	}	ãã	1
— salicylique	}		
Chlorate de potasse			8
Essence de myrrhe			XV gtt.

M. S. A.

Pour gargarismes et lavages buccaux.

(Monin.)

℞ Eau de rose	150 gr.
Extrait de ratanhia	5
Glycérine pure	10

M. S. A.

Gargarisme contre la stomatite aphteuse.

℞ Tartrate de quinoline	1 gr.
Alcool rectifié	20
Eau distillée	140
Essence de menthe	V gtt.

M. S. A.

A employer avec 5 ou 8 fois son volume d'eau.

(Hiller.)

℞ Borax.......................... 40 gr.
Eau.............................. 1.000
Thymol........................... 1
M.

Gargarisme.

℞ Borate de soude............... } āā 10 gr.
Acide borique................... }
Eau distillée.................... 200

En gargarisme contre la stomatite aphteuse.

℞ Acide salicylique.............. 1 gr. 50
Alcool rectifié.................. 15
Eau distillée.................... 250
M. S. A.

Gargarisme pour les enfants. Employer toutes les heures. (Wagner.)

℞ Sulfate de zinc................ 0 gr. 10
Eau distillée.................... 30
M.

Toucher les points ulcérés. (Richter.)

℞ Infusion de roses rouges....... 160 gr.
Acide sulfurique dilué........... 1
Teinture de cachou............... 10
— d'opium........................ 4
M.

En gargarisme contre les ulcérations aphteuses. (Thomson.)

℞	Borax	5 gr.
	Tannin	2
	Teinture d'opium	1
	Glycérine	60

M.

Toucher les aphtes avec un pinceau quatre fois par jour. (G. V.)

POTION

℞	Chlorate de potasse	2 gr.
	Eau distillée	100
	Sirop d'écorce d'oranges	30

M.

Toutes les deux heures une cuillerée à thé.

(G. V.)

AUTRE

℞	Chlorate de potasse	2 gr.
	Eau distillée	150

F. S. A.

A prendre par cuillerée à bouche toutes les deux ou trois heures. (Klare.)

℞	Chlorate de potasse	8 gr.
	Teinture de perchlorure de fer	10
	Sirop simple	90
	Eau distillée	60

F. S. A.

Contre la stomatite aphteuse, une cuillerée à café dans un verre d'eau. (Griffith.)

℞ Chlorate de potasse................. 10 gr.
Eau................................. 250
Mellite de roses..................... 50
Acide chlorhydrique................ 2
F. S. A.

Gargarisme antiseptique. (Jeanner.)

℞ Eau de chaux......................... 30 gr.
Sirop de gomme...................... 8
Baume du Pérou................... 15
F. S. A.

Badigeonner à l'aide d'un pinceau les points atteints.

GINGIVITE ARTHRO-DENTAIRE

GINGIVITE EXPULSIVE

(V. *Périodontite expulsive.*)

GINGIVITE DES FUMEURS

Gingivite érythémateuse chronique, rarement subaiguë. D'habitude elle consiste en une simple hyperémie du bord gingival. Lorsque des causes prédisposantes, organiques ou locales, comme la présence du tartre ou des caries multiples, ont fait de la muqueuse buccale un lieu de moindre résistance, l'habitude de fumer, surtout lorsqu'elle est poussée jusqu'à l'abus, peut donner lieu à des poussées de gingivite et de stomatite d'une intensité particulière. De plus il se produit parfois, dans les interstices dentaires, de petits dépôts charbonneux qui peuvent être le point de départ d'irritations mécaniques ; ces dépôts sont cependant mieux tolérés que le tartre.

Certains auteurs ont prétendu, au contraire, que la nicotine contenue dans le tabac, jouait en quelque sorte un rôle antiseptique. Les expériences de Miller ont montré que les principes contenus dans la fumée de tabac sont sans action sur les microorganismes. Son acidité est trop faible pour qu'elle puisse produire une réaction appréciable sur le tissu ; c'est surtout par sa chaleur qu'elle agit.

Le seul moyen rationnel de prévenir la gingivite des fumeurs consiste à éviter l'abus. La brosse, les soins de propreté, une hygiène buccale régulière et bien entendue, constituent les meilleures mesures prophylactiques et thérapeutiques. M. Poinsot recommande les gargarismes avec de l'*eau oxygénée.*

(V. *Stomatite érythémateuse.*)

℞ Bromo-chloral................ XX à XXX gtt.
Eau sucrée (une cuillerée à thé).
M.

Excellent collutoire pour débarrasser l'haleine de l'odeur du tabac. Le médicament est lui-même inodore.

(C. Graham.)

℞ Salol........................... 1 gr.
Alcool de menthe.................... 100
Teinture de cachou.................. 4
M.

Une cuillerée à thé dans un demi-verre d'eau tiède pour laver la bouche. (G. V.)

℞ Salol.......................... 20 gr.
Sucre........................... 80
Gomme arabique.....................
Teinture de cachou.......... } āā 4
Teinture de badiane.......... }
Eau distillée....................... Q. s.
M.

Pour faire 100 pastilles contenant 20 centigr. de salol chacune. (G. V.)

Poudre dentifrice des fumeurs

℞ Salol........................... 4 gr.
Os de seiche........................ 10
Carbonate de chaux.................. 40
Teinture de cachou.......... } āā Q. s.
Essence de badiane.......... }
M.

(G. V.)

GINGIVITE ÉRYTHÉMATEUSE

La forme la plus commune et la plus simple des inflammations de la bouche.

Les causes prédisposantes sont la présence du tartre, les caries dentaires, le manque de soins. Peut être déterminée par des irritations de toute nature : physiques (action du froid, du chaud, etc.) ; chimiques (action des substances astringentes ou acides) ; organiques (époque menstruelle, détermination d'une maladie générale). C'est une simple exagération de la desquamation épithéliale accompagnée quelquefois d'érosion tout à fait superficielle. Elle a pour symptômes la rougeur et l'aspect vernissé des gencives ; ces phénomènes peuvent s'étendre au plancher de la bouche, à la voûte palatine, à la langue, plus rarement à la face interne des joues.

La gingivite érythémateuse, lorsqu'elle est intense et propagée à une partie plus ou moins étendue de la muqueuse buccale, s'accompagne des mêmes phénomènes subjectifs que les autres phlegmasies aiguës de même siège : hypersécrétion salivaire, disparition ou perversion du goût, fétidité de la bouche, sensibilité à la pression et tuméfaction légère des ganglions sous-maxillaires, état saburral des voies digestives, parfois mouvement fébrile à peine perceptible.

Le traitement consiste en collutoires émollients au début, plus tard astringents (*chlorate de potasse* ou *borate de soude*). Mais ces traitements sont accessoires et ne peuvent donner de bons résultats que s'ils accompagnent ou suivent une médication causale bien comprise. Enlèvement méthodique et complet du tartre, lorsque celui-ci est la cause de tout ; traitement des caries, d'après leur degré ; extraction des racines inutiles, qui sont autant de causes inflammatoires d'où peuvent partir de nouvelles poussées aiguës ou subaiguës.

(V. *Stomatite érythémateuse.*)

℞ Chlorate de potasse................ 10 gr.
Eau de roses....................... 250
M.

En gargarisme contre la gingivite érythémateuse.

℞ Chlorate de potasse................ 4 gr.
Glycérine neutre................... 30

Menthol .... 0 gr. 50
M.

Collutoire pour badigeonner les gencives quatre fois par jour. (G. V.)

℞ Teinture de badiane .... } ãã 10 gr.
Chlorate de potasse .... }
Acide tannique 2
Eau distillée 300
M.

En gargarisme.

℞ Alcool de menthe .... 100 gr.
Teinture de ratanhia .... } ãã 2
— de myrrhe .... }
Thymol 0 20
M.

Une cuillerée à café dans un verre d'eau tiède en gargarisme toutes les heures. (G. V.)

GINGIVITE FONGUEUSE

Une gingivite primitivement intense et qui dure longtemps aboutit parfois à une sorte de transformation fongueuse d'une portion plus ou moins étendue de la gencive. Pour que cette altération se produise, il faut que la cause génératrice continue d'agir, que son action soit relativement intense, ou qu'il existe une prédisposition organique particulière. Les fongosités se développent à la gencive comme au niveau de l'orifice des trajets fistuleux : elles résultent de l'irritation produite sur les tissus par une sécrétion morbide persistante en contact avec eux.

La gingivite fongueuse ne devient douloureuse que sous l'influence d'irritations d'une certaine énergie produites par le froid ou la chaleur. La rougeur irrégulière, la présence de fongosités sur le rebord gingival, ou bien au niveau des interstices dentaires, rouges par places, mais le plus souvent recouverts d'un œdème gris pâle, la dépressibilité de la muqueuse, la facilité avec laquelle elle saigne, constituent les principaux symptômes objectifs de la maladie. Malgré leur faible vitalité, et contrairement à ce qui se passe presque partout où on les rencontre, les fongosités semblent en partie s'organiser pour donner lieu à l'hypertrophie.

On les traitera en faisant disparaître la cause d'irritation, en les cautérisant, en donnant ensuite des collutoires au *chlorate de potasse*. Magitot a préconisé l'*acide chromique* qui semble donner surtout de bons résultats quand il est appliqué conjointement avec les *cautérisations* au galvano ou au thermo-cautère.

(V. *Scorbut.*)

℞ Infusion de feuilles de roses (extr. 10 parties)	300 gr.
Extrait de ratanhia	10
Alcoolature de cochléaria	30

M.

En gargarisme contre la gingivite fongueuse.

℞ Acide tannique	2 gr.
Teinture d'iode	4
Eau de menthe	600

M.

Pour laver la bouche toutes les heures.

(G. V.)

℞ Borate de soude	5 gr.
Glycérine	15
Menthol	0 25

M.

Collutoire. (G. V.)

℞ Hydrate de chloral	2 gr.
Thymol	0 15
Glycérine	15

Collutoire pour toucher les gencives matin et soir.

℞ Décoction d'écorce de chêne (Extr. 30 parties)		300 gr.
Myrrhe		10
Salol		5

M. même usage.

℞ Teinture de ratanhia	} ãã	5 gr.
— de myrrhe		
— d'iode		1

M.

Quelques gouttes dans un verre d'eau.

℞ Glycérine neutre	} ãã	15 gr.
Eau de chaux		
Eau de menthe		30
Eau distillée		150

M.

Gargarisme.

GINGIVITE HYPERTROPHIQUE

Forme fréquente des gingivites chroniques, caractérisée anatomiquement par l'hyperplasie des éléments conjonctifs du chorion de la muqueuse, l'hyperémie et l'infiltration œdémateuse des mêmes tissus.

On est forcé d'admettre qu'il existe une prédisposition organique indéniable, car on voit un grand nombre de gingivites chro niques, à poussées aiguës ou subaiguës, fongueuses même, qui ne donnent jamais lieu à l'hypertrophie des gencives. On l'observe souvent chez des jeunes sujets pâles, anémiés, présentant des cicatrices ganglionnaires, en même temps que la forme du nez et des lèvres donnée longtemps comme signe caractéristique de la scrofule. On la rencontre également chez les femmes qui ont dépassé depuis peu la quarantaine. Peut-être la dépression générale suivant les métrorrhagies qui précèdent ou accompagnent souvent la ménopause crée-t-elle une prédisposition analogue à celle des jeunes sujets scrofuleux.

La portion des gencives hypertrophiée est pâle, lisse, dure et polie ; l'augmentation de volume est irrégulièrement distribuée, de telle sorte que l'on observe plutôt une série de bourrelets isolés et distincts qu'une hypertrophie en masse. Cette affection n'est pas douloureuse, elle reste très longtemps stationnaire.

La gingivite hypertrophique est souvent consécutive à la présence du tartre; dans ce cas, son enlèvement complet et méthodique suffit souvent pour faire cesser l'hypertrophie; au besoin, on pourrait hâter la disparition par la cautérisation avec l'instrument de Paquelin.

℞ Teinture d'iode.............................. 4 gr.
Chloroforme.......................... } āā 2
Teinture de benjoin.............. }
M.

Pour badigeonner la gencive après le nettoyage.

(G. V.)

℞ Salol.............................. } āā 2 gr.
Hydrate de chloral............... }
Glycérine.............................. 10
Menthol.............................. 0 25
M.

Collutoire pour badigeonner la gencive tous les matins, et après l'application du thermo-cautère.

(G. V.)

℞ Salol.............................. } āā 2 gr.
Acide tannique.................. }
Craie précipitée.............................. 15
Magnésie.............................. 10
Essence de menthe.............................. Q. s.
M.

Poudre dentifrice. (G. V.)

GINGIVITE PHLEGMONEUSE

Gingivite aiguë, différente des phlegmasies de même siège en ce qu'elle n'est pas limitée à la couche superficielle de la muqueuse, le chorion est intéressé dans la plus grande partie de son épaisseur.

Les phénomènes objectifs et subjectifs du début sont ceux de la simple stomatite érythémateuse avec tuméfaction diffuse ou généralisée de la gencive envahie. Elle présente une coloration rouge foncé, parfois violacée ; elle est saignante, il y a des ecchymoses sous-épithéliales, de véritables hémorragies au niveau du collet de certaines dents ; la tuméfaction est telle qu'une partie du collet est couverte ; généralement, une portion assez étendue de la gencive est intéressée. En même temps que l'infiltration œdémateuse, il existe une exsudation séro-purulente qui se mélange à la salive ; l'hypersécrétion de celle-ci est plus marquée que dans n'importe quelle autre gingivite ; la fétidité de la bouche est également prononcée.

La gingivite phlegmoneuse se propage

presque toujours à la membrane périden-taire et aux alvéoles qui se résorbent par le fait d'une ostéite raréfiante ; c'est une cause d'ébranlement ou plutôt de caducité précoce des dents, car il est à peu près impossible de les consolider lorsque les accidents que nous venons d'indiquer se sont produits.

La gingivite phlegmoneuse est presque toujours accompagnée à sa période d'acuité de fièvre et de troubles dyspeptiques.

Dans les cas graves, il y a des nécroses partielles, accompagnées de suppurations abondantes ; l'élimination des séquestres est très lente. La gingivite phlegmoneuse est produite par les irritations locales, énergiques et persistantes : séjour entre les dents de débris alimentaires devenus septiques ; dépôt d'une espèce de magma mollasse, formé en partie par ces débris, en partie par les matières minérales constitutives du tartre (plus un dépôt tartrique est mou, plus il expose à la gingivite phlegmoneuse) ; par l'éruption de la dent de sagesse ou de certaines autres dents de la seconde dentition ; par les caries compliquées. Mais ici encore on est obligé de faire intervenir les conditions générales qui prédisposent les gencives aux phlegmasies profondes. La gingivite du scorbut est phlegmoneuse, comme celle que détermine l'élimination du mercure. Nous ne parlerons pas des inflammations produites par inoculation directe d'éléments septiques dans l'épaisseur de la gencive.

Pour le traitement, nous sommes obligés de répéter presque intégralement ce que nous avons dit pour les autres gingivites.

Il faut faire disparaître la cause génératrice : enlever complètement le tartre ; on ne doit jamais se contenter d'un nettoyage dans lequel on ne fait disparaître que les dépôts superficiels et facilement accessibles ; l'instrument doit être introduit profondément entre les dents et la gencive, atteindre les moindres portions. Si cette gingivite paraît, dans bien des cas, extrêmement rebelle, cela tient à ce que des particules très fines de tartre n'ont pas été enlevées ; on aura recours ensuite aux gargarismes astringents et aux injections sous-gingivales. Les caries seront traitées aussi méthodiquement qu'elles peuvent l'être ; les racines inutiles ou nuisibles seront enlevées. Nous avons déjà indiqué la conduite à suivre dans les cas de nécrose des maxillaires.

(V. *Scorbut.*)

Collutoire

℞ Hydrate de chloral	2 gr.	
Menthol	0	25
Phénate de cocaïne	0	25
Glycérine	15	

M.

Pour badigeonner la gencive matin et soir.

(G. V.)

Collutoire antiseptique

℞ Extrait de quinquina	4 gr.
Eau distillée	60
Ether chlorhydrique	4
Miel rosat	10

M.

Même usage. (Wendt.)

Gargarisme créosoté

℞ Créosote	1 gr.
Teinture de poivre d'Espagne	6
— de myrrhe	6
— de lavande composée	12

Sirop simple .... 24 gr.
Eau 150
M.

Gargarisme contre les inflammations de la muqueuse buccale. (Green.)

Collutoire contre la Gingivite ulcéreuse

℞ Acide phénique crist. .... } āā 1 gr.
Alcoolé d'iode .... }
Glycérine 5
F. S. A. (Déclat.)

℞ Chlorate de potasse .... 15 gr.
Borate de soude 8
Permanganate de potasse 1
Eau de Cologne 15
Teinture de quinquina 60
Teinture de myrrhe 30
Infusion concentrée de chêne 120

Collutoire. (Garretson.)

Gargarisme contre la Gingivite

℞ Décoction de quinquina .... 200 gr.
Teinture de myrrhe 30
Acide sulfurique alcoolisé 2
F. S. A.

(Hunter.)

Collutoire calmant la Gingivite douloureuse

℞ Teinture de racine d'aconit......	} ãã	2 gr.
Teinture d'opium................		
Chloroforme....................	} ãã	4 gr.
Teinture de benjoin.............		

M.

En badigeonnage sur les gencives. Cette mixture produit une anesthésie locale en plus de son action révulsive et astringente. (G. V.)

Collutoire contre la Gingivite douloureuse

℞ Teinture d'iode......................	3 gr.
Acide phénique.........................	1
Glycérine..............................	5

Matin et soir badigeonner le rebord tuméfié des gencives avec un pinceau trempé dans cette mixture.

Avec cette mixture on obtient même une anesthésie suffisante pour inciser avec le galvano-cautère les muqueuses qui peuvent recouvrir la dernière grosse molaire. (Baratoux.)

Autre

℞ Acide borique........................	1 gr.
Chlorate de potasse....................	2
Jus de citron..........................	15
Glycérine..............................	10

M.

Ce collutoire, conseillé dans les stomatites qui accompagnent les fièvres graves, la fièvre typhoïde par exemple, modifie rapidement l'état fuligineux des lèvres et des dents, la sécheresse des gencives et de la langue.

(Legendre.)

Gargarisme contre la Gingivite phlegmoneuse

℞	Acide borique	5 gr.
	Eau chloroformée saturée	100
	Eau distillée d'anis	100
	Eau distillée	200

(Mailhol.)

Collutoire contre la gingivite phlegmoneuse

℞	Iodure de zinc	4 gr.
	Eau distillée	60

Pour badigeonner la gencive (Mailhol.)

Collutoire pour badigeonner la gencive après le nettoyage des dents

℞	Iode métallique	āā 2 gr.
	Iodure de potassium	
	Eau distillée	5

M.

(Delestre.)

Alcoolé contre la Gingivite

℞	Alcool à 85°	80 gr.
	Cachou pulvérisé	10
	Benjoin	2
	Essence de menthe	1

F.

Macérer 24 heures et filtrer.

Une cuillerée à café dans un verre d'eau pour laver la bouche.

(Jeannel.)

Gargarisme astringent

℞	Infusion de sauge	100 gr.
	Teinture de cachou	8
	Miel clarifié	15

M. S. A.

(Kocher.)

Gargarisme contre les ulcérations buccales

℞	Tartrate de quinoline	1 gr.
	Alcool rectifié	20
	Eau distillée	140
	Essence de menthe	V gouttes.

M. S. A.

A employer avec 5 ou 8 fois son volume d'eau tiède.

(Hiller.)

GINGIVITE MERCURIELLE

Inflammation consécutive à l'élimination du mercure. Elle s'observe chez les ouvriers des usines de mercure, chez ceux qui exercent des professions dans lesquelles on emploie ce métal, chez les gens qui font usage de ses sels dans un but thérapeutique. L'usage externe et particulièrement les frictions avec l'onguent napolitain donnent aussi souvent lieu à la gingivite que l'usage interne.

Elle présente la forme phlegmoneuse. Circonscrite d'abord, commençant au niveau de la première petite molaire du côté où le malade se couche (Fournier), elle devient plus tard diffuse et finit par se généraliser ; elle se propage même à la muqueuse du plancher de la bouche, aux glandes salivaires et à la langue.

La gingivite hydrargyrique s'accompagne de résorption des alvéoles et d'ébranlement des dents ; la maladie guérit spontanément lorsque toutes les dents sont tombées.

Le traitement est surtout prophylactique ; il consiste dans la suppression de l'absorption mercurielle (V. *Stomatite mercurielle*) condition souvent impossible à réaliser si la maladie a des causes professionnelles. Lorsqu'elle cesse d'être entretenue par l'absorption continue du mercure, elle guérit très vite et complètement sous l'influence du traitement des gingivites phlegmoneuses d'une autre nature ; on obtient de bons effets de l'administration du *chlorate de potasse* intus et extra et des gargarismes suivants :

℞ Chlorate de potasse		15 gr.
Alcool de menthe	ãã	20
Teinture de ratanhia		
Eau stérilisée		400

M.

Pour laver la bouche 5 à 10 fois par jour.

(G. V.)

POUDRE DENTIFRICE DES SYPHILITIQUES

℞ Carbonate de chaux	40 gr.
Chlorate de potasse	10
Acide salicylique	2
Essence de badiane	V gtt.

(G. V.)

Autre

℞	Craie préparée pulvérisée............	40 gr.
	Chlorate de potasse................	20
	Salol............................	4
	Essence de cochléaria..............	2
	M.	

(Monin.)

℞	Chlorate de potasse..............	2 à 6 gr.
	Sirop de framboises..............	30
	Eau..........................	150
	M	

Potion contre la gingivite mercurielle.

℞	Chlorate de potasse................	10 gr.
	Laudanum de Sydenham............	1
	Hydrolat de laurier-cerise..........	15
	Eau distillée......................	150
	M.	

Gargarisme.

℞	Teinture d'iode....................	4 gr.
	Sirop de cannelle..................	20
	Eau distillée......................	250
	M.	

Pour rincer la bouche. Si l'haleine est fétide on peut remplacer cette solution par le mélange suivant :

℞	Eau chlorée......................	10 gr.
	Décoction de guimauve............	500
	M.	

(H. Leissel.)

℞ Chlorate de potasse.................. 10 gr.
Eau distillée.......................... 250
M. Même usage.

Contre la gingivite et la stomatite mercurielle.

℞ Chlorate de potasse.................. 5 gr.
Mellite simple......................... 30
Décoction d'orge....................... 200
M.

Même usage.

(Codex.)

℞ Cachou pulvérisé.......... } āā 15 gr.
Quinquina.................. }
Tannin................................. 2
Alun................................... 1
Essence de menthe...................... Q. s.
M. S. A.

En friction sur les gencives. Contre la salivation mercurielle. (Panas.)

POUDRE DENTIFRICE

℞ Carbonate de chaux........ } āā 15 gr.
Crème de tartre............ }
Chlorate de potasse.................... 5
Acide salicylique...................... 1
Essence de Wintergreen................. V gtt.
F. S. A.

Pour brosser les dents matin et soir. Contre la salivation mercurielle. (G. V.)

GARGARISME

℞ Chlorate de potasse...............	2 gr.
Eau de Cologne....................	4
Eau de roses......................	180
M.	

Contre la salivation mercurielle. (Coles.)

Pour prévenir la stomatite mercurielle dans le cours du traitement spécifique, M. Pauvy recommande le mélange suivant sous forme de poudre dentifrice :

℞ Poudre de quinquina...............	15 gr.
— cachou.................	15
— tannin..................	1
Essence de menthe.................	VIII gtt.
M.	

M. J. Simon recommande dans le même but de se rincer la bouche et de la gargariser avec de l'eau chargée d'une mixture ainsi composée :

℞ Eau de Botot.....................	200 gr.
Alcoolat de cochléaria.............	10
Teinture de quinquina..............	8
— de cachou................	4
— de benjoin...............	2

Si cette mixture n'est pas suffisante, on fait prendre 4 grammes de chlorate de potasse à l'intérieur.

℞ Teinture d'iode..................	15 gr.
Iodure de potassium...............	1
Eau distillée.....................	250
M.	

Gargarisme contre gingivite mercurielle.

(H. Didsbury.)

℞ Acide tannique........................ 1 gr. 20
Teinture de pyrèthre................. 12
Eau de roses........................ 180
M.
Gargarisme. (Stocken.)

℞ Poudre de quinquina............... 15 gr.
— de cachou.................. 15
— de tannin.................. 15
Essence de menthe................. V gtt.
M.
Poudre contre gingivite mercurielle.
(Parrot.)

℞ Tannin.............................. 2 gr.
Miel rosat.......................... 10
Eau distillée........................ 50
Eau de roses........................ 50
M.
Gargarisme contre la salivation mercurielle.
(Jaunart.)

Potion contre la salivation mercurielle

℞ Iodure de potassium............... 10 gr.
Eau distillée....................... 10
Rhum.............................. 80
M.
Par cuillerées à bouche dans une tasse de lait.
(Leclerc.)

℞ Iode pur........................ 0 gr. 25
Alcool........................... 8
Eau de cannelle.................. 75
Sirop simple..................... 15
M.

4 fois par jour 1/2 cuillerée à bouche contre la salivation mercurielle. (Helmenstreit.)

℞ Nitrate d'argent.................. 1 gr.
Eau distillée..................... 10
M.

Badigeonner la gencive dans les cas légers de stomatite mercurielle. (Hutchinson.)

GLOSSITE

Inflammation de la langue. Peut être aiguë ou chronique, superficielle ou profonde.

La glossite aiguë, ordinairement profonde, peut être : 1° le résultat d'une irritation locale, habituellement énergique ; brûlure, plaie simple ou envenimée, compliquée de la présence d'un corps étranger dans l'épaisseur de la langue ; 2° une détermination locale d'une maladie infectieuse générale, fièvre éruptive grave, typhus abdominal ou exanthématique.

Le phénomène le plus marqué est l'augmentation de volume de la langue ; elle est parfois si prononcée que l'organe ne peut plus être contenu dans la cavité buccale ; les bords gardent l'impression des dents, la surface est rouge, lisse, vernissée, elle présente parfois des taches noirâtres. Il y a de l'hypersécrétion salivaire, de la fétidité de l'haleine, de la tuméfaction des ganglions sous-maxillaires. Dans les cas graves, l'inflammation peut se transmettre au tissu cellulaire de la région sus-hyoïdienne et produire le complexus symptomatique connu sous le nom d'angine de Ludwig.

La glossite aiguë se termine habituellement par résolution, quelquefois par suppuration avec formation d'un abcès dans l'épaisseur de la langue. La terminaison par gangrène est la plus grave ; on ne l'observe guère qu'à la suite des déterminations linguales des maladies générales, ou lorsque la phlegmasie résulte de l'inoculation locale de germes infectieux. Les gangrènes partielles de l'extrémité étranglée entre les arcades sont beaucoup moins graves que les autres.

Voici les règles générales à suivre pour le traitement des glossites, quelle que soit leur forme :

Dans les glossites superficielles peu intenses produites par une irritation mécanique légère (racines pointues à bords tranchants, etc.), les phénomènes disparaîtront après l'extraction de ces racines ou la résection des parties tranchantes; des *gargarismes émollients* ou des *collutoires astringents* selon le moment faciliteront la guérison ; dans les glossites aiguës profondes, d'intensité moyenne, on a recours aux *révulsifs intestinaux* et aux applications de *sangsues* dans la région sus-hyoïdienne ; les petites ulcérations seront *cautérisées* par des substances caustiques ou encore mieux par le thermocautère. Les abcès seront ouverts au bistouri et on fera des *lavages antiseptiques* dans le foyer. Les cas graves avec accidents septiques généraux et menaces d'asphyxie sont du ressort de la grande chirurgie.

(V. *Syphilis buccale.*)

℞ Acide tannique	1 gr.
Carbonate de potasse	2
Eau stérilisée	200
Teinture d'anis	10
Glycérine	20

Gargarisme contre l'état congestif. (G. V.)

℞ Chloral hydraté.................... 3 gr.
Borate de soude.................... 10
Glycérine.......................... 20
Eau distillée...................... 300
M.

Même usage. (G. V.)

℞ Acide phénique cristallisé........... 1 gr.
Teinture d'iode.............. } ãã 5
Glycérine.................... }
M.

Badigeonner la langue sur les points malades deux fois par jour.

℞ Nitrate d'argent.................... 1 gr.
Eau distillée...................... 20

Toucher les points malades.

℞ Atropine............................ 0 gr. 05
Eau................................ 10
Acide chlorhydrique................ 1 gtt.

Ajouter :

Sirop simple....................... 1000 gr.
M.

Sirop d'atropine.

1 à 2 cuillerées à bouche contre l'hypersécrétion salivaire.

℞ Acide chromique..................... 0 gr. 60
Eau distillée...................... 30

Toucher les points malades tous les jours.

℞. Emplâtre de cantharides.
(Vésicatoire volant.)

(Velpeau.)

℞		
Iodure de potassium	40 gr.	
Iode pur	0	50
Eau distillée	540	

Trois fois par jour une cuillerée à bouche.

℞		
Teinture de pyrèthre	ãã	2 gr.
Huile de caryophyllon		
Alcoolature de cochléaria	60	

Une cuillerée à café dans un demi-verre d'eau tiède pour laver la bouche.

GRENOUILLETTE

On a décrit jadis sous ce nom un grand nombre d'affections inflammatoires du plancher de la bouche, mais on réserve aujourd'hui cette dénomination aux tumeurs de cette région, d'origine salivaire.

On a décrit plusieurs variétés de grenouillettes ; nous ne rappellerons ici que les caractères de la *grenouillette sub-linguale*, la seule dans laquelle le dentiste puisse intervenir.

Elle se manifeste au niveau du plancher

de la bouche sous forme d'une tumeur de consistance molle, élastique, transparente parfois par suite de la distension de la muqueuse buccale ; rosée d'ordinaire, elle peut devenir bleuâtre quand la muqueuse est très amincie. Cette tumeur est d'un volume variable qui d'ailleurs s'accroît peu à peu. Au début elle passe inaperçue, car elle n'est pas douloureuse, et le malade n'en reconnaît l'existence que lorsqu'elle est déjà assez grosse pour gêner les mouvements de la langue : elle peut atteindre la grosseur d'un œuf de pigeon, parfois même d'un œuf de poule.

Les causes en sont à peu près inconnues. On a pensé à une altération primitive de la salive ; c'est une hypothèse bien peu satisfaisante. On y a vu également des suites tardives d'une lésion de cette région, stomatite, blessures, aphtes, etc., ainsi que les conséquence de certaines professions, telles que celle des avocats, etc. Tout ce qu'on sait de certain, c'est que la grenouillette est plus fréquente chez la femme que chez l'homme et qu'elle ne se montre pas d'ordinaire dans le jeune âge.

Le pronostic est peu grave ; cette affection est surtout une gêne pour la parole e la déglutition, de plus elle est récidivante

On a proposé l'énucléation de la tumeur mais c'est une opération difficile à caus des adhérences et de l'hémorragie sérieus qu'elle peut provoquer.

Le traitement le plus rationnel sembl être l'*incision* suivie de la *cautérisatio* au galvano ou au thermo-cautère, ou à l'aid de substances telles que le *chlorure d zinc*, le *nitrate d'argent*.

Si le volume de la tumeur est considé rable, on pourra la *ponctionner* et fair suivre cette opération d'*irrigations astrin gentes* et *caustiques*.

Enfin si le liquide contenu dans la poch était de consistance très visqueuse, il faudrai pratiquer successivement : 1° l'incision, 2° l cautérisation, 3° le drainage (F. Terrier).

Les liquides suivants pourront être em ployés avec succès pour irriguer la poch après l'incision ou la ponction.

℞ Nitrate d'argent.................. 1 à 2 gr.
Eau distillée..................... 500

(Ricord.)

℞	Iode	5 gr.
	Iodure de potassium	5
	Alcool à 90°	50
	Eau distillée	100

(Codex.)

℞	Teinture d'iode	2 gr.
	Tannin	5
	Eau distillée	500

(Boinet.)

℞	Chlorure de zinc	0 gr. 05
	Glycérine	30
	Eau distillée	150

℞	Alcool à 90°	150 gr.
	Phénol	6
	Thymol	2
	Eau distillée	150

℞	Créosote	1 gr.
	Eau distillée	100

℞	Teinture de cantharides	1 gr.
	Alcool	100
	Eau distillée	300

℞	Tannin	1 à 2 gr.
	Glycérine	10

(Demarquay.)

Badigeonner la poche après l'incision.

Tannin.....................................	1 gr.
Eau distillée................................	100

HÉMORRAGIES POST-OPÉRATOIRES

Des hémorragies relativement abondantes et persistantes peuvent se produire dans deux conditions après l'avulsion des dents : et lorsque l'alvéole a été fracturé ; 2° après une extraction bien faite lorsque l'alvéole est intact.

On trouverait facilement dans la littérature un certain nombre de cas de mort à la suite d'hémorragies incoërcibles, surtout chez les enfants. Ces hémorragies ne sont pas foudroyantes ; l'écoulement sanguin est continu et persistant ; dans les cas qui n'ont pas une terminaison fatale, le malade se trouve, après l'arrêt spontané ou provoqué du sang, dans un état d'anémie grave dont il ne se remet que difficilement et après beaucoup de temps. Il arrive assez souvent que l'hémorragie reparaît surtout la nuit et pendant le sommeil, après qu'elle a été arrêtée ; les patients saignent plusieurs heures de suite sans que ni eux, ni les personnes qui les entourent s'aperçoivent de cet accident. Il est toujours possible de le prévenir ; il suffit pour cela de savoir dans quelles conditions se produisent les hémorragies profuses. Elles ont pour cause : 1° des anévrysmes des artères dentaires dont le sac, arrivant jusqu'au fond de l'alvéole, est ouvert pendant l'extraction. Ces lésions sont extrêmement rares ; 2° un état dyscrasique rendant difficile la formation des caillots et l'occlusion des vaisseaux de l'extrémité de la dent ou du périoste alvéolo-dentaire rompus pendant l'extraction. Cette dyscrasie peut être congénitale et héréditaire comme chez les hémophiles ; elle peut être consécutive à une cachexie déterminée par une affection du rein ou du foie, à l'impaludisme, à une maladic grave antérieure, récente, etc.

Dans les circonstances ordinaires, une compression de courte durée avec les doigts, avec un tampon d'ouate imbibé d'*alcool rectifié* et maintenu un certain temps dans l'alvéole par le malade, suffisent pour avoir raison de tout ; on combattra les hémorragies profuses et rebelles, quelle que soit leur cause, par les moyens suivants

1° Tenir compte de l'état général du malade, s'assurer s'il est sous le coup d'une affection dyscrasique : s'informer si, à la suite d'extractions antérieures ou d'accidents de n'importe quelle nature, il n'a pas eu d'hémorragies difficiles à arrêter ;

2° Faire l'hémostase complète avant qu'il quitte le cabinet. Dans ce but, on commence par nettoyer complètement l'alvéole avec un liquide antiseptique, et on fait une obturation temporaire avec un tampon trempé pendant quelque temps dans une solution hémostatique (*alcool absolu*, solution de *tannin*, *eau de Léchelle* ou *de Pagliari*). Avant que le patient s'en aille, il est bon d'enlever le tampon et de le tenir encore un certain temps en observation, pour voir si l'hémorragie est définitivement arrêtée ;

3° Dans le cas où l'écoulement sanguin est profus et rebelle, où l'on est en droit de soupçonner soit une lésion locale profonde et grave, soit un état dyscrasique, il faut prendre des précautions sérieuses pour que l'hémorragie ne se reproduise pas. Si les moyens indiqués n'ont pas réussi à donner une hémostase immédiate suffisante, on peut en essayer un autre, emprunté par

J. Scheff aux gynécologistes : les injections d'*eau très chaude*. Même dans ce cas, il ne faut jamais laisser l'alvéole béant, on doit toujours l'obturer mécaniquement. Tomes recommande du mastic ; la *gutta* ramollie dans l'eau chaude, préconisée par Magitot, est préférable. Si l'hémorragie était particulièrement rebelle et s'il y avait lieu de redouter l'expulsion du tampon à la suite du suintement du sang dans les petits espaces qui restent nécessairement entre lui et l'alvéole et de mouvements de succion, on devra faire maintenir ce tampon en place avec les doigts, puis appliquer aussitôt que possible un petit appareil en caoutchouc durci, construit d'après le même principe que celui de Morel-Lavallée, pour la contention de certaines fractures du maxillaire inférieur (double attelle maxillaire en gouttière, reliée par une colonne). L'attelle correspondant à la mâchoire sur laquelle a eu lieu l'extraction serait pourvue d'un tampon destiné à obturer l'alvéole ; la mâchoire inférieure serait immobilisée par un chevêtre ou une fronde. Ces moyens mécaniques sont préférables à la cautérisation avec le cautère actuel ou le thermocautère, qui ne donne que des résultats temporaires et aléatoires dans les cas de lésions locales graves ou de dyscrasies prononcées.

Il arrive parfois qu'après un tamponnement très énergique de l'alvéole, le sang continue à s'épancher. Il ne faut pas oublier en effet que l'artère dentaire débouche dans l'alvéole par un petit infundibulum, sorte de cavité minuscule succédant à la première : c'est ce petit pertuis qu'il importe surtout de bien tamponner. On y réussira surtout en le bourrant soigneusement avec un morceau très fin d'*amadou aseptisé* et imbibé d'*eau de Rabel* ; pour être bien assuré de porter le tampon à l'endroit convenable, on détergera préalablement l'alvéole avec de l'*eau phéniquée à 2, 5 p. o/o*. Le phénol, en plus de sa propriété antiseptique, est, en effet, vasoconstricteur (Laborde). Si la dent extraite est multiradiculaire, chaque alvéole sera tamponné séparément.

M. Barrié a imaginé pour la répression des hémorragies post-opératoires de petits appareils qui peuvent rendre des services et qu'il a nommés *clamps hémostatiques*.

Lorsque les moyens indiqués plus haut

ne donnent pas un résultat assez rapide, nous croyons qu'il est bon de recourir à une injection sous-cutanée d'*ergotine*, lorsqu'il s'agit d'un malade soupçonné d'hémophilie. — L'*Ergotinine Tanret*, à la dose de *un* milligramme par seringue de Pravaz, nous a donné d'excellents résultats (*une seule* injection doit suffire).

Traitement préventif (Gillard). Lorsqu'on se trouvera en présence d'un hémophile avéré, et dans un cas où l'avulsion sera de toute nécessité, on pourra essayer de prévenir ou tout au moins de limiter l'hémorragie par les moyens suivants : on fera prendre le matin, à huit heures, par exemple, 50 centigrammes ou 1 gramme d'*ergot de seigle* en deux prises, espacées de deux heures. On n'oubliera pas que l'administration de ce médicament aux femmes, demande des précautions spéciales. On prendra rendez-vous pour l'opération vers 1 heure de l'après-midi et au moment d'opérer on injectera, en quatre piqûres, une seringue d'une solution d'*ergotine* de Bonjean ou d'Yvon.

Il sera bon, après une hémorragie de quelque importance, d'instituer un traitement général, afin que l'organisme ne souffre pas de cette perte de sang. (Voir formules pour l'*anémie générale*, page 53.)

Pansements hémostatiques

℞ Solution de perchlorure de fer neutre à 30°		25 gr.
Chlorure de zinc		15
Eau distillée		60

M.

En application au fond de l'alvéole.

(Adrian.)

℞ Acide tannique		5 gr.
Acide benzoïque		5
Acide sulfophénique		10
Alcool à 90°	āā	25
Glycérine	āā	25
Eau de rose		200

M.

Mixture hémostatique. (Andrieu.)

Eau de Rabel

℞ Alcool à 85°	30 gr.
Acide sulfurique 66°	10

M.

Excellent hémostatique.

On l'emploiera pour tamponner le fond de l'alvéole, soit seule, soit associée au tannin,

On pourra aussi administrer 10 à 20 gouttes dans un verre d'eau sucrée à l'intérieur.

℞ Acide chromique........................ 1 gr.
Eau distillée........................ 10
Hémostatique. (Hollaender.)

℞ Phénol cristallisé.................... 5 gr.
Tannin.............................. 10
Acide sulfurique pur.................. 2
Alcool absolu........................ 30
M.
Hémostatique. (G. Mahé.)

℞ Acide tannique....................... 2 gr.
Alun pulvérisé....................... 4
M.
Poudre styptique.

℞ Colophane........................... 16 gr.
Gomme arabique...................... 8
Charbon............................. 4
M.
Poudre hémostatique.

℞ Chloroforme.......................... 4 gr.
Acide tannique....................... 2
Teinture de ratanhia.......... } āā 15
Alcoolat de menthe............ }
Eau.................................. 500
M.
Gargarisme hémostatique. (G. V.)
(A employer aussi chaud que possible.)

Collodions styptiques

℞ Collodion .... 100 gr.
Acide sulfophénique 10
Acide tannique 10

Mêlez dans cet ordre.

Il coagule le sang immédiatement et forme une croûte résistante sous laquelle guérissent parfaitement les plaies.

℞ Perchlorure de fer .... 6 gr.
Collodion 24
M.

℞ Collodion officinal .... 100 gr.
Acide phénique 10
Tannin .... } āā 5
Acide benzoïque .... }
M. S. A.

Appliquer dans l'alvéole avec un tampon d'ouate.

(Pavezi.)

Potions anti-hémorragiques

℞ Ergotine .... 5 gr.
Sirop de fleurs d'oranger 200
F. S. A.

Sirop d'ergotine.

2 à 4 cuillerées à bouche par jour.

℞ Ergotine.... .... 2 à 4 gr.
Vin vieux..................... 100
Sirop d'écorce d'oranges amères.. 30
Par cuillerées dans la journée.

℞ Tannin.... .... 2 gr. 50
Sirop d'écorce d'oranges amères..... 30
Eau................................ 150
F. S. A.
Par cuillerées d'heure en heure.

℞ Acide tannique....... .... 1 gr.
Extrait de ratanhia................ 5
Infusion de roses rouges........... 150
Sirop de roses rouges.........
Sirop de cachou............... } āā 30
Eau de Rabel....................... XV gtt.
M.
Une cuillerée à bouche toutes les heures.

℞ Sulfate de fer............ .... 0 gr. 20
Sang-dragon........................ 0 50
Teinture de cannelle............... 0 50
Eau de Rabel....................... 2
Décoction de consoude.............. 150
Sirop diacode...................... 30
M.
Par cuillerée à bouche toutes les heures chez les hémophiliques. (Dumas.)

Injections hypodermiques hémostatiques

℞ Ergotine (Extr. aqueux)	1 gr.	20
Eau distillée	8	80

Une seringue de Pravaz contient 0 gr. 12 d'extrait aqueux. (Dujardin-Beaumetz.)

℞ Ergotine	2 gr.
Hydrolat de laurier-cerise	15
Glycérine	15

(Lucas-Championnière.)

℞ Ergotinine	0 gr.	01
Acide lactique	0	02
Eau distillée de laurier-cerise	10	

Faire une seule injection (1 milligr.).

(Tanret.)

℞ Ergotinine Tanret	0 gr. 00075
Eau stérilisée	1

Pour une injection hypodermique en cas d'hémorragie ncoërcible.

La dose de 1 milligramme sera un maximum.

(G. V.)

HYGIÈNE BUCCALE

L'hygiène buccale vise exclusivement la conservation de l'intégrité de différents organes renfermés dans cette cavité, par conséquent la prévention de toutes les maladies ou déchéances prématurées. Il est donc indispensable de ne jamais perdre de vue les causes morbides et les influences pathogènes dont l'action peut s'exercer de ce côté. Certaines d'entre elles sont malheureusement en dehors de la sphère d'action de l'hygiéniste. Prenons, par exemple, la carie dentaire. Il existe une prédisposition organique indéniable tenant au degré de vulnérabilité individuelle des éléments constitutifs de la dent. Que cette prédisposition soit héréditaire ou acquise, peu importe, on ne la constate que lorsqu'elle a commencé à produire ses effets ; sa véritable nature nous est inconnue, et nous n'avons aucun moyen pour agir directement contre elle. Nous savons au contraire quelles sont les causes déterminantes, comment et à quel moment elles agissent et il est possible d'intervenir en temps et lieu. L'intervention à longue échéance, se produisant non pas lorsque le mal existe et qu'il faut le limiter ou le guérir, mais quand les organes sont encore relativement sains, est du ressort exclusif de l'hygiène. Elle a pour but d'écarter ou de combattre toutes les influences nocives dont les effets ne manqueraient pas de se produire à un moment ou à un autre.

La partie véritablement sérieuse de l'hygiène buccale vise l'appareil dentaire.

L'affection qui est la clef de voûte de toute sa pathologie, c'est la carie. La prévenir, c'est faire une prophylaxie rationnelle de la plupart des affections vulgaires de la bouche. Comme le dit M. Magitot, la salive est pour ainsi dire l'atmosphère ambiante des dents. Ses propriétés chimiques varient sous l'influence de conditions extrêmement nombreuses.

Son acidité prononcée et persistante crée une menace certaine de carie. Cette acidité est souvent produite par la fermentation des débris alimentaires restés dans les interstices dentaires. Ces particules, en contact direct avec les dents, sont acides lors même que la salive ne l'est pas ; ce sont autant de foyers pathogènes.

La salive devient encore acide spontanément sous l'influence de troubles gastro-intestinaux, de fièvres graves, de maladies générales portant sérieusement atteinte à la nutrition, telles que le diabète. L'acidité s'accompagne de changements dans la quantité et la consistance de la salive sécrétée; le séjour au lit favorise la stagnation dans la cavité buccale de cette salive à propriétés nocives. L'hygiéniste doit donc en toutes circonstances se souvenir de ces particularités et être à même de combattre les réactions anormales de la salive dès qu'elles se montrent.

L'alcalinité exagérée est un autre inconvénient. Elle est due à la présence d'un excès de phosphates et de carbonates calcaires, substances minérales constitutives du tartre; les dépôts tartriques doivent être prévenus autant que possible.

La bouche est un excellent milieu de culture pour les micro-organismes; il y en a de nombreux à l'état normal, mais tant que l'intégrité des organes est parfaite, tant que la salive a sa composition normale, ils vivent et meurent sans causer de dégâts appréciables aux tissus. Les choses sont radicalement modifiées dans les cas d'altérations; c'est de ce côté-là encore que l'hygiéniste fera bien de s'orienter.

(Voir *Dentifrices*.)

HYPERESTHÉSIE DE LA DENTINE

La *sensibilité* de la dentine est un phénomène physiologique ; l'*hyperesthésie* est un phénomène pathologique. Il est impossible de fixer la limite précise qui sépare l'un de l'autre. La réaction individuelle contre les causes qui mettent en jeu la sensibilité normale dépendra du degré d'impressionnabilité générale du système nerveux. La manière dont les sensations douloureuses sont traduites diffère suivant la fermeté morale ou la pusillanimité du sujet. Protégée par l'émail, la dentine ne répond guère qu'aux irritations intenses et prolongées comme celles que produit une exposition persistante au froid ; les circonstances sont tout à fait différentes lorsqu'un fragment du revêtement extérieur a disparu. Tel contact correspondant à l'acte de la mastication ou à un autre moment, qui était parfaitement toléré dans les conditions ordinaires, devient insupportable. On ne peut pas parler alors d'exagération de la sensibilité, car on a affaire à un défaut d'accoutumance comparable à celui des parties du corps couvertes d'habitude par les vêtements et exposées accidentellement à l'air.

Il y a hyperesthésie morbide réelle seulement dans le cas où des irritations légères et habituelles, que supportent sans la moindre difficulté la plus grande partie des dents, provoquent des sensations douloureuses comparables aux accès d'odontalgie ; il existe à peu près toujours une hyperémie intense ou même un processus inflammatoire subaigu de la pulpe.

Pour diminuer la sensibilité normale de la dentine, on aura recours à des substances caustiques appliquées sur la surface sensible (*créosote*, *phénol absolu*, *chlorure de zinc*, etc.) ; l'hyperesthésie vraie, avec surexcitation de l'organe vasculo-nerveux, exige un traitement anticongestif, tel que le repos des parties irritées, les révulsifs, etc. ; l'application des caustiques serait préjudiciable à la vitalité de l'organe central.

La sécheresse est un adjuvant précieux pour combattre la sensibilité de la dentine. La seule application de la digue donnera, dans certains cas, de surprenants résultats : si on veut y adjoindre l'air chaud, il faudra en user modérément, car on risquerait de provoquer une vive douleur au moment de l'application.

PANSEMENTS CALMANTS

℞ Chloroforme........................		2 gr.
Acide tannique.................	āā	0 50
Chlorhydrate de cocaïne.......		
Teinture de benjoin à saturation.....		8
M.		

Etendre une couche sur la dentine hyperesthésiée et couvrir de gutta-percha. (G. V.)

℞ Iodoforme.....................	āā	1 gr.
Oxyde de zinc..................		
Acétate de morphine................		0 25
Glycérine............................		Q. s.

Pour faire une pâte molle.

℞ Phénate de cocaïne................	0 gr. 50
Gutta-percha.........................	1
Iodoforme...........................	1
Chloroforme.........................	Q. s.

Pour obtenir un liquide de consistance sirupeuse. Bien sécher la cavité, étendre une couche au fond et boucher la dent avec de la pâte de gutta ordinaire.

(G. V.)

℞ Vératrine	2 gr.	
Alcool absolu	V gtt.	
Dissoudre et ajouter :		
Acide tannique	0	30
Glycérine	8	

Une goutte appliquée sur du coton pénétrera dans les canalicules sans air chaud. (Brasseur.)

℞ Cocaïne	1 gr.	
Morphine	0	30
Acide benzoïque	0	40
Eugénol	3	
Alcool à 90°	4	

F. S. A.

Contre l'hyperesthésie de la dentine.

(Boyd-Wallis.)

℞ Eugénol	10 gr.
Cocaïne	1

M.

Contre l'hyperesthésie de la dentine.

(Brasseur.)

℞ Hydrate de chloral } ãã	3 gr.	50
Camphre }		
Sulfate de morphine	0	10
Essence de menthe	5	50

F. S. A.

Contre l'hyperesthésie de la dentine.

(Stocken.)

℞ Acétate de morphine............ }
Essence de girofle............... } āā 1 gr.
Esprit de nitre dulcifié.......... }
F. S. A.
Contre l'hyperesthésie de la dentine.

℞ Chloroforme.................. } āā 2 gr.
Laudanum de Sydenham......... }
Teinture de benjoin................ 8
M.
Contre l'hyperesthésie de la dentine.

(Magitot.)

LEUCOPLASIE BUCCO-LINGUALE

Maladie inflammatoire chronique superficielle, localisée habituellement à la muqueuse de la langue, mais pouvant, dans certains cas, s'étendre à celle de la bouche et même du pharynx. Caractérisée cliniquement par la production de plaques ou d'élevures blanchâtres avec gerçures intermédiaires, anatomiquement par une hyperplasie épithéliale irrégulière avec altération mal définie encore des couches profondes de l'épithélium. Cette maladie a été encore appelée *ichthyose*, *tylosis*, et surtout *psoriasis buccal*.

Les symptômes sont variables : tantôt on

a sur la langue deux, trois, quatre plaques blanches limitées comme si l'on avait cautérisé au nitrate d'argent ; d'autres fois on a des îlots leucoplasiques circonscrits par des gerçures: *langue en faïence craquelée, en damier, en carte de géographie.*

Ce qu'il y a de plus intéressant pour le praticien dans l'étude de cette affection dont le diagnostic est d'ailleurs facile, c'est la possibilité de sa transformation cancéreuse. D'après M. Reclus, elle aurait lieu dans le quart des cas environ ; cette proportion paraît un peu forte.

La première indication du traitement consiste à éloigner toutes les causes d'irritation ; on enlèvera les mauvaises racines, on arrondira les bords tranchants des dents, on obturera les cavités susceptibles d'obturation, on conseillera l'application d'un appareil prothétique lorsque la mastication est défectueuse, on réglera l'alimentation ; l'abstinence absolue du tabac, des liqueurs alcooliques, des mets épicés est nécessaire ; ces moyens ont une grande importance.

De ses observations portant sur 240 cas, M. Erb (d'Heidelberg) a tiré les conclusions suivantes :

1° L'usage du tabac seul et la syphilis seule peuvent causer la leucoplasie buccale à peu près avec la même fréquence ;

2° Le plus grand nombre de cas résulte de la combinaison de ces deux facteurs étiologiques ;

3° Les plaques de leucoplasie se rencontrent rarement en l'absence de l'une de ces deux causes, et elles résultent alors d'une cause d'irritation jusqu'ici méconnue ;

4° Le tabac ne cause guère, à lui seul, la leucoplasie buccale que lorsqu'il est fumé sous forme de cigares nombreux et forts ; un usage modéré du tabac n'a pas les mêmes conséquences ;

5° Mais, chez un syphilitique, un usage très restreint du tabac suffit à éveiller cette lésion buccale.

Il a remarqué aussi que cette affection était beaucoup plus fréquente chez l'homme que chez la femme.

La cautérisation a été souvent pratiquée pour combattre l'extension et l'aggravation des lésions. Vidal a préconisé l'application de l'*acide chromique ;* Leloir préfère l'*acide salicylique ;* M. Joseph prescrit l'usage de l'*acide lactique concentré* en application journalière à l'aide d'un tampon de ouate. Les douleurs seront atténuées par le badigeonnage à l'aide de *cocaïne* (5-10 o/o). M. Fletcher Ingals a obtenu des guérisons au moyen du galvano-cautère.

Les cautérisations superficielles au nitrate d'argent et à la teinture d'iode sont contre-indiquées ; leur application irrite le tissu et expose aux dégénérescences, tandis que leur action thérapeutique est peu efficace. Rosenberg a obtenu de bons résultats de l'emploi du *baume du Pérou*, dont on badigeonnait la surface malade. Devergie employait le *nitrate acide de mercure*. Nous avons nous-mêmes obtenu des améliorations marquées avec des collutoires à l'*hydrate de chloral*.

Lorsque la leucoplasie présente des poussées subaiguës plus fréquentes qu'à un autre moment, lorsque chacune d'elles est suivie d'une hypertrophie persistante des papilles, lorsque les excoriations et les desquamations épithéliales se produisent avec une extrême facilité, il faut s'abstenir de toute cautérisation, même de tout traitement local, et adresser les malades au chirurgien, qui les surveillera et agira d'une façon aussi énergique qu'il le jugera convenable dès qu'il y aura des présomptions en faveur d'un début de dégénérescence cancéreuse.

COLLUTOIRE

℞ Hydrate de chloral................ 4 gr.
Menthol........................ 0 50
Glycérine neutre................... 20
Pour badigeonner 4 fois par jour. (G. V.)

℞ Bicarbonate de soude............... 10 gr.
Eau distillée........................ 300
Gargarisme. (Schech.)

℞ Acide lactique...... .... 20 gr.
Eau distillée......................... 100
Extérieurement, toucher les parties malades.
(Joseph.)

℞ Baume du Pérou..................... 30 gr.
Badigeonner les parties malades après les avoir séchées.

℞ Acide salicylique.................. 1 gr.
Alcool.......................... 5
Glycérine.......................... 10
F. S. A.
Badigeonnage. (Beregszasky.)

℞ Acide salicylique.................... 1 gr.
Alcool........................... } ãã 1
Eau distillée.................... }
F. S. A.

Toucher trois fois par jour les parties malades préalablement séchées.

℞ Alcoolat de menthe.................. 4 gr.
Acide salicylique.................... 1
Glycérine pure....................... 10
F. S. A.

Extérieurement. Même usage.

℞ Acide salicylique.................... 2 gr.
Ether sulfurique................. } ãã 5
Alcool........................... }
Glycérine............................ 10
F. S. A.

Toucher les parties malades. (Schwimmer.)

℞ Alun................................ 1 gr.
Acide tannique....................... 2
Glycérine............................ 50
M.

Même usage. (M. Miller.)

Collutoire

℞ Papaïne.............................. 5 gr.
Eau distillée.................... } ãã 10
Glycérine........................ }
M.

Les badigeonnages sont répétés au nombre de 2 à 6 par jour. Il faut que la solution soit préparée avec de la papaïne de bonne qualité. Quand le traitement est institué suivant les règles voulues, les plaques ulcéreuses sont rapidement détruites ; et un revêtement épithélial bien conditionné se reforme à leur niveau.

(Schwimmer.)

LUXATION DES DENTS

La luxation des dents n'est pas toujours le résultat d'un traumatisme accidentel ; elle peut aussi constituer une opération chirurgicale, un moyen thérapeutique dit moyen d'orthodontosie.

La luxation est constituée quelquefois par un simple ébranlement sans aucun désordre appréciable du côté des parties environnantes. Ce sont les cas les plus bénins, qui ne réclament pas d'autre traitement que le repos. Mais la violence extérieure peut être assez considérable pour amener le déplacement ou même l'expulsion complète d'une dent de son alvéole ; les désordres concomitants peuvent alors être très étendus, et tels qu'il est impossible d'espérer la consolidation de l'organe luxé. Entre ces deux formes extrêmes, la luxation affecte des degrés intermédiaires nombreux.

Elle est complète ou incomplète. Dans la seconde forme, les rapports de la dent avec le maxillaire sont presque normaux. Elle peut être déplacée, projetée en avant, en arrière, mais elle ne quitte pas son alvéole. Dans la luxation complète, la dent est complètement chassée ; elle n'a plus ses connexions naturelles avec la mâchoire ; les parois alvéolaires peuvent être fracturées ; il y a quelquefois une déchirure étendue de la muqueuse gingivale avoisinante.

Lorsque les lésions sont peu profondes et que la dent luxée n'est pas expulsée, on la réduit et on la maintient réduite en appliquant une attelle en vulcanite. Ce petit appareil vaut mieux que celui de Tomes, qui recouvre de gutta-percha la dent réduite et les voisines. Un excellent appareil est celui que M. Barrié a imaginé pour la rétention des dents réimplantées. Il se compose d'une bande de platine mou, ajustée au brunissoir sur la face palatine de la dent et de ses deux voisines, et portant de petits crampons embrassant les dents par leur bord libre en des points où l'articulation ne porte pas. On peut le fixer sur les dents voisines à l'aide de fils de soie. On comprend la raison de notre préférence pour un appareil qui peut être enlevé facilement, permet de surveiller le progrès du traitement, de combattre la suppuration, l'élimination du produit septique au moyen d'injections désinfectantes ; c'est un point important, surtout chez des personnes affaiblies et dont la nutrition est ralentie. Les collutoires, les gargarismes antiseptiques et astringents sont indiqués. Un procédé fort simple et souvent suffisant pour maintenir en place la dent atteinte est celui de Herbst : un morceau de digue en caoutchouc est attaché aux deux dents voisines de la dent luxée, de manière qu'elle soit complètement coiffée par le caoutchouc. Ce procédé peut, dans des cas simples, rendre de grands services ; mais il présente l'inconvénient d'exercer sur la dent une pression continue qui peut être une cause d'irritation pour le périoste.

Lorsque la dent a complètement abandonné l'alvéole, le traitement demande plus de soins. La réimplantation doit être précédée d'un lavage soigneux de l'alvéole avec des solutions antiseptiques et légèrement astringentes. La dent elle-même sera bien nettoyée à l'aide d'une solution faible de *sublimé* (1/5000) ou de *phénol* (1/100); une fois introduite dans l'alvéole, elle sera maintenue à l'aide d'un petit appareil en vulcanite, dans lequel on pratiquera des ouvertures destinées à l'introduction de la canule de l'injecteur. Les irrigations seront faites aussi souvent que possible; elles ne doivent être que légèrement stérilisantes; les solutions d'*acide borique* à 2 et 3 pour 100 sont excellentes, mais les astringents associés aux antiseptiques sont préférables. Mitscherlich conseille le *permanganate de potasse*. Il est bon de faire un peu de dérivation intestinale au cours du traitement local en administrant un purgatif salin très léger le matin.

Le succès de l'opération est entièrement subordonné à l'état général du sujet; elle n'aura des chances de succès que s'il n'est ni scrofuleux, ni syphilitique.

La luxation des dents a été recommandée par les auteurs dans le but de remédier à certaines irrégularités de direction des dents antérieures, particulièrement des incisives latérales de la mâchoire supérieure. Ce procédé permettait la réduction immédiate de la dent déviée au moyen d'une opération peu douloureuse. L'opération, au dire de ces auteurs, réussit presque toujours et n'a pas l'inconvénient des traitements qui durent des mois. Nous admettrions ce procédé si nous étions sûr de conserver l'intégrité de la pulpe et d'éviter toute lésion sérieuse de cet organe. C'est impossible à cause de son extrême fragilité. Les dents traitées par cette méthode perdent leur transparence naturelle, bleuissent, noircissent et tout aboutit à la formation d'une fistule gingivale. Cette décoloration de la dent luxée n'est point une condition négligeable, vu la situation antérieure des incisives et des canines, les seules dents auxquelles le procédé soit applicable.

℞ Permanganate de potasse........... 2 gr.
Eau distillée........................ 360
F. S. A.
En gargarismes et injections. (Mitscherlich.)

℞ Infusion de fleurs d'arnica (ex. 15,0 part.)........................... 200 gr.
Teinture de myrrhe................ 8
M.
Gargarisme.

℞ Acide phénique cristallisé........... 1 gr.
Eau distillée........................ 100
F. S. A.

Injection chaude dans l'alvéole. (Herbst.)

℞ Acide phénique cristallisé........... 1 gr.
Camphre.............................. 2
Eau distillée........................ 200
F. S. A.

Gargarisme.

℞ Teinture de ratanhia........ } āā 30 gr.
Eau de Cologne.............. }
F. S. A.

30 gouttes dans un verre d'eau en gargarisme.

℞ Thymol.............................. 0 gr. 25
Acide benzoïque....................... 3
Teinture d'eucalyptus................. 12
Eau distillée........................ 750
M. S. A.

Se gargariser pendant une demi-minute plusieurs fois par jour. (Miller.)

℞ Eau distillée....................... 1.000 gr.
Glycérine............................ 20
Alcool absolu........................ 10
Thymol............................... 3
M.

Gargarisme possédant des propriétés antiseptiques bien appropriées à la cavité buccale.

(Schmidt.)

℞ Solution d'hydrate de chloral au centième........................ 500 gr.
Alcoolé d'essence d'eucalyptus........ 50
M.

Gargarisme antiseptique. (Martineau.)

℞ Acide borique...................... 25 gr.
Phénol cristallisé..................... 1
Thymol.............................. 0 25
Eau distillée......................... 1 litre

(Dujardin-Beaumetz.)

Gargarisme antiseptique.

℞ Acide salicylique.................... 1 gr.
Glycérine........................... 100
Eau distillée de menthe............. 150

Faire dissoudre à chaud l'acide salicylique dans la glycérine, ajouter l'eau de menthe.

Gargarisme antiseptique.

(Dujardin-Beaumetz.)

LUXATION DE LA MACHOIRE INFÉRIEURE

Peut être unilatérale ou bilatérale. La luxation bilatérale, de beaucoup la plus rare, se produit à la suite d'accidents habituellement graves ; elle est presque toujours accompagnée de lésions variées et plus ou moins sérieuses. Parmi les luxations unilatérales, on doit distinguer les luxations accidentelles et les luxations habituelles. On peut appeler accidentelles les luxations résultant d'un traumatisme relativement violent et n'ayant pas de tendance à se reproduire lorsqu'elles ont été réduites. Lorsqu'à la suite d'un premier accident, la mâchoire est luxée pour un rien, après un acte de la vie courante, insignifiant presque toujours, on parle avec raison de luxation habituelle. Cette espèce d'anomalie articulaire constitue chez certaines personnes une véritable infirmité. Un éclat de rire, un bâillement énergique, un mouvement de mastication un peu fort suffisent pour luxer la mâchoire. La simplicité de la réduction n'est pas proportionnelle à la facilité de la luxation ; cette réduction est parfois très laborieuse. Cet état rend souvent délicate l'intervention du dentiste, lorsqu'elle est nécessaire. Il suffit de poser la digue, de faire les mouvements indispensables pour une extraction facile, parfois de faire ouvrir la bouche un peu largement afin d'explorer les parties éloignées des arcades dentaires, pour que la luxation se produise. Il est bon, lorsque l'on voit pour la première fois un patient, de prendre des renseignements en ce sens. On se rappellera :

1° Qu'une première luxation est, chez certains sujets, suivie facilement de plusieurs autres ;

2° Que la réduction est souvent facile. Nous n'avons pas à passer en revue ici les théories relatives aux causes qui s'opposent à la réintégration du condyle dans la cavité glénoïde ;

3° Que certaines personnes réduisent elles-mêmes leur luxation à la suite de mouvements associés devenus presque instinctifs.

La luxation habituelle indique soit une laxité congénitale des moyens d'union articulaires, soit un relâchement acquis consécutif à des déchirures, à la production de foyers d'inflammation chronique d'origine traumatique sur certaines parties de la capsule ou même des muscles.

La conduite à suivre est assez simple lorsque l'on est renseigné exactement par rapport à la luxation habituelle ; il faut, autant que possible, prendre des mesures prophylactiques de manière à la rendre plus difficile.

Malgaigne conseillait d'immobiliser la mâchoire à l'aide d'une fronde pendant quelques jours à la suite de la réduction. Ce procédé peut être très utile lorsque la lésion est produite pour la première fois ; il ne peut plus servir à rien dans la luxation habituelle. Si les affections dentaires à traiter n'exigent pas une intervention immédiate, il est bon, avant de commencer à donner les soins, d'engager les malades à suivre pendant une quinzaine de jours une médication systématique destinée à augmenter la résistance de l'appareil ligamentaire de l'articulation. On a conseillé les frictions avec le liniment suivant :

℞ Iodure de potassium................	5 gr.
Iode................................	1
Ajouter :	
℞ Laudanum de Rousseau............	10
Axonge............................	100

Ce corps gras a plus d'importance que les substances médicamenteuses, auxquelles il sert de véhicule. Au lieu du liniment indiqué, on prendrait, soit l'*axonge* seule, soit de la *vaseline* ou de la *lanoline* pure, que le résultat serait le même.

Les médications systématiques qui paraissent les mieux indiquées et les plus utiles sont l'*électrisation* et le *massage*.

La faradisation du temporal et du masséter répétée deux ou trois fois par jour est une sorte de gymnastique qui peut augmenter notablement la contractilité de ces muscles. Nous ne croyons pas qu'on ait eu jusqu'ici recours aux courants continus. Leur emploi est rationnel, mais il exige un temps trop long pour qu'il soit possible d'y songer avant de s'occuper du système dentaire, lorsque celui-ci a besoin des soins du praticien.

Le massage méthodique nous paraît un des meilleurs moyens, surtout s'il est appliqué avec persévérance et après une appréciation très nette des particularités du cas ; les manipulations énergiques, telles que les frictions ou le pétrissage, peuvent rendre des services.

Si l'on n'a rien obtenu par la médication prophylactique ou s'il est possible d'y songer avant de traiter les dents, on devra procéder avec une extrême douceur, éviter les mouvements saccadés ou à amplitude exagérée dans l'exploration et au cours des opérations. Malgré cela, la luxation peut se produire ; si le malade a l'habitude de la réduire lui-même spontanément, on n'interviendra jamais avant qu'il soit démontré que toutes ses tentatives sont infructueuses, les manœuvres faites dès le début ont pour conséquence presque inévitable de le dérouter, d'exagérer la contraction des muscles, qui s'opposent au retour du condyle à sa place, de dévier ou de neutraliser les mouvements semi-instinctifs, grâce auxquels le malade arrive à réduire la luxation. S'il a échoué, ou s'il ne la réduit jamais lui-même, le dentiste doit terminer l'opération commencée, exigeant l'écartement des mâchoires, et réduire aussitôt qu'elle est terminée ; le meilleur procédé consiste à introduire les pouces des deux mains, entourés en partie, sauf à leur extrémité, d'une bande ou d'une petite compresse, entre les arcades alvéolaires, jusqu'au niveau de la dernière molaire du bas ; exercer sur cette dent une pression verticale de haut en bas, plus énergique du côté de la luxation. Cette pression doit être graduelle et persistante ;

au bout d'un certain temps, on peut ajouter une propulsion d'avant en arrière. Dès qu'on sent que la résistance est vaincue, on porte vivement le pouce dans le sillon vestibulaire ; à défaut de cette précaution on serait fortement mordu. Il ne faut pas se laisser décourager par l'insuccès d'une première tentative. Certaines luxations de la mâchoire inférieure n'ont pu être réduites qu'après plusieurs heures. Dans les cas extrêmement rebelles, on est obligé d'avoir recours à l'anesthésie chloroformique pour vaincre la contracture musculaire.

MUGUET

Appelé aussi *blanchet* et *stomatite crémeuse*. Maladie parasitaire produite par un champignon particulier, l'*oïdium albicans*.

Pour qu'il se développe sur la muqueuse buccale et y prospère, il faut que la salive soit *acide*. Le muguet n'apparaît guère que chez deux classes d'individus : 1° chez les très jeunes enfants ; 2° chez les individus épuisés par une maladie de longue durée.

Il est grave dans les deux cas : il compromet la vie des enfants par l'obstacle qu'il apporte à l'alimentation, parce qu'il peut se propager à l'estomac, envahir les culs-de-sac glandulaires et rendre presque impossible la digestion (Muguet gastrique de Parrot). L'apparition du muguet à une période avancée d'une maladie organique telle que le cancer, la tuberculose ou le diabète, est d'un pronostic très grave ; elle annonce presque toujours une terminaison prochaine. Les indications du traitement sont les mêmes dans les deux cas ; il faut autant que possible protéger les individus sains contre l'invasion des spores de l'oïdium, par conséquent isoler les cas qui peuvent se présenter dans une crèche ou dans une salle d'hôpital d'enfants. Combattre l'acidité de la salive et pour cela proscrire absolument les matières sucrées de l'alimentation et administrer fréquemment des collutoires alcalins. Nous ne parlons pas naturellement des indications tirées de l'état général auxquelles le médecin devra répondre.

M. Archambault conseille d'injecter, à l'aide d'une poire, de l'*eau alcaline* de Vals dans la bouche de l'enfant et donner, avant chaque tétée, une cuillerée à café de la potion à l'*eau de chaux*. M. Tordeus préconise intérieurement et extérieurement le *benzoate de soude.*

COLLUTOIRES

℞	Borate de soude........................	5 gr.
	Glycérine..............................	10
	Eau de Vichy...........................	200
	M.	

Pour laver la bouche toutes les deux heures.

(G. V.)

℞	Eau de menthe..........................	100 gr.
	Glycérine..............................	15
	Borax..................................	10
	Teinture de pyrèthre...................	1
	M.	

En collutoire trois fois par jour. (Monin.)

℞	Borax..................................	2 gr.
	Glycérine..............................	4
	Eau....................................	30
	M.	

Pour les enfants. (West.)

℞ Borax.............................. 10 gr.
Eau.................................. 200
Essence de menthe............ } āā X gtt.
— de pyrèthre.............. }
(Gubler.)

Même usage.

℞ Eau de fenouil.................. } āā 50 gr.
Eau de chaux.................... }
Sirop d'anis........................ 25
M.

Avant chaque tétée donner une cuillerée de cette potion.
(Archambault.)

℞ Borax.............................. 1 gr.
Eau distillée......................... 100
M.

En usage extérieur, pour nettoyer minutieusement la bouche avant et après chaque tétée. (Widerhofer.)

℞ Chlorate de potasse................. 0 gr. 50
Eau distillée......................... 100
M.

En usage extérieur. Ne pas donner en ce moment de sirop de fruits.

℞ Chlorure de zinc................. 3 gr.
Eau alcoolisée.................... 1.000
M.

Gargarisme pour les enfants. (J. Simon.)

℞ Chlorure de zinc.................. 4 gr.
Eau alcoolisée.................... 1.000
M.

Gargarisme pour les adultes. (J. Simon.)

℞ Bicarbonate de soude.............. 5 gr.
Eau distillée...................... 100
M.

Pour nettoyer la bouche. (Miller.)

℞ Nitrate d'argent.................. 0 gr. 10
Eau distillée...................... 30
M.

En application sur les productions blanchâtres. (Schuhnemann.)

℞ Glycérine.......................} āā 10 gr.
Borate de soude...................}
M.

Badigeonner la muqueuse buccale (préalablement lavée avec une eau naturelle alcaline renfermée dans une poire en caoutchouc) avec ce collutoire.

℞ Eau distillée..................... 50 gr.
Glycérine.......................... 150
Borax.............................. 10
Phénol cristallisé................. 1
Alcool de menthe................... 10
F. S. A.

En collutoire. (G. V.)

Traitement par la saccharine

M. Maurice Fournier a traité avec un succès parfait plusieurs cas de muguet par le procédé suivant :

On met dans un demi-verre d'eau une cuillerée à café de la solution suivante :

℞	Saccharine........................	1 gr.
	Alcool à 40°........................	50

et on fait avec cette dilution cinq badigeonnages par jour. L'auteur recommande vivement de ne pas employer de solution plus concentrée sous peine de déterminer une inflammation de la muqueuse buccale.

NÉCROSE DES MAXILLAIRES

Il faut distinguer les nécroses étrangères à l'introduction du phosphore dans l'organisme et la nécrose phosphorée.

A. Nécrose sans introduction de phosphore dans l'organisme

Leurs causes habituelles sont le traumatisme, les abcès sous-périostés et la syphilis tertiaire.

A la suite des extractions, il n'est pas rare qu'un fragment d'alvéole détaché presque complètement du reste de l'os et privé de ses connexions périostiques, arrive à se nécroser. Le même accident se produit à la suite des fractures, surtout des fractures du maxillaire inférieur dont le foyer communique avec la cavité buccale et pour lesquelles on applique trop tard un appareil à contention bien fait.

Les abcès sous-périostés sont presque toujours d'origine dentaire ; le fragment d'os, privé de ses moyens de nutrition, se nécrose. On a des nécroses de la paroi antérieure du sinus, à la suite d'abcès restés des mois sans être traités ; après des caries du 4e degré, ayant donné lieu à des poussées fluxionnaires multiples et extrêmement intenses. Dans ces cas la phlegmasie paraît se propager du périoste alvéolo-dentaire à la paroi alvéolaire, et de celle-ci au périoste ; les mortifications de cette nature sont habituellement limitées aux alvéoles ; elles s'étendent, dans certains cas, à une portion plus ou moins étendue de la voûte palatine. Des nécroses d'un fragment parfois important du corps et même de la branche montante de la mâchoire inférieure se produisent à la suite de l'éruption difficile ou de la carie de la dernière molaire.

Les nécroses syphilitiques tertiaires résultent du ramollissement des gommes de la fibro-muqueuse ; on les rencontre surtout à la voûte palatine ; des perforations de la voûte palatine relativement communes, sont produites par ce mécanisme.

Grâce à l'action du périoste, il se produit une réparation partielle, par suite de laquelle la forme générale de l'os est peu modifiée. On a vu des séquestres alvéolaires du maxillaire inférieur, correspondant à plusieurs dents, circonscrits dans une véritable gouttière de nouvelle formation. La réparation ne se fait presque jamais au maxillaire supérieur ; il est inutile d'espérer l'obturation spontanée des perforations du palais, quelle que soit leur nature.

Les nécroses déterminent des suppurations prolongées, la production de trajets fistuleux rarement uniques, des phénomènes septiques, locaux et généraux, dont l'intensité est proportionnelle à l'étendue de la lésion. Les indications fondamentales du traitement sont tirées de ces phénomènes.

Avant que le séquestre devienne mobile, il faut faire une désinfection locale méthodique et soigneuse. Pour cela, on doit empêcher l'arrivée des liquides buccaux dans le foyer à l'aide d'un appareil approprié ; drainer, laver fréquemment avec une solution antiseptique, surtout avec la solution de *permanganate de potasse*. Quand le séquestre est devenu mobile il faut l'enlever le plus vite possible et faire au besoin les débridements nécessaires pour lui frayer une voie.

Afin de conserver les dents, après l'ablation des séquestres, M. Rose conseille de respecter la gencive lorsqu'on fait des incisions au cours d'une nécrose ; le lieu d'élection de ces incisions sera, selon lui, le bord inférieur du maxillaire inférieur. C'est aussi par cette voie qu'il recommande d'extraire les séquestres ; car la conservation des dents et leur consolidation seraient possibles, même après l'ablation d'une portion de l'os sur lequel elles s'implantent, et bien que leurs racines aient perdu toute connexion vasculaire et ne tiennent plus que par le collet. Il est évident, ajoute M. Heydenreich, que la manière de procéder de Rose n'est applicable qu'à un certain nombre de cas ; mais comme elle a donné des succès à son auteur et que la conservation des dents constitue un sérieux avantage, cette méthode mérite d'être prise en considération.

Pour la désinfection, on peut utiliser les formules suivantes :

℞ Chloral cristallisé.................. 20 gr.
Alcool à 90°....................... 30
Thymol.......................... 2
Eau stérilisée........................ 1000
M.

Pour faire de fréquents lavages avec une poire en caoutchouc.

℞ Nitrate d'argent.................... 0 gr. 20
Eau distillée......................... 30
M.

Porter sur une boulette de coton dans l'alvéole.

(White.)

℞ Teinture d'eucalyptus.............. 10 gr.
Alcool à 90°......................... 20
Eau oxygénée......................... 30
Eau distillée......................... 250
M.

En injection dans les parties infectées.

(G. V.)

B. Nécrose phosphorée

Maladie professionnelle des ouvriers qui travaillent dans les fabriques d'allumettes chimiques ; extrêmement rare chez ceux qui travaillent dans les usines où l'on prépare le phosphore. Paraît plutôt consécutive à l'action des vapeurs d'acide phosphorique saturant l'atmosphère qu'à celle du phosphore lui-même. On ne sait pas encore au juste de quelle manière le phosphore agit sur les mâchoires. D'après Lorinser, Degner et Adam, la nécrose phosphorée serait consécutive à son élimination par les glandes salivaires.

L'intoxication générale détermine un épaississement du périoste sur tous les os ; de plus, l'élimination exercerait, d'après Degner, une action locale et directe sur celui des maxillaires.

D'après Strohl, la nécrose phosphorée résulterait d'une irritation locale et débuterait par une gingivite propagée consécutivement à la couche profonde de la fibromuqueuse et au tissu osseux. Les caries pénétrantes, en ouvrant la voie et en déterminant des accidents locaux fréquents, seraient la principale cause prédisposante. Cette opinion, exacte dans la plupart des cas, a été défendue par MM. Roussel et Magitot. Trélat y attachait peu d'importance ; il croyait, au contraire, que la localisation de l'action du phosphore sur les maxillaires tenait surtout à la constitution des gencives. La mue épithéliale est moindre à ce niveau que dans le reste de la cavité buccale, parce qu'il n'y a pas d'appareil glandulaire, de telle sorte que l'élimination du phosphore a lieu beaucoup moins vite que partout ailleurs.

Les caractères anatomo-pathologiques et cliniques frappants de la nécrose phosphorée sont : 1° sa tendance envahissante ; elle va parfois des maxillaires aux os de la base du crâne, et détermine des méningites suppurées à ce niveau ; 2° la production d'ostéophytes ; 3° son mode de début (odontalgie, crachottements de sang, phénomènes d'ostéo-périostite raréfiante) ; 4° la persistance et la fétidité de la suppuration et la septicémie chroniques consécutives à l'absorption du pus.

La prophylaxie de la nécrose phosphorée

comporte: 1° des mesures d'hygiène publique : la substitution du phosphore rouge au phosphore ordinaire dans la préparation des allumettes ; 2° des soins rigoureux de la cavité buccale et du système dentaire. On a quelquefois obtenu au début de l'affection de bons résultats de l'*iodure de potassium* à haute dose. Mears a préconisé l'exposition aux vapeurs de *térébenthine* que M. Personne a montré être l'antidote du phosphore.

Les formules suivantes trouveront leur application :

Gargarismes

℞	Teinture d'eucalyptus...............	5 gr.
	Chloral hydraté.....................	10
	Alcool à 90°.........................	300
	M.	

Une cuillerée à café dans un demi-verre d'eau tiède pour laver la bouche et faire des injections.

(G. V.)

℞	Iodure de potassium................	5 gr.
	Infusion de feuilles de sauge........	200
	F. S. A.	

℞ Iodure de potassium...........	} āā	1 gr.
Iode.........................		
Eau distillée........................		20

Faire dissoudre et ajouter :

Alcool à 90°......................	10 gr.

Liquide pour irrigations et injections.

℞ Naphtol B........................	0 gr. 20
Eau distillée bouillie...............	1 litre

(Bouchard.)

Liquide d'irrigation.

℞ Sulfate de cuivre..............	} āā	3 gr.
— de zinc...............		
Mellite de roses..................		150
Eau distillée........................		250

M.

Liquide d'irrigation.

℞ Gaïacol..........................	1 gr.
Thymol..........................	1
Alcool..........................	20
Eau distillée......................	300

M.

Pour laver la bouche.

Collutoires

℞ Iodol............................	1 gr.
Alcool...........................	10
Glycérine.......................	34

Pour toucher les parties atteintes.

℞ Acide chromique.................... 1 gr.
Eau distillée...................... 10

Toucher les points atteints. (Hollaender.)

℞ Créosote pure..................... 1 gr.
Alcool........................... 4
Glycérine......................... 60
M.

Pour toucher les parties malades.

℞ Nitrate d'argent................... 5 gr.
Eau distillée...................... 15
F. S. A.

Conserver dans un vase en verre noir. Appliquer avec précaution à l'aide d'une petite éponge.

(Higginbotom.)

℞ Essence de térébenthine............ 15 gr.
Teinture de lavande................ 2
Glycérine......................... 50

Collutoire pour badigeonner les parties malades.

Potions

℞ Blanc d'œuf...................... 2 gr.
Essence de térébenthine............ 5
Sucre blanc....................... 8
Teinture de perchlorure de fer..... 60
Eau distillée...................... 200

Toutes les heures une cuillerée à bouche.

(Salter.)

℞ Essence de térébenthine............ 15 gr.
Gomme arabique pulvérisée......... 8
Eau.................................. 180

Emulsionner et ajouter :

Sirop de gingembre................ 25 gr.
Ether nitrique...................... 5
F. S. A.

Potion térébenthinée.

3-5 cuillerées à bouche dans la journée.

(Ewald.)

℞ Sirop de salsepareille............... 500 gr.
Iodure de potassium................ 10
M. S. A.

3 à 12 cuillerées par jour dans une infusion.

(Ricord.)

℞ Iodure de potassium................ 25 gr.
Sirop d'écorce d'oranges amères.... 500

Faire dissoudre.

4-3 cuillerées dans la journée.

℞ Essence de térébenthine....... } ãã 0 gr. 20
Cire blanche................... }

Faire fondre à une douce chaleur; laisser refroidir, ajouter :

Sucre blanc pulvérisé................ Q. s.
M.

Pour une pilule.

4 à 5 par jour. (Daunecy.)

NÉVRALGIE FACIALE (PROSOPALGIE)

Névralgie du trijumeau ; intéresse plus souvent la branche ophthalmique que les deux autres. Elle est presque toujours unilatérale. Cette névralgie comprend :

1° Des paroxysmes douloureux, extrêmement violents, dont l'intensité ne peut être comparée qu'à ceux de la sciatique ; ils sont d'autant plus fréquents et d'autant plus rapprochés que la maladie est plus ancienne ;

2° Une douleur continue, généralement légère dans les cas récents, toujours prononcée ou exagérée par la pression, souvent par les mouvements de mastication et les changements brusques de température ;

3° Des points douloureux ; c'est à ce niveau que la douleur a son maximum au début et à la fin des paroxysmes. On trouve toujours ces points par la pression ; ils correspondent à l'émergence des troncs nerveux, au passage des filets de la profondeur des muscles dans la peau, à l'épanouissement des rameaux cutanés.

4° Il est rare que la névralgie faciale ne s'accompagne pas de troubles des sécrétions et de la circulation analogues à ceux qu'on observe dans l'accès de migraine, tantôt pâleur de la face, d'autres fois rougeur avec larmoiement.

5° Dans les cas invétérés, il y a au moment des paroxysmes et même dans leur intervalle, des contractions d'un ou plusieurs muscles ou groupes musculaires (Tic douloureux de la face).

Au point de vue étiologique on peut diviser avec M. Magitot les névralgies faciales en névralgies de cause dentaire et névralgies de cause non dentaire.

Toutes les maladies des dents, caries, pulpites, périostites, etc., peuvent être l'origine des névralgies faciales. Beaucoup d'entre elles ont probablement pour point de départ des calcifications méconnues de la pulpe.

Les névralgies de cause non dentaire sont produites par l'intoxication palustre ; les compressions par des tumeurs ou du tissu de cicatrice ; les névrites et les périnévrites, etc.

Il ne faudra jamais oublier les préceptes suivants dans le traitement des névralgies faciales de n'importe quel siège :

1° Les névralgies de cause dentaire sont beaucoup plus fréquentes que les autres, elles représentent au moins 80 o/o du nombre total des névralgies faciales.

2° En présence d'une névralgie faciale de cause inconnue, il faut commencer par mettre les arcades dentaires dans un état irréprochable, enlever les racines inutiles, soigner et obturer les dents qui peuvent être conservées, de telle sorte qu'il n'existe plus le moindre accident inflammatoire ; les névralgies faciales ne résultent pas toujours de la propagation directe d'une irritation périphérique ; beaucoup d'entre elles sont réflexes. On guérit souvent des névralgies localisées à une moitié de la face en traitant méthodiquement des dents du côté opposé.

3° Les névralgies invétérées, même de cause dentaire, ne sont pas toujours guéries lorsque la cause est supprimée ; dans certains cas pourtant, les paroxysmes, tout aussi intenses qu'auparavant, immédiatement après la terminaison du traitement des dents, s'atténuent et deviennent de moins en moins pénibles.

4° Le traitement des névralgies de cause non dentaire réclame une médication causale ou une médication palliative. Le *sulfate de quinine*, dans les cas d'origine palustre, le *mercure* et l'*iodure de potassium* s'il y a de la syphilis, répondent aux indications causales. Les principaux agents de la médication palliative sont : les anesthésiques et les sédatifs nerveux : *opiacés*, *bromure de potassium*, *antipyrine*, etc., appliqués localement ou administrés soit à l'intérieur, soit en injections sous-cutanées.

En cas d'insuccès on a recours en dernier lieu aux procédés chirurgicaux : névrotomie et névrectomie.

Frictions

♃ Axonge	8 gr.	
Aconitine	0	10
Alcool rectifié	Q. s.	

M.

En friction trois fois par jour. (Brokes.)

♃ Alcoolat de mélisse	50 gr.
Teinture d'aconit	10
Chloroforme	5

M.

On imbibe un morceau de flanelle de ce liquide et on frictionne la région douloureuse.

(N. Guéneau de Mussy.)

℞ Teinture d'aconit.............. }
Teinture de coca................. } āā 2 gr.
Chloroforme...................... }
M.
En friction sur la région douloureuse. (Ferrand.)

℞ Teinture d'aconit (feuilles).......... 40 gr.
Teinture de coca................... 20
Chloroforme....................... 10
M.
En friction sur la gencive.

℞ Aconitine.......................... 0 gr. 12
Vératrine.......................... 0 24
Huile de croton tiglium............. II gtt.
Huile d'olive...................... 10 gr.
M.
Pour frictionner les parties douloureuses trois fois par jour. (Garretson.)

℞ Exalgine.......................... 2 gr. 20
Alcool de menthe.................. 5
Eau de tilleul.................... 110
Glycérine .... Q. s.
Même usage.
(Dujardin-Beaumetz.)

℞ Vératrine.......................... 1 gr. 50
Iodure de potassium................ 2
Axonge............................ 30
M.
Pommade en friction sur les parties douloureuses.
(Turnbull.)

℞ Aconitine........................... 0 gr. 10
Vaseline........................... 10
M.
Pommade en friction sur les parties douloureuses.

℞ Huile de jusquiame.......... } āā 8 gr.
Chloroforme................ }
Huile d'olive....................... 30
M.
En friction dans la névralgie. (Oesterlen.)

℞ Vératrine........................... 0 gr. 60
Térébenthine....................... 4
Iodure de potassium............... 2
Axonge............................. 24
M.
Pommade en friction. (Oesterlen.)

℞ Baume tranquille.................. 8 gr.
Méthylal.......................... 2
Pour frictions sur la partie douloureuse.

APPLICATIONS LOCALES

℞ Menthol .... 0 gr. 75
Cocaïne........................... 0 25
Chloral........................... 0 15
Vaseline.......................... 5
En application sur le point le plus douloureux et en recouvrant d'une bande de taffetas d'Angleterre.
(Galezowski.)

℞ Croton chloral.................... 2 gr.
Glycérine chaude.................... 6
M.
Appliquer sur le point malade.

Potions

℞ Teinture de racine de gelsémine au cinquième........................ 3 gr.

Prendre 20 gouttes de cette teinture dans un demi-verre d'eau sucrée de demi-heure en demi-heure. D'ordinaire la première dose procure le soulagement. On ne doit pas dépasser la dose de 60 gouttes.

(Massini.)

℞ Paraldéhyde........................ 15 gr.
Sirop de sucre...................... 300
M.

Prendre une cuillerée à bouche dans un demi-verre d'eau. (P. Poinsot.)

℞ Paraldéhyde........................ 2 gr.
Eau de fleurs d'oranger....... } āā 60
Hydrolat de menthe.......... }
Sirop de gomme..................... 20
M.

Potion à prendre en une ou deux fois dans l'espace d'un quart d'heure. (V. Audhoui.)

℞ Hydrolat de laurier-cerise.......... 4 gr.
Sirop de fleurs d'oranger........... 30

Eau de laitue...................... 100 gr.
M.
A prendre par cuillerée à bouche.
(Fonssagrives.)

℞ Alcoolature d'aconit................ 1 gr.
Infusion de mélisse................ 100
Sirop diacode...................... 30
M.
Par cuillerée à bouche toutes les deux heures.
(Bouchardat.)

℞ Méthylacétanilide.................. 1 gr.
Alcool à 90°....................... 5
Sirop d'oranges.................... 20
Eau................................ 40
M. S. A.
Par cuillerée à bouche dans les 24 heures.

℞ Aconitine.......................... 0 gr. 01
Glycérine.......... } āā 4
Alcool............. }
Eau de menthe...................... 60
M.
Trois fois par jour une cuillerée à bouche.
(Leguin.)

℞ Extrait de belladone............... 0 gr. 20
Eau de laurier-cerise.............. 15
M.
30 gouttes trois fois par jour. (Berndt.)

℞ Hydrate de chloral.................. 2 gr.
Eau distillée....................... 150
Sirop de cerises.................... 50
M.

A prendre par cuillerée d'heure en heure.

(Delioux.)

℞ Antipyrine......................... 10 gr.
Sirop de menthe..................... 30
Eau................................. 120
M. S. A.

Chaque cuillerée représente 1 gr. d'antipyrine.
On en prescrira de 3 à 8 par jour selon le cas.

Pilules antinévralgiques

℞ Iodoforme pulv..................... 1 gr. 50
Extrait de poudre de gentiane...... Q. s.

Pour 20 pilules.
2-3 par jour. (Zeissel.)

Injections hypodermiques

℞ Sulfate d'atropine.................. 0 gr. 30
Eau distillée....................... 30
M.

En injection sous-cutanée 5 gouttes à la fois qui contiennent 1 milligramme de sulfate. (Béhier.)

℞ Antipyrine	10 gr.	
Chl. de cocaïne	0	15
Eau distillée	12	

Pour injections hypodermiques.

(G. Sée et Capitan.)

NOMA

(Voir *Gangrène de la bouche.*)

ODONTALGIE

On désigne sous le titre vague d'odontalgie toute sensation douloureuse d'origine dentaire.

Ces douleurs peuvent être ou continues et habituelles, ou paroxystiques. Elles correspondent généralement à des lésions en évolution de la pulpe ou du périoste alvéolo-dentaire, considéré aussi comme un ligament.

L'odontalgie doit être distinguée des autres douleurs de la même région, surtout de la névralgie faciale ou prosopalgie, dont le point de départ est presque toujours une dent et dont la forme la plus grave est le tic douloureux de la face. Le diagnostic se fait d'après le siège, les points maximum, l'absence des poussées fluxionnaires dans les cas de névralgie et par l'exploration soigneuse du système dentaire.

Il est facile, en général, de déterminer la valeur séméiotique de l'odontalgie. La douleur continue habituelle, exagérée par la pression, indique un travail inflammatoire subaigu ou chronique évoluant du côté de la pulpe et surtout du périoste alvéolo-dentaire. L'accès d'odontalgie avec fluxion et œdème de la face durant plus ou moins longtemps indique une poussée septique aiguë locale avec formation de pus.

Mais il existe des douleurs ayant les deux éléments de l'odontalgie et les mêmes caractères qu'elle et qui ne tiennent ni à la pulpe, ni à la périostite : ce sont des névralgies par compression des nerfs dentaires, sur le trajet d'une de leurs branches, plus rarement à son extrémité. Telle est, par exemple, la névralgie des édentés. Lorsqu'un malade se plaint d'une odontalgie à accès plus ou moins fréquents, avec douleurs dans leur intervalle, lorsqu'il n'y a ni fracture, ni traumatisme d'aucune sorte permettant de supposer qu'il existe une compression d'un filet nerveux dans une masse de tissu inodulaire, on doit penser surtout à une ostéite ou à une périostite limitée de cause rhumatismale, à une production syphilitique tertiaire, gomme ou exostose, comprimant soit le tronc, soit une des branches du nerf maxillaire correspondant ; à une tumeur (enchondrome, sarcome ou carcinome) agissant de la même manière ; enfin, à une calcification encore incomplète de la pulpe. Ces particularités seront passées en revue une à une et les indications du traitement seront posées après une détermination aussi complète que possible du diagnostic différentiel.

Le traitement de l'odontalgie doit être exclusivement causal. Les analgésiques locaux et les sédatifs généraux n'ont qu'un effet temporaire et très souvent ils donnent aux malades un espoir trompeur, grâce auquel ils retardent trop longtemps l'application des seuls moyens rationnels.

Nous n'avons pas à indiquer ici les formules pour la carie ou la pulpite. (Voir *Carie dentaire*, 3e et 4e degrés, et *Pulpite.*)

Mixtures calmantes

℞ Teinture d'arnica.................. 20 gr.
Laudanum de Sydenham............ 1
Eau distillée......................... 300

Pour garder dans la bouche pendant quelques minutes, dans la carie douloureuse généralisée.

(Magitot.)

℞ Hydrate de chloral................. 4 gr.
Eau.................................... 15

Mélangez et ajoutez :

Teinture d'aconit................ XV gtt.
Chloroforme................ }
Ether....................... } ãã XX
Alcool...................... }

M.

Contre l'odontalgie. (Andrieu.)

℞ Hydrate de chloral................. 5 gr.
Eau distillée........................ 500
Alcoolé d'essence d'eucalyptus...... 50

M. (Martineau.)

Pour garder quelques instants dans la bouche.

℞ Chloroforme.......................... 3 gr.
Teinture d'aconit..................... 2
Teinture d'opium...................... 2
Extrait de belladone.................. 1
Eau distillée.......................... 300

M.

Même usage.

℞ Atropine	0 gr. 10	
Alcool à 50°	20	

(Bouchardat.)

De 1 à 10 gouttes dans un peu d'eau.
Même usage.

℞ Extrait de jusquiame	0 gr. 50
— d'opium	0 10
Eau distillée de roses	100

Pour laver la bouche.

℞ Chlorhydrate de cocaïne	0 gr. 25
— de morphine	0 30
Acide benzoïque	10
Eugénol	6
Alcool absolu	30

M. S. A.

Pour frictionner la gencive. (Wilson.)

Potions calmantes

℞ Hydrate de chloral	2 gr.
Eau distillée	150
Sirop de cerises	50

M.

A prendre par cuillerée d'heure en heure.

(Delioux.)

℞ Paraldéhyde	2 gr.
Hydrolat de menthe	} āā 60
— de fleurs d'oranger	}

Sirop de gomme.................... 20 gr.
M.

Potion à prendre en une ou deux fois dans l'espace d'un quart d'heure. (V. Audhoui.)

Dans les cas de fortes douleurs, prendre dans un demi-verre d'eau sucrée *cinq* gouttes de la solution suivante :

℞ Chlorhydrate de morphine.......... 0 gr. 50
Eau stérilisée..................... 25
Glycérine neutre................... 5
M.

Si la douleur n'est pas calmée au bout d'une demi-heure, donner *cinq* autres gouttes.

(G. V.)

℞ Paraldéhyde...................... 1 à 4 gr.
Eau stérilisée..................... 70
Sirop simple....................... 30
Teinture de vanille................ XX gtt.
M.

A prendre en 4 fois.

℞ Antipyrine .... 4 gr.
Limonade citrique.................. 120
M.

Même usage.

℞ Hydrate de chloral................ 4 gr.
Sirop de morphine.................. 40
M. S. A.

Prendre en une seule fois.

(Trélat.)

℞ Sirop de morphine.............	20 à 40 gr.
Eau distillée de laurier-cerise...	5
Eau de tilleul..................	100

M. S. A.

Prendre en une ou deux fois.

℞ Narcéine..........................	1 gr.
Acide chlorhydrique..............	XV gtt.
Sirop............................	1000 gr.

Au maximum 5 cuillerées à bouche dans la journée.

Pilules

℞ Aconitine cristallisée.......	1/4 mill.
Gelsémine...................... . .	1 cent.
Valérianate de quinine.............	5 cent.

M.

Pour une pilule. (Dunogier.)

℞ Extrait de jusquiame..............	0 gr. 50
Valérianate de zinc.................	1

F. S. A. 20 pilules.

Pilules antinévralgiques.

2 à 3 par jour. (Néligan.)

ŒDÈME

(Voir *Fluxion*.)

OSTÉITE DES MAXILLAIRES

En dehors des causes traumatiques externes, l'ostéite des mâchoires a le plus souvent pour origine le système dentaire ; la succession des accidents se fait de la manière suivante : périostite alvéolo-dentaire ; propagation au périoste du maxillaire, puis au tissu osseux lui-même. Elle aboutit fréquemment à la mortification d'une partie plus ou moins étendue de l'os et à la formation d'un séquestre. Cette nécrose est consécutive à la suppression des moyens de nutrition d'une portion de l'os sans inflammation proprement dite de son tissu, et cela par suite de la formation d'un abcès sous-périostique. Comme la nécrose, l'ostéite par propagation frappe plutôt la mâchoire inférieure que la supérieure ; nous avons déjà donné les raisons de cette prédisposition. Des ostéites de la branche montante et même du corps du maxillaire sont souvent consécutives à l'éruption difficile et à la carie de la dent de sagesse.

Certaines ostéites sont des déterminations de maladies générales (rhumatisme, pyrexies graves, fièvre typhoïde). D'autres résultent de l'évolution à l'intérieur ou à la surface de l'os de micro-organismes pathogènes (ostéites tuberculeuses ou actinomycotiques).

Les lésions de l'ostéite varient d'après la forme anatomique qu'elle présente ; elle peut être productive, c'est presque toujours le cas dans le rhumatisme, dans la syphilis tertiaire ; l'hypertrophie généralisée des os de la face et du crâne décrite souvent sous le nom de *leontiasis osseux* est une variété d'ostéite condensante d'origine syphilitique. La forme raréfiante avec disparition de tissu osseux ne se produit que chez des individus débilités et aux âges extrêmes de la vie, dans l'enfance et la vieillesse. La périodontite expulsive est toujours accompagnée d'ostéite raréfiante des cloisons et des bords alvéolaires.

La forme la plus commune est l'ostéite suppurée ; il est rare que la suppuration soit osseuse à proprement parler. On a cependant des exemples d'abcès inclus dans l'épaisseur des maxillaires. Dans les cas plus légers, il y a simplement formation d'un peu de pus dans les canaux d'Havers.

L'ostéite peut être aiguë, subaiguë, chronique. Dans cette dernière les symptômes initiaux sont insignifiants et passent presque toujours inaperçus ; dans les ostéites aiguës et subaiguës de n'importe quelle cause, les seuls phénomènes existant avant la suppuration sont : une douleur locale plus ou moins vive, notablement augmentée par la pression ou les mouvements, une tuméfaction diffuse et mal limitée correspondant à la région enflammée de l'os. La formation du pus est marquée par une poussée fluxionnaire avec œdème persistant de la face ; l'abcès reste longtemps stationnaire, surtout lorsqu'il n'y a pas de séquestre, s'il est privé de communication avec l'extérieur, de telle sorte qu'aucun élément septique nouveau ne puisse parvenir dans son foyer et que toute irritation locale ait cessé. Le pus peut se frayer une voie vers l'extérieur ; le trajet est généralement long et sinueux ; enfin, un abcès ostéopathique peut donner lieu à des fusées et à des foyers suppurés multiples.

Les indications du traitement correspondent à l'âge de l'abcès. Au début, il faut, autant que possible, éviter la suppuration et enrayer le processus.

Antisepsie rigoureuse de la bouche; antiphlogose locale par des *sangsues* ou des *scarifications* intra-buccales ; onctions à la *pommade mercurielle.* Plus tard, il faut évacuer le pus et désinfecter le foyer ; par conséquent, *incisions*, en rapport avec le siège de l'abcès ; *drainage* et *lavage antiseptique* du foyer, avec l'*eau phéniquée* ou *boriquée.* Les ostéites tuberculeuses ou actinomycotiques exigent une intervention chirurgicale précoce et décisive (abrasion ou résection d'un fragment d'os).

POMMADES

℞	Onguent mercuriel double	50 gr.
	Extrait de belladone................	4
	— d'opium..........................	1
	M.	

Pour onctions antérieures au niveau du point malade.

℞	Onguent mercuriel double...........	40 gr.
	Iodure de plomb.....................	5
	M. S. A.	

Même usage.

℞ Sel ammoniac en poudre............ 5 gr.
Pommade mercurielle.............. 100
M.
En onctions matin et soir. (Dupuytren.)

℞ Iodure de potassium................ 1 gr.
Eau de roses..................... . 1
Axonge balsamique................ 10
Essence de roses.................. II gtt.
F. S. A.
Même usage. (Bouchardat.)

℞ Iodure de potassium................ 5 gr.
Iode.............................. 1
Mêler et ajouter :
Axonge.......................... 100 gr.
Laudanum de Rousseau........... . 10
F. S. A.
Même usage. (Lemasson.)

℞ Nitrate d'argent........... 0 gr. 60 à 1 gr. 20
Baume du Pérou.......... 0 10
Pommade à l'oxyde de zinc. 15
M. S. A.
Même usage. (Fricke.)

℞ Azotate d'argent................... 1 gr.
Oxyde rouge de mercure........... 2
Iodure de plomb.................. 3
Vaseline......................... 12
F. S. A.
Même usage. (O. Callaghen.)

Batonnements a introduire dans le trajet fistuleux

℞ Iodoforme........................ 20 gr.
Gomme arabique.................. 2
Glycérine........................ 2
Amidon........................... 2
M.

Pour faire des bâtonnets de taille variée.

(Billroth.)

℞ Azotate d'argent................ 10 gr.
Azotate de potasse.............. 10-50
F. S. A.

Même usage. (Barral.)

Liquides pour injections et irrigations

℞ Iodoforme pulv..................... 10 gr.
Glycérine........................ 50
Eau distillée...................... 50

En injections dans les affections osseuses d'origine tuberculeuse. (Albert.)

℞ Sulfate d'alumine................ .. 2 gr.
Hydrate de chloral................ 1
Eau distillée...................... 100

Faire dissoudre.

℞ Cachou pulv....................... 5 gr.
Myrrhe pulv...................... 5
Eau de chaux...................... 200

Filtrer après trituration.

℞ Chlorure stannique................ 0 gr. 025
Eau distillée........................ 500
(Nauche.)

OSTÉO-PÉRIOSTITE

(V. *Périodontite expulsive.*)

PÉRIODONTITE

Nom donné par Coleman à l'inflammation de la membrane péridentaire. Cette dénomination est préférable à celle qu'on employait autrefois (périostite alvéolo-dentaire) et qui impliquait l'idée d'une assimilation anatomique complète de la membrane péridentaire au périoste.

La forme aiguë est caractérisée, au point de vue anatomo-pathologique, par une hyperémie initiale avec épaississement de la membrane ; la dent partiellement repoussée de son alvéole semble allongée. Il y a souvent en même temps de l'hyperémie pulpaire et gingivale ; comme les périostites ou les ostéites, la périodontite peut se terminer par résorption ou par suppuration ; dans les premiers cas, les phénomènes alternent graduellement et finissent pas disparaître ; la suppuration est plus fréquente. Elle détermine la diminution et parfois la suppression de la nutrition de la dent par la membrane péridentaire ; par suite, son ébranlement et même sa chute dans les cas où la phlegmasie est étendue à toute cette membrane ; un abcès et un foyer de septicémie intra-alvéolaire peuvent se produire ; le mal peut se propager au périoste du maxillaire et donner lieu à un abcès sous-périosté avec toutes ses conséquences, y compris la nécrose de la portion d'os sous-jacente ; la dent éprouve des vicissitudes correspondant aux phases diverses de ce processus ; les plus marquées sont le changement de coloration et l'ébranlement accompagnant la mortification de la pulpe et la suppression graduelle des moyens de fixation. Le cément en rapport immédiat avec la membrane péridentaire se résorbe surtout vers l'extrémité de la racine ; il se fait de la régression de la dentine.

La périodontite aiguë passe souvent à l'état chronique ; dans ce cas la membrane est le siège d'une suppuration persistante, et elle subit une dégénérescence fongueuse ; presque toujours on rencontre dans ces conditions des fistules gingivales.

Les symptômes cliniques de la périodontite varient suivant son degré d'acuité. Dans la forme subaiguë, la dent est le siège d'une sensation d'agacement et d'irritation très pénible ; une pression énergique contre la dent antagoniste produit un soulagement momentané.

La forme aiguë donne lieu à une douleur locale intense exaspérée par la pression, les mouvements, le séjour au lit. Il y a en même temps une rougeur plus ou moins étendue de la gencive et des battements : dans ces cas-là surtout, la dent semble allongée.

Lorsqu'arrive la suppuration, l'allongement et la mobilité augmentent ; il devient impossible de rapprocher complètement les mâchoires. Les symptômes de voisinage s'accusent et il n'est pas rare, à ce moment, que le malade éprouve des troubles digestifs plus ou moins marqués, accompagnés de fièvre. L'évacuation du pus est suivie d'une rémission immédiate, mais la maladie n'est pas guérie pour cela ; une poussée n'est jamais unique.

Dans la forme chronique, on ne note pas de douleur à la percussion ; la pression sur l'alvéole, au point correspondant à l'extrémité radiculaire, est douloureuse ; la fixité de la dent est un peu moindre qu'à l'état normal ; de temps en temps surviennent des poussées aiguës, aboutissant tôt ou tard à la formation de fistules gingivales ou cutanées.

La cause la plus commune de la périodontite est la carie pénétrante ; elle peut se développer encore à la suite d'un traumatisme, d'une obturation inopportune, de la pénétration de substances septiques dans l'alvéole, d'aurifications prolongées, d'applications maladroites de caustiques et d'appareils orthopédiques ou prothétiques. La périodontite peut encore succéder à l'inflammation de la pulpe, à l'ostéite du bord alvéolaire, etc.

Nous avons déjà passé en revue les principales complications : la pulpite, la gingivite, la périostite, l'ostéite, les abcès sous-périostés, l'hypercémentose.

La thérapeutique doit être basée sur les indications causales : il faut traiter d'abord la dent. Si la périodontite est due à une carie pénétrante, si elle tient à une obturation faite mal à propos, on donne au plus vite issue aux gaz développés dans la chambre pulpaire et les canaux sous l'influence de la septicémie intradentaire ; pour cela, on enlève le tampon obturateur et on désinfecte. On ajoute à l'intervention chirurgicale un traitement antiphlogistique local, particulièrement les applications de glace sur la gencive au niveau de la dent malade ; ce procédé a l'inconvénient de provoquer une hyperesthésie extrêmement désagréable de la pulpe des dents voisines. Nous préférons les révulsifs locaux auxquels on ajoute des substances calmantes ou narcotiques. Andrieu conseillait les applications de *collodion cantharidé.* Les collutoires au *chlorate de potasse* et à l'*iodure de potassium*, les purgatifs doux, les *pointes de feu* peuvent rendre de sérieux services.

Les formules suivantes trouveront leur application dans l'une ou l'autre des conditions indiquées.

Collutoires

℞ Teinture d'iode................ } — d'aconit............ }	ãã	4 gr.
Chloroforme.................. } Teinture de benjoin........... }	ãã	1

M.

Badigeonner la gencive matin et soir. (G. V.)

℞ Teinture de benjoin		6 gr.
— d'extrait d'opium		2
Alcoolature d'aconit		2
M.		

Badigeonner la gencive matin et soir.

(Redier.)

℞ Eau		200 gr.
Tannin		10
Teinture d'iode		5
Alcool	} āā	10
Glycérine	}	
M.		

Tous les soirs, avant de se coucher, on promène sur les gencives malades et autour des dents affectées un pinceau imbibé de cette mixture pure. Quelques instants après le malade se rince la bouche pendant quelques minutes avec une cuillerée à bouche de cette préparation dans un demi-verre d'eau.

Contre la périodontite chronique.

(Andrieu.)

℞ Aconitine amorphe	0 gr. 02
Iode	3
Alcool à 80°	36
M.	

Pour badigeonner la gencive.

(L'aconitine étant *très toxique*, il sera prudent de la part du praticien de faire lui-même l'application de ce collutoire.)

℞ Teinture de capsicum	1 gr.
Teinture de benjoin	20
M.	

Même usage.

℞ Teinture de cantharides............	XII gtt	
Chloroforme......................	5 gr.	
Alcool...........................	30	
M.		

Même usage.

℞ Teinture d'iode.................	2 à 4 gr.
Glycérine.......................	15
M.	

Badigeonner la gencive. (Foucher.)

℞ Iode............................	0 gr.	10
Iodure de potassium..............	0	20
Acide phénique...................	0	10
Glycérine........................	10	

Faire dissoudre. Badigeonner la gencive.

(Mandl.)

℞ Chloroforme.....................	3 gr.
Extrait de belladone..............	2
Glycérine........................	15
F. S. A.	

En badigeonnage sur la gencive. (Gallois.)

℞ Iodure de potassium.............	1 gr.
Eau distillée.....................	40
M.	

Pour friction sur la gencive malade, et en injection dans le canal dentaire. (Nedder.)

Injections hypodermiques

℞ Antipyrine........................ 0 gr. 40
Chlorhydrate de cocaïne........... 0 04
Eau distillée........................ 1
M.

Dix gouttes en injection sous-gingivale dans la périostite aiguë. (Martin.)

℞ Antipyrine........................ 2 gr. 50
Eau distillée de laurier-cerise....... 10
M.

Injecter un centimètre cube de cette solution.

℞ Chlorhydrate de cocaïne............ 0 gr. 02
Eau phéniquée à 2 p. 0/0.......... 1
M.

En injection contre les douleurs de la périodontite.

Gargarisme

℞ Feuilles de morelle................ 15 gr.
Capsules de pavot.................. 15
Eau bouillante..................... 1000

Faire infuser une heure. Passer, exprimer.
Gargarisme contre la périodontite.

Potions

℞ Sirop de chloral............... } ãã 30 gr.
— morphine............ }
Eau distillée de tilleul......... }

Eau de fleurs d'oranger........... 10 gr.
M.
Une cuillerée à bouche tous les trois heures.
(Dieulafoy.)

℞ Acétate de morphine............... 0 gr. 05
Eau distillée....................... 30
Sirop de sucre..................... 90
M.
Toutes les trois heures une cuillerée à café.
(Magendie.)

℞ Alcoolature d'aconit (feuilles)....... 1 gr.
Sirop de fleurs d'oranger.......... 30
Eau............................... 100
Alcoolat de mélisse.............. 10
M.
Par cuillerée toutes les heures.
(Dujardin-Beaumetz.)

℞ Hyosciamine......................... 0 gr. 05
Eau distillée....................... 10
Faire dissoudre et ajouter :
Sirop de sucre..................... 1000 gr.
M.
10 à 30 gr. en 24 heures.

℞ Antipyrine.......................... 2 gr.
Sirop de punch..................... 40
Eau distillée de laitue............. 80
M.
Par cuillerée à bouche d'heure en heure.

PILULES

℞ Valérianate de zinc.................	0 gr.	05
— de quinine.............	0	10
Extrait d'opium....................	0	01
— de belladone................	0	01

M. S. A.

Pour une pilule. 2 à 6 par jour.

℞ Sulfate de quinine............	0 gr. 20
Azotate d'aconitine cristallisé..	0 1/5 milligr.
Extrait de quinquina..........	Q. s.

Pour une pilule. 2 à 3 *au maximum* en 24 heures.

(Laborde.)

PÉRIODONTITE EXPULSIVE

Affection caractérisée par une destruction lente et progressive du rebord alvéolaire et de la membrane alvéolo-dentaire, accompagnée de la dégénérescence atrophique de la gencive et de la pulpe des dents. La chute spontanée des dents est la terminaison fatale.

Les nombreuses dénominations qui ont été proposées par les auteurs : *Suppuration conjointe des alvéoles et des gen-*

cives (Jourdain), *Pyorrhée inter-alvéolo-dentaire* (Toirac), *Gingivite expulsive* (Marchal de Calvi), *Ostéo-périostite alvéolo-dentaire* (Magitot), *Gingivite arthro-dentaire infectieuse* (Galippe), *Arthrite alvéolaire* (Magitot), *Maladie de Fauchard* (David), *Périodontite expulsive* (Heydenreich), *Maladie de Rigg* (auteurs américains), montrent que la nature du processus n'est pas nettement déterminée ; ces dénominations, basées sur l'ensemble des phénomènes cliniques, sur les altérations anatomo-pathologiques, sur les doctrines microbiennes, prouvent que le processus est complexe et encore imparfaitement connu.

La périodontite expulsive est-elle une détermination locale d'un état morbide général, ou simplement une affection du système dentaire dépendant de conditions exclusivement locales ?

Nous pensons, avec la plupart des auteurs, que l'état général exerce une influence indéniable sur la genèse de cette affection ; que les causes locales invoquées, telles que la *minéralisation excessive des dents* (Dubois), *l'infection spécifique* (Galippe), ne peuvent agir que si cette prédisposition organique antérieure existe.

En admettant le rôle déterminant des micro-organismes, de la minéralisation précoce et excessive, ces conditions ne peuvent produire des altérations aussi profondes que lorsque le terrain organique, par suite des troubles nutritifs généraux, acquiert une susceptibilité particulière aux influences morbides. Les données cliniques ont la valeur d'une véritable démonstration expérimentale.

Envisageons ce qui se passe dans le système dentaire au cours du diabète. Les phénomènes de la périodontite expulsive évoluent avec une rapidité et une intensité surprenantes. Dans ce cas, le mécanisme initial est connu : tout tient à des modifications physico-chimiques des éléments anatomiques. Leur résistance organique est affaiblie, les traumatismes, l'action des micro-organismes de la bouche, si faible que soit leur virulence, sont de nature à déterminer l'inflammation avec destruction progressive de la gencive, de l'alvéole et du ligament alvéolo-dentaire et à constituer le complexus symptomatique que nous connaissons.

Le même mécanisme variant d'allure et d'intensité selon la résistance du tissu, peut être noté dans la plupart des cas de la périodontite expulsive. Ce sont les conditions prédisposantes qui ont le plus d'importance dans l'étiologie de cette maladie.

Les phénomènes anatomo-pathologiques ne sont pas encore suffisamment élucidés. Quelles sont les altérations initiales ? S'agit-il d'abord d'une gingivite, d'une alvéolite, d'une périodontite ou d'une arthrite ? On n'est pas d'accord sur ce point. Les modifications histologiques des tissus intéressés paraissent si étroitement enchaînées qu'il est difficile de préciser la lésion initiale ; il est possible qu'elle dépende de la nature des causes déterminantes.

Un seul fait paraît bien établi : la progression des lésions de la périphérie vers le centre. Contrairement à la périodontite simple, la maladie débute au niveau du collet de la dent et se propage progressivement vers le sommet de la racine. Les altérations s'observent également sur le tissu de la gencive, de l'alvéole et de la membrane inter-alvéolo-dentaire ; à la période plus avancée le cément lui-même est altéré.

Ces modifications ne sont point le résultat d'un processus atrophique, mais d'une destruction lente et progressive des éléments anatomiques, donnant lieu à l'élimination incessante du produit pathologique.

Au début, on observe une légère déviation des dents atteintes ; à ce niveau la gencive est hyperémiée mais non douloureuse ; la dent est à peine mobile, la suppuration est si faible qu'on la distingue à peine. Un peu plus tard les phénomènes mentionnés s'accentuent : la rougeur de la gencive est plus intense, la dent est plus mobile, plus déviée, la pression sur la gencive est indolente, mais elle fait sourdre une petite quantité de pus crémeux, apparaissant sous forme d'anneau mince autour du collet.

A mesure que les altérations anatomiques avancent, les symptômes deviennent plus appréciables ; mais rien ne change dans l'aspect de la maladie, si ce n'est l'intensité des phénomènes ; à la période ultime, des fistulettes et des abcès multiples correspondent aux dents extrêmement mobiles, la gencive est alors douloureuse à la pression.

Le traitement de cette maladie est difficile par cela même qu'elle dépend le plus souvent de conditions générales de l'organisme. La base du traitement serait donc la médication générale, ayant pour but d'activer la nutrition affaiblie, d'élever le coefficient de résistance de l'économie.

Le traitement local consiste dans l'application des moyens capables d'activer la nutrition périphérique affaiblie. L'*ignipuncture* est excellente au début ; le *chloral*, l'*iode*, l'*acide chromique*, le *chlorure* et l'*iodure de zinc*, le *sublimé*, l'*eau oxygénée* et beaucoup d'autres médicaments de même ordre ont été préconisés. Les lavages fréquents de la bouche avec des solutions antiseptiques sont très importants.

Un procédé facile à appliquer nous a donné des résultats excellents. Il consiste dans le *massage* de la gencive avec une brosse à dents ; en passant du sommet de la racine vers le bord libre de la gencive, on parvient à faire sortir le liquide purulent et à diminuer ainsi l'irritation ; par la pression douce et méthodique exercée ainsi sur les tissus, on améliore la circulation périphérique.

Il est bon de faire, en même temps que le massage, des *irrigations* entre les gencives et les dents avec des solutions antiseptiques. On se servira à cet effet de la seringue de Pravaz. Ces irrigations seront faites d'abord par le dentiste lui-même. Les malades pourront se servir, dans le même but, d'une poire à bout effilé.

Gargarismes

℞ Menthol	āā	5 gr.
Phénol cristallisé		
Glycérine neutre		20
Alcool absolu		40
Eau stérilisée		500

M.

Pour laver la bouche et faire soigneusement des irrigations. Immédiatement après, introduire entre les dents ébranlées et les gencives quelques gouttes du mélange suivant :

Chlorure de zinc		0 gr. 25
Phénate de cocaïne		0 50
Chloral	āā	2
Menthol		

M.

Faire ces lavages et pansements tous les jours.

(G. V.)

℞ Acide borique.................... 10 gr.
Alcool rectifié..................... 50
Eau distillée......................... 500
M.
Pour laver la bouche. (Magitot.)

℞ Acide borique....................... 5 gr.
Eau chloroformée saturée.......... 100
Eau distillée d'anis................. 100
Eau distillée......................... 200
M.
Gargarisme. (Mailhol.)

℞ Acide tannique...................... 6 gr.
Alcool à 86°.......................... 90
Teinture de benjoin................ 6
Essence de menthe................. 1
M.
Quelques gouttes dans un verre d'eau en gargarisme.

℞ Chlorure de zinc................. 6 à 8 gr.
Eau distillée..................... 1.000
Essence de menthe.............. XX gtt.
M.
Quatre fois par jour au début, deux fois ensuite. En gargarisme.

Lorsque l'emploi du chlorure de zinc en gargarisme produit un agacement particulier des dents, on prescrira le gargarisme suivant :

Extrait de ratanhia................. 5 gr.
Eau.................................. 500
M.
Gargarisme. (Dubois.)

Stérésol

℞ Gomme laque	....	270 gr.
Benjoin en larmes	....	10
Baume de Tolu	....	10
Phénol	....	100
Essence de cannelle	....	6
Saccharine	....	6
Alcool à 90°	....	Q. s. pour un litre.

M. S. A.

(Berlioz.)

M. Papot a obtenu d'excellents résultats en recouvrant la gencive d'une couche de stérésol, après avoir pratiqué les lavages antiseptiques.

℞ Chlorure de zinc	}	āā 2 gr.
Eau distillée	}	
Teinture d'iode	}	

M.

Appliquer journellement, durant 8 à 10 jours, sur les gencives malades. (Hollaender.)

℞ Iodure de zinc	4 gr.
Eau distillée	60

M.

Pour badigeonner la gencive. (Mailhol.)

℞ Teinture d'iode	}	āā 2 gr.
— d'aconit	}	
Créosote		2

M.

Badigeonner la gencive.

℞ Tannin	2 gr.
Glycérine	10
Alcoolat de cochléaria	10
Essence de menthe ou d'anis	II gtt.

M.

Enduire les gencives 2 fois par jour au début, une fois ensuite ; pendant 2 mois au besoin. (Dubois.)

℞ Acide borique	10 gr.
Résorcine	1
Glycérine	10
Essence de menthe et d'anis	X gtt.

M.

Même usage. (Dubois.)

Pansements a introduire dans la poche purulente

℞ Acide phénique } āa	5 gr.
Ether sulfurique }	
Alcool rectifié	10

M.

Introduire, entre les dents et les gencives atteintes, quelques gouttes de ce liquide. (Magitot.)

℞ Antiseptol (Iodosulfate de cinchonine)	5 gr.
Glycérine	5

M.

Enduire de cette préparation le clapier alvéolaire, après avoir évacué le pus et avoir fait des injections antiseptiques.

℞ Peroxyde d'hydrogène............ 10 gr.
En irrigation dans la poche alvéolaire.

℞ Chlorure de zinc.................. 0 gr. 25
Iodure de zinc.................... 0 50
Glycérine......................... 2
M.
Une goutte à introduire dans la poche purulente.

℞ Sublimé.......................... 0 gr. 50
Eau distillée..................... 1 000
M. S. A.
Introduire entre les dents et les gencives quelques gouttes de ce liquide. (Magitot.)

℞ Bichlorure de mercure............ 2 gr.
Eau distillée..................... 1.000
M.
Introduire quelques gouttes dans la poche alvéolaire. (Galippe.)

℞ Acide chromique.............. } ãa 2 gr.
Eau distillée.................. }
M.
Caustique.
Tous les 6 à 8 jours on introduit entre la gencive et les dents une cordelette de coton imbibée de ce liquide qui y séjourne pendant quelques minutes. M. Magitot recommande concurremment l'emploi de pastilles de chlorate de potasse.

PULPITE

Nous avons déjà dit que la pulpite est une complication de la carie dentaire arrivée à un certain degré ; que les caries accompagnées d'inflammation et de destruction de la pulpe sont appelées avec raison compliquées. Les traumatismes, les périodontites aiguës ou subaiguës, même celles qui résultent de la propagation à la membrane péridentaire d'une gingivite, peuvent également produire la pulpite. Par suite de sa structure et de la multiplicité des éléments vasculo-nerveux qu'elle renferme, la pulpe dentaire réagit avec une extrême vivacité sous l'influence des moindres irritations ; elle s'enflamme à peu près toujours dès qu'elle est exposée. La première manifestation de cette inflammation, c'est un accès d'odontalgie, syndrome facile à expliquer, quand on songe à la quantité considérable de terminaisons nerveuses que renferme l'organe.

Chez certains individus, la pulpe présente un degré de tolérance étonnant : plusieurs dents sont affectées de caries pénétrantes ; la bouche est en aussi mauvais état qu'on peut l'imaginer et cependant ils n'ont pas d'accès d'odontalgie ; l'organe semble complètement insensible, on peut le toucher sans provoquer la moindre sensation douloureuse.

La pulpite est aiguë, subaiguë, chronique. Cette dernière forme succède souvent aux deux premières ; elles peuvent également se terminer par résolution.

La pulpite subaiguë n'est constituée, en réalité, que par un état congestif persistant de l'organe, avec hyperesthésie de la dentine. Les douleurs qui persistent sans interruption pendant plusieurs heures, et qui apparaissent sans irritation préalable, qui sont plus prononcées la nuit que le jour, dénotent toujours une pulpite. En explorant une cavité de carie qui ne semblait pas pénétrante, on reconnaît toujours qu'il existe, au fond, une couche de dentine ramollie et dans laquelle l'examen microscopique fait découvrir des colonies de micro-organismes. La dénudation de la pulpe est parfois suivie d'une diminution des douleurs et des phénomènes fluxionnaires ; il n'est pas nécessaire pour cela que la vitalité soit complètement perdue.

Une pulpe enfermée dans un canal à peu près intact et enflammée se mortifie d'habitude très vite ; la compression et l'étranglement consécutif à l'hyperémie aboutissent nécessairement à la gangrène.

La pulpite chronique est à peu près indolente ; elle aboutit soit à la dégénérescence graisseuse, soit à la fonte purulente, soit, ce qui est beaucoup plus rare que tout le reste, à la calcification.

Il existe une variété d'inflammation fongueuse dans laquelle la pulpe exubérante occupe toute la cavité de la carie ; elle a l'aspect d'une masse molle rosée indolente et qui saigne au moindre contact.

Cette forme paraît se produire surtout à la suite d'irritations légères et continues.

(Pour les formules, voir *Carie* des *troisième* et *quatrième degré*.)

PYORRHÉE ALVÉOLO-DENTAIRE

(V. *Périodontite expulsive*.)

SALIVATION MERCURIELLE

(V. *Gingivite et stomatite mercurielle*.)

SCORBUT

M. Dieulafoy décrit ainsi l'étiologie de cette affection : le scorbut est une maladie habituellement épidémique qui, depuis bien des siècles, se développe dans des conditions identiques. En effet, dans l'étiologie du scorbut il est toujours question de villes assiégées, de populations affamées, d'armées en souffrance, de pensions encombrées, de passagers naviguant dans de mauvaises conditions hygiéniques. La cause intime du scorbut n'est pas élucidée ; on a invoqué le froid humide, l'eau de mauvaise qualité, la privation de fruits et de végétaux frais (*pas assez de potasse*), l'abus des viandes salées (*trop de chlorure de sodium*). Ce qui est certain, c'est que, dans une ville assiégée, le scorbut cesse après le ravitaillement.

A part les cas exceptionnels où le scorbut débute par les altérations locales de la bouche, il y a une période de débilité caractérisée par une affaiblissement progressif des forces. Pendant cette période, des douleurs apparaissent aux jambes, aux jointures, à la base du thorax ; la face pâlit, la peau se sèche, mais il n'y a pas de fièvre. Alors surviennent les altérations de la bouche ; les gencives, gonflées et ramollies, s'ulcèrent et saignent, l'haleine est fétide, la muqueuse buccale se tuméfie, se couvre d'ecchymoses et de bulles sanguinolentes, la mastication devient pénible, même douloureuse.

Il n'entre pas dans notre cadre d'étudier ici le traitement général de cette affection, mais les principales mesures prophylactiques consistent à modifier les conditions d'hygiène du malade. Changement d'habitation, séjour à la campagne, recommander dans l'alimentation les *fruits, légumes frais*, *cresson*, *raifort*; *limonades d'oranges* comme boisson. Le *jus de citron* est justement recommandé ; on conseillera des collutoires avec du *jus de citron* et *alcool*, ou même avec de l'*acide citrique dilué*.

Comme pour toutes les maladies des gencives, il faut commencer par l'enlèvement du tartre très soigneusement.

(V. *Gingivites phlegmoneuse et fongueuse.*)

GARGARISMES

℞ Alcoolat de cochléaria.............. 100 gr.
Hydrate de chloral................. 10
M.

Une cuillerée à café dans un demi-verre d'eau tiède pour laver la bouche 8 ou 10 fois par jour.

(G. V.)

℞ Alcoolat de cochléaria............. 50 gr.
Teinture de ratanhia............... 20
Eau distillée...................... 200
M.

(Bamberger.)

℞ Décoction d'écorce de chêne (ou de cachou) 20 gr. sur.............. 300 gr.

Ajouter :

Acide tannique.................... 5 à 10 gr.
M.

(Bamberger.)

℞ Infusion de feuilles de sauge........ 170 gr.
Teinture de cachou................ 8
Miel clarifié...................... 30
M.

(Kocker.)

℞ Décoction de quinquina............ 200 gr.
Teinture de myrrhe................ 20

Acide sulfurique alcoolisé.......... 10 gr.
Miel rosat........................ 60
F. S. A.

(Hunter.)

℞ Décocté de quinquina (6/100)....... 100 gr.
Infusé de roses rouges (2/100)...... 100
Teinture de myrrhe................ 8
Acide chlorhydrique................ X gtt.
M.

(Braude.)

℞ Chlorate de potasse............... 10 gr.
Eau 250
Mellite de roses.................. 50
Acide chlorhydrique................ 2
M.

Collutoires

℞ Glycérine....................} āā 10 gr.
Jus de citron.................}
M.

Pour toucher les ulcérations.

℞ Chlorate de potasse................ 1 gr.
Glycérine........................... 10
M.

Même usage.

Elixir dentifrice antiscorbutique

℞ Teinture de ratanhia.............. 30 gr.
Alcool de menthe.................. 60
Chloroforme.................. } āā 5
Teinture de benjoin........... }
M.

Une cuillerée à café dans un demi-verre d'eau tiède.

(G. V.)

Poudre dentifrice

℞ Carbonate de chaux............... 25 gr.
Crème de tartre.................. 5
Acide tannique.................... 1
Essence de badiane................ Q. s.
M.

Pour brosser les dents et les gencives matin et soir.

(G. V.)

Potions

℞ Décoction de malt et de bourgeons
de sapin, 20 gr. sur.............. 200 gr.
Levûre de bière................... 20
Sirop d'écorce d'oranges amères.... 20
M.

Toutes les deux heures 2 cuillères à soupe.

(Bamberger.)

20.

℞	Extrait mou de quinquina........	2 à 6 gr.
	Teinture de cannelle.............	10
	Sirop d'écorce d'oranges amères..	30
	Eau..........................	120

M. S. A.

Prendre par cuillerées.

℞	Alcoolat de cochléaria............	10 gr.
	Eau de menthe....................	150
	Sirop de raifort composé..........	50
	Acide citrique....................	2

F. S. A.

Une cuillerée toutes les 2 heures.

STOMATITES

La *stomatite* est l'inflammation de toute la muqueuse buccale, la *gingivite* est l'inflammation limitée à la gencive. Il y a certainement des gingivites formant une entité morbide et répondant à un processus particulier ; le plus souvent elles sont plutôt la localisation plus restreinte d'une stomatite ; toutefois ce mot est si répandu parmi nous que nous avons cru devoir le respecter. C'est ainsi que nous avons décrit précédemment à côté de gingivites proprement dites, c'est-à-dire fongueuse, hypertrophique, phlegmoneuse, des affections généralement plus étendues : gingivites aphteuse, des fumeurs, érythémateuse, mercurielle.

Nous avons également traité du muguet ou stomatite crémeuse, du noma ou stomatite gangréneuse.

Nous avons à parler maintenant des stomatites érythémateuse, ulcéro-membraneuse et mercurielle.

STOMATITE APHTEUSE

(V. *Gingivite aphteuse.*)

STOMATITE CRÉMEUSE

(V. *Muguet.*)

STOMATITE ÉRYTHÉMATEUSE OU PULTACÉE

APPELÉE ÉGALEMENT

STOMATITE AIGUE SIMPLE

C'est la forme la plus fréquente et la plus bénigne ; elle apparaît sous l'influence d'irritations diverses : traumatisme, actions physiques et chimiques. Parmi les causes d'ordre mécanique il faut citer en premier lieu l'irritation produite par les bords tranchants des racines et des dents cariées ; les morsures de la joue, des lèvres et de la langue se produisant parfois au moment de la mastication ; enfin toutes sortes de traumatismes portant sur la muqueuse.

Aux irritations physiques il faut rattacher la chaleur et le froid extrêmes. Ils peuvent, dans certains cas, produire des escharres étendues et profondes et des douleurs intolérables. Il en est de même de l'introduction dans la bouche des acides minéraux et des caustiques.

Lorsque les phénomènes inflammatoires sont peu intenses et bien circonscrits, comme dans les cas de morsures superficielles ; lorsqu'ils ne sont pas entretenus par la persistance de la cause première, tout se dissipe insensiblement sans le moindre trouble organique ou fonctionnel ; il en est tout autrement lorsque l'élément irritant agit d'une façon continue. La lésion primitive, superficielle au début, gagne en surface et en profondeur ; elle s'ulcère, se couvre d'un produit blanc grisâtre ou jaunâtre et répand une odeur fétide. Inoffensive et bénigne, elle peut, sous l'influence de l'irritation et dans des conditions diathésiques déterminées, donner lieu à des complications de mauvaise nature.

Dans la stomatite généralisée, toute la muqueuse de la bouche est rouge, luisante, plus ou moins douloureuse aux irritations mécaniques et thermiques ; on constate en même temps l'hypersécrétion salivaire, l'exagération de la réaction acide. L'épithélium buccal desquamé laissant à nu la couche sous-jacente de la muqueuse, la mastication est alors difficile et pénible ; l'introduction dans la bouche de mets épicés, de liquides alcoolisés, exaspère l'impression douloureuse.

La température buccale est élevée ; il est rare qu'il y ait un mouvement fébrile général.

La stomatite érythémateuse peut ainsi former une entité morbide ; c'est la forme *idiopathique* ; mais elle peut être aussi *symptomatique* d'une autre affection buccale, et l'on peut dire qu'il n'y a presque pas de stomatites essentielles qui ne soient compliquées de stomatite érythémateuse.

Deux indications règlent le traitement de la stomatite érythémateuse, comme celui de la plupart des stomatites :

a) Combattre la septicité de la bouche ;

b) Atténuer ou supprimer la douleur.

On répondra à la première par les *antiseptiques ;* à la seconde à l'aide des *narcotiques* et des *analgésiques*.

Nous devons noter tout particulièrement l'action du *chlorate de potasse* devenu spécifique contre les inflammations de la muqueuse buccale.

℞	Chlorate de potasse	10 gr.
	Eau de roses	300
	Essence de menthe	qq. gtt.

M.

Laver la bouche toutes les deux heures.

℞	Salol	2 gr.
	Chlorate de potasse	5
	Hydrate de chloral	1
	Eau distillée	250

M. Même usage.

℞	Acide salicylique	2 gr.
	Alcoolat de cochléaria	10
	Eau de roses	200

M. Même usage.

℞ Borate de soude..................	15 gr.
Thymol...........................	0 20
Eau distillée.....................	1.000
M.	

En gargarisme contre les phénomènes aigus.

(Magitot.)

℞ Bichlorure de mercure.............	0 gr. 01
Eau distillée.......................	50
M.	

En gargarisme. (Pleuler.)

℞ Acide salicylique..................	5 gr.
Alcool rectifié......................	15
Eau distillée........................	350
M.	

Employer en gargarismes trois fois par jour.

℞ Teinture de ratanhia................	2 gr
— de camomille..............	3
— de myrrhe.................	90
Thymol..........................	0 20
M.	

Une cuillerée à thé dans un verre d'eau, pour laver la bouche toutes les demi-heures.

(Schlenker.)

℞ Acide tannique.....................	1 gr.
Chlorate de potasse.................	2
Miel rosat..........................	30
Eau distillée.......................	500
M.	

En gargarisme. (Stocken.)

℞ Permanganate de potasse........... 0 gr. 01
Eau distillée.......................... 100
M.

En gargarismes.

COLLUTOIRES

℞ Borate de soude...................... 10 gr.
Miel blanc............................ 10
M.

Contre la stomatite des enfants.

Badigeonner plusieurs fois dans la journée la muqueuse buccale. (Bouchut.)

℞ Miel.................................. 30 gr.
Sulfate d'alumine..................... 2
Eau................................... 15
M.

(Bouchut.)

Pour le même usage.

STOMATITE LIMOUSINE OU PERLÈCHE

Ce terme très peu scientifique désigne une affection qui croyons-nous, n'en a pas reçu de plus satisfaisant ; celui-ci n'a que l'avantage d'apprendre que cette maladie de la bouche est surtout fréquente à Limoges et dans le Limousin.

Elle débute au niveau des commissures par une petite tache blanchâtre qui occasionne une vive sensation de brûlure, ce qui fait que l'enfant, car les enfants en sont presque exclusivement atteints, humecte sans cesse, avec sa langue, la partie malade, il se pourlèche : c'est probablement ce qui fait qu'on désigne aussi parfois cette stomatite sous le nom de *perlèche*. La tache ainsi douloureuse, se soulève, desquame et tombe ; il reste en dessous une petite ulcération linéaire, rouge, très douloureuse, qui, située aux commissures, empêche la bouche de s'ouvrir : les Limousins ont comparé cette cicatrice à une bride et lui ont donné le nom de *bridou*.

C'est une affection très contagieuse ; les enfants se la transmettent en s'embrassant ou en buvant dans des vases contaminés. Fréquente surtout pendant les mois chauds, elle est en quelque sorte endémique dans certains quartiers de Limoges.

La durée varie entre quinze jours et un mois.

Elle a pour cause efficiente un microbe qu'on connaît : c'est un streptocoque d'une espèce particulière. La perlèche a été étudiée par un médecin de Limoges, M. Lemaître, qui conseille comme médicaments actifs le *sulfate de cuivre*, l'*alun* et le *glycérolé d'amidon*.

COLLUTOIRES

℞ Aristol		0 gr.	25
Cocaïne		1	
Vaseline		30	
M.			

Pour oindre les cicatrices commissurales après la desquamation.

℞ Cocaïne	} āā	0 gr.	50
Menthol	}		
Lanoline		20	
M.			

Même usage.

℞ Sulfate de cuivre	2 gr.	
Camphre pulv.	0	50
Extrait d'opium	0	20
Vaseline	100	
M. S. A.		

Même usage.

℞ Alun pulv.	4 gr.
Miel rosat	30
M.	

Même usage.

℞ Alun	1 gr.	
Camphre	0	75
Vaseline	30	

M.

Même usage. (Gibert.)

℞ Amidon	10 gr.
Glycérine neutre	140

F. S. A.

Glycérolé d'amidon.

Pour onctions sur les parties malades après attouchements avec les liquides astringents.

℞ Sulfate de cuivre	0 gr. 05
Eau distillée	10
Laudanum de Sydenham	VI gtt.

M.

Pour badigeonner les cicatrices.

On se souviendra que les enfants sont très sensibles à l'action des opiacés. On appliquera donc ce collutoire en prenant soin d'absorber l'excédent avec un peu d'ouate hydrophile.

℞ Alun	1 gr.
Décoction de guimauve	100
Laudanum de Sydenham	XV gtt.

M.

Même usage, même recommandation.

℞ Sulfate de cuivre.................. 3 gr.
Alun 2
Mellite de roses................... 10
Eau distillée...................... 40
M.

Même usage.

℞ Sulfate d'alumine et de potasse...... 4 gr.
Infusion de roses.................. 100
M.

Même usage.

STOMATITE GANGRÉNEUSE

(V. *Gangrène de la bouche.*)

STOMATITE MERCURIELLE

Inflammation de la muqueuse buccale consécutive à l'élimination du mercure. Débute par une gingivite limitée, prend plus tard la forme d'une gingivite phlegmoneuse diffuse, avec propagation au périoste alvéolo-dentaire et ébranlement des dents ; elle peut, en dernier lieu, s'étendre à toute la muqueuse buccale et même à la langue.

Considérée longtemps comme le résultat

de l'irritation directe de la muqueuse par le mercure qui s'élimine, elle est assimilée aujourd'hui, par beaucoup d'auteurs, aux stomatites phlegmoneuses septiques de n'importe quelle origine. Cette théorie a contre elle l'analogie et l'observation clinique.

1° L'élimination du mercure agirait comme cause prédisposante. Toutes les préparations mercurielles connues présentent des propriétés antiseptiques plus ou moins caractérisées. On ne voit pas trop laquelle pourrait servir de milieu de culture pour les micro-organismes phlogogènes ; on ne connaît pas davantage les microbes qui présenteraient la propriété singulière de vivre et de se multiplier dans un milieu habituellement réfractaire au développement des organismes de même ordre et de même provenance.

2° L'élimination paraît se faire surtout par la membrane péri-dentaire. La stomatite guérit spontanément chez les sujets dont toutes les dents sont tombées. On n'observe souvent rien d'anormal du côté de la muqueuse buccale chez les individus atteints d'hydrargyrisme chronique et qui n'ont plus de dents. Il est possible de s'expliquer cette particularité si l'on admet que le mercure agit simplement comme cause prédisposante et que tout le processus morbide tient à la présence de microbes et aux toxines secrétées par eux.

Quelle que soit la voie d'introduction du mercure dans l'économie, il peut produire des accidents du côté de la muqueuse buccale. On en observe chez les ouvriers de toutes les industries qui l'emploient : étameurs de glaces, doreurs à l'amalgame, fourreurs, chapeliers, etc. Les médications hydrargyriques internes et externes sont souvent suivies de salivation et de stomatite. Les cures par onction chez les syphilitiques exposent peut-être plus aux accidents buccaux que l'administration de médicaments de même ordre par voie gastrique ; il n'est pas nécessaire d'employer pour cela de très fortes doses d'onguent napolitain.

Pour M. Maurel, cette stomatite serait d'origine microbienne ; cette théorie est sinon exacte — ce que nous n'avons pas à examiner ici — du moins, fort curieuse, pour expliquer l'étiologie des inflammations mercurielles des muqueuses. La voici en quelques mots :

« A l'état normal, toutes nos muqueuses, la bouche en particulier, sont peuplées de microbes qui sont inoffensifs. S'ils sont inoffensifs c'est, d'une part, parce que le degré de virulence est modéré et, d'autre part, parce que les moyens de défense de l'organisme normal s'opposent à l'action nocive du microbe.

» Or, parmi les moyens de défense de l'organisme vis-à-vis des microbes, on sait qu'il faut placer en première ligne l'action phagocytaire des leucocytes ; toute substance qui affaiblira cette action phagocytaire favorisera en fait l'action nocive du microbe.

» Le mercure aurait, paraît-il, précisément la propriété de diminuer l'énergie des leucocytes, et c'est ainsi qu'administré à forte dose il aurait pour effet de laisser le champ libre aux nombreux microbes qui habitent normalement la bouche. D'où les stomatites mercurielles bien connues.

» Cette théorie est appuyée sur les expériences suivantes : le bichlorure, mêlé au sang du lapin, diminue de la façon la plus nette l'énergie des leucocytes contenus dans ce sang. L'inoculation comparative de microbes pathogènes sur des lapins normaux et sur des lapins mercurialisés a montré que chez ces derniers l'influence nocive des microbes pathogènes est infiniment plus appréciable.

» La conclusion de ce travail, c'est que l'antisepsie de la bouche est encore le meilleur moyen d'éviter les stomatites chez les personnes qui sont traitées par le mercure. »

La stomatite débute d'habitude au niveau de la première petite molaire du côté où le malade se couche (Fournier); nous avons indiqué ses phases ordinaires. Nous nous contentons de renvoyer ici à la description que nous avons donnée de ces différentes affections lorsqu'elles se développent en dehors de l'action du mercure. Les phénomènes subjectifs concomitants sont la saveur métallique, la douleur au niveau de l'angle des mâchoires, exagérée pendant les mouvements de mastication, la salivation abondante. La salive s'écoule nuit et jour hors de la bouche, et en telle abondance que le malade en rend jusqu'à 3 ou 4 litres en vingt-quatre heures (*Salivation mercurielle*). Cette salive contient du mercure en petite quantité (Dieulafoy).

La stomatite mercurielle guérit spontanément et très vite lorsque l'absorption du métal cesse, lorsque toutes les dents sont tombées. A la seconde et à la troisième phase, elle s'accompagne d'accidents éloignés et généraux désignés depuis Küssmaul par le nom de mercurialisme chronique.

La première indication du traitement consiste dans la *suppression du mercure* et dans une *hygiène irréprochable* de la bouche. Le *chlorate de potasse*, administré intérieurement et extérieurement, est préconisé par nombre de praticiens. On peut encore donner l'*iodure de potassium* à l'intérieur, pour activer l'élimination du mercure.

Ainsi que nous l'avons indiqué, la grande majorité des auteurs recommande comme première condition de traitement la suppression du mercure. M. Papot, se basant sur le pouvoir antiseptique considérable de cet agent, en a conclu que *la stomatite mercurielle doit se traiter par le mercure*. M. Jeay a communiqué à la Société d'odontologie l'observation d'un malade qu'il avait traité et guéri par ce moyen, sans qu'on cessât le traitement mercuriel administré sous formes d'injections huileuses.

Le traitement doit comprendre : l'*antisepsie* et le *nettoyage* minutieux de la bouche, l'usage *intus* et *extra* du *chlorate de potasse*, des *scarifications* abondantes, des applications d'*iode* contre la périodontite, enfin, et c'est là le point original, des injections entre la dent et la gencive d'une solution de sublimé :

A 1/5000 pendant 2 ou 3 jours.
Puis à 1/4000 pendant 2 ou 3 jours.
Puis à 1/2000 pendant 2 ou 3 jours.
Enfin à 1/1000 pendant 8 ou 10 jours ou plus s'il le faut.

Au début, M. Jeay suspendait les injections, chaque fois qu'on faisait une piqûre antisyphilitique.

(V. *Gingivite phlegmoneuse.*)

Poudres dentifrices

℞	Chlorate de potasse		10 gr.
	Salol		2
	Bicarbonate de soude	āā	4
	Chlorate de potasse		

Craie précipitée.................... 30 gr.
M.

Pour brosser les dents matin et soir.

(G.

℞ Chlorate de potasse................
Acide salicylique...................
Magnésie........................... 10
Os de seiche....................... 4
Essence de menthe.................. Q. s.
M. Même usage.

Gargarismes

℞ Chlorate de potasse................ 2 gr.
Sirop de capillaire................ 40
Eau................................ 250
M.

Une cuillerée à café toutes les 2 heures ou en gargarisme pour les enfants. (Maurin.)

℞ Iodure de potassium................ 5 gr.
Résorcine.......................... 2
Eau de menthe...................... 500
M.

Laver la bouche quatre fois par jour.

℞ Chlorate de potasse................ 5 gr.
Eugénol............................ 0 50
Eau distillée...................... 500
M.

Même usage.

COLLUTOIRES

℞ Glycérine	20 gr.	
Chlorate de potasse	2	
Menthol	0	30

Pour badigeonner la gencive quatre fois par jour.

℞ Alcoolat de cochléaria	āā	15 gr.
Hydrate de chloral		

M.

Même usage. (Pinard.)

Consulter les formules pour la *Gingivite mercurielle*.

STOMATITE ULCÉRO-MEMBRANEUSE

Maladie parasitaire, épidémique et contagieuse décrite pour la première fois en 1818 par Bretonneau, sous le nom de *Diphtérite buccale*, bien étudiée par Rilliet et Barthez en 1853 et par M. Bergeron en 1859, qui lui ont donné les noms de *Stomatite ulcéro-membraneuse*, *Stomatite ulcéreuse spécifique* ; elle est caractérisée par la production, sur la muqueuse de la bouche, des ulcérations plus ou moins profondes, isolées ou confluentes, à fond grisâtre, à bords irréguliers et décollés, de forme le plus souvent ovale. Les ulcérations apparaissent de préférence du côté gauche et s'étendent rarement sur toute la surface de la cavité buccale : c'est d'abord une plaque saillante violacée au niveau des dernières molaires, qui ne tarde pas à se ramollir et à prendre l'aspect du tissu sphacélé ; sa surface est pulpeuse, jaunâtre ou grisâtre ; la pellicule sphacélée est faiblement adhérente ; en se détachant elle laisse voir une surface ulcéreuse saignante.

Cette période d'état est souvent annoncée par des symptômes prodromiques : malaise général, mouvement fébrile, goût désagréable, chaleur, sécheresse de la bouche. Les symptômes subjectifs prennent une acuité singulière une fois les ulcérations formées : la mastication, les mouvements de la langue déterminent des douleurs vives ; la déglutition même est pénible.

La durée de ces lésions est variable ; d'une façon générale, elles disparaissent au bout de dix à quinze jours sous l'influence d'un traitement par le chlorate de potasse ; lorsqu'elles sont abandonnées à elles-mêmes elles peuvent persister durant des mois ; on les voit se compliquer parfois de nécrose des maxillaires.

Quelles sont les causes de la maladie? Les conditions d'opportunité morbide, créées par une alimentation et une hygiène défectueuse, par l'encombrement, etc., sont de première importance. Ce sont elles qui expliquent en partie les épidémies observées chez les soldats, chez les marins, dans les casernes, dans les hospices. Malgré le caractère manifestement contagieux de la maladie, les expériences d'inoculation n'ont pas donné des résultats positifs.

Le traitement doit être préventif ou curatif ; le premier comporte l'isolement des malades, afin d'éviter la contagion ; quant au traitement curatif, il consiste dans l'administration extérieure et intérieure du *chlorate de potasse* et dans l'emploi des antiseptiques en gargarisme.

GARGARISMES

℞	Décoction de racine de guimauve....	300 gr.
	Chlorate de potasse...............	6

Teinture de badiane................ 10 gr.
M.
Employer tiède. (G. V.)

℞ Salol............................ 5 gr.
Alcool............................ 100
M.
En cuillerée à café pour un verre d'eau tiède.
(Seifert.)

℞ Borax............................ 5 gr.
Salol............................ 2
Eau de menthe..................... 180
M.
Pour laver la bouche.

℞ Acide phénique cristallisé.......... 10 gr.
Essence de menthe................. 1
Teinture de quillaya saponaria...... 50
Eau distillée...................... 2 50
Une cuillerée à café dans un verre d'eau pour laver la bouche. (Rabuteau.)

℞ Chlorate de potasse................ 6 gr.
Alcoolature de cochléaria.......... 30
Sirop de quinquina................ 60
Décoction de quinquina............. 250
F. S. A.
Gargariser plusieurs fois par jour.
(Jaccoud.)

Potion

℞ Iode métallique	0 gr. 10
Iodure de potassium	3
Eau distillée	120

M.

Prendre quatre fois par jour une cuillerée à bouche.

(Kelmkophen.)

Collutoires

℞ Chlorhydrate de cocaïne	0 gr. 10
Eau	10

M.

Pour toucher les parties malades, principalement avant les repas. (G. V.)

℞ Essence de térébenthine } āā	5 gr.
Teinture d'opium }	
Chloroforme	10

M.

Toucher les parties ulcérées.

℞ Acide thymique	1 gr.
Iode métallique	5
Alcool absolu	50

M.

Toucher les surfaces des ulcérations de mauvaise nature.

Après lavage antiseptique, badigeonner les points ulcérés avec un pinceau trempé dans le mélange suivant :

℞ Alcool absolu	10 gr.
Iodoforme	0 50

(Poinsot.)

Poudre dentifrice

℞ Carbonate de chaux................	120 gr.	
Ecorce de quinquina pulvérisée.....	60	
Os de seiche........................	60	
Myrrhe pulvérisé....................	30	
Caryophyllon pulvérisée.............	15	
Essence de cannelle.................	0	50

M.

(Miller.)

TUMEURS ALVÉOLAIRES

(Voir *Épulis.*)

SYPHILIS BUCCALE

La syphilis peut se manifester sur la bouche à ses trois périodes :

A) L'accident primitif est le *chancre infectant* ou *syphilitique* ;

B) Les accidents secondaires sont constitués presque exclusivement par les *plaques muqueuses ;*

C) Les accidents tertiaires se présentent sous trois formes qui sont :

1° Les *ulcérations* tertiaires serpigineuses ou perforantes ;

2° Le *syphilome diffus* qui est en gomme en nappe ;

3° Les *gommes* circonscrites.

A. — ACCIDENT PRIMITIF.

Le chancre syphilitique se rencontre sur les lèvres, les gencives, la langue, les amygdales, la luette, la joue.

Le chancre des lèvres est ordinairement mamelonné ; il se présente sous forme d'un simple bouton auquel le malade n'attache aucune importance : bouton d'une coloration brunâtre à base plus ou moins indurée. Aux commissures, le chancre est plus aplati. La forme du chancre est variable, suivant qu'il se montre au milieu, ou sur les côtés des lèvres. A la ligne médiane, le chancre paraît divisé d'arrière en avant par le sillon qui donne l'aspect de deux chancres accolés l'un à l'autre.

Sur les côtés, le chancre a la forme circulaire. L'accident primitif, aux lèvres, est indolore et s'accompagne d'adénopathie sous-maxillaire indolente. Cette adénite est mentonnière pour le chancre de la lèvre inférieure. Le chancre de la lèvre supérieure détermine l'adénite des ganglions situés près de l'angle de la mâchoire.

Le chancre syphilitique peut être confondu avec le chancre simple. Le diagnostic est facile, car ce dernier, outre sa rareté, se présente sous forme d'une ulcération à fond grisâtre, à bords taillés à pic et suppurant abondamment.

L'aspect mamelonné du chancre syphilitique peut le faire confondre avec le cancroïde, surtout lorsque ce chancre est phagédénique, car alors il s'accompagne comme le cancroïde de phénomènes douloureux. Mais le cancroïde s'accompagne de douleurs dès le début, caractère que ne présente pas le chancre qui n'est jamais douloureux à ce moment ; de plus, l'ulcération chancreuse apparaît plus tôt que l'ulcération cancroïde ; enfin, dans le cancroïde, l'adénopathie ne survient qu'au bout d'un certain temps ; dans le chancre, elle se manifeste en même temps que l'accident.

Quant à la contagion, elle est directe ou médiate.

Le chancre des gencives est des plus

rares. Il présente les mêmes caractères que le chancre des lèvres. Il donne lieu à une adénite indolente des ganglions sous-maxillaires.

« En Angleterre, on a observé des cas de chancre des gencives, à la suite de transplantation de dents (Rizat, *Manuel pratique des maladies vénériennes*, p. 70).

L'accident primitif de la langue est moins fréquent que celui développé sur les lèvres. D'après les statistiques de Nivet (*Chancres syphilitiques extra-génitaux*. Thèse de Paris 1887), il s'est montré sur 338 cas, 260 fois sur les lèvres et 36 fois sur la langue.

De même qu'aux lèvres, ce chancre est ordinairement saillant, d'une « couleur rouge cuivreux poli » (Rizat, *loc. cit.*), indolent, se montrant surtout à la pointe de la langue ; il s'accompagne d'une adénopathie intéressant les ganglions maxillaires postérieurs et cervicaux. Cette lésion peut être confondue avec les plaques muqueuses de la langue et les syphilides ulcérées. Mais les plaques muqueuses sont de couleur opaline ; les syphilides ulcérées ne s'accompagnent pas d'adénopathie. Le chancre syphilitique de l'amygdale est d'une coloration rouge cuivreux à base indurée ; il détermine l'augmentation de volume de l'amygdale sur laquelle il siège avec dysphagie plus ou moins douloureuse, et adénopathie sous-maxillaire.

Dans certains cas le chancre se présente sous forme d'ulcération recouverte d'un enduit lardacé, diphtéroïde, ou d'un exsudat épais, grisâtre, fétide, reposant sur une amygdale volumineuse, douloureuse. Dans d'autres cas l'amygdale est volumineuse et ulcérée ; cette ulcération est anfractueuse, inégale, bosselée, recouverte d'une matière visqueuse, fétide, avec dysphagie douloureuse. Les ganglions sont engorgés (Dieulafoy, *Manuel de pathologie interne*, t. II, p. 70).

Le diagnostic avec le cancer s'impose. Le chancre syphilitique atteint vite son apogée ; il présente peu de douleurs spontanées. La douleur n'apparaît que pendant la déglutition. Le cancer a une marche plus lente ; la douleur est plus continue ; l'adénopathie est plus tardive. Elle apparaît peu après lorsqu'elle est consécutive au chancre.

Enfin le chancre ne saigne pas au moindre attouchement comme l'épithélioma (Dieulafoy, *loc. cit.)*.

B. — ACCIDENTS SECONDAIRES

Ces accidents se présentent sous deux formes :

1° La *roséole* des muqueuses dans laquelle rentre l'angine érythémateuse syphilitique que le professeur Fournier n'admet pas ;

2° Les *plaques muqueuses*.

La roséole des muqueuses est un accident rare et les accidents syphilitiques de la bouche apparaissent presque exclusivement sous formes de plaques muqueuses.

Les plaques muqueuses sont des lésions humides (Rizat), contagieuses, qui peuvent reproduire le chancre et apparaître en même temps que les accidents tertiaires tout en conservant leur contagiosité.

Ces plaques ont une coloration opaline analogue à la cautérisation produite par le nitrate d'argent ; la plaque est circonscrite par un liseré rouge.

M. le professeur Fournier distingue quatre espèces de syphilides :

1° *Syphilides érosives* ;
2° *Syphilides papulo-érosives* ;
3° *Syphilides papulo-hypertrophiques* ;
4° *Syphilides ulcéreuses.*

Dans la bouche, ces syphilides accusent trois foyers principaux : les lèvres, la langue, les amygdales.

Aux lèvres ce sont des érosions le plus souvent opalines, entourées d'un liseré rouge, tantôt ovalaires, tantôt circulaires. Aux commissures, cette syphilide prend la disposition de feuillet de livre, se recouvre de croûtes. A cet endroit il n'est pas rare de voir une plaque symétrique partagée par une fissure transversale sur laquelle insiste Mauriac. Cette lésion est pathognomonique de la syphilis.

Ces syphilides peuvent être confondues avec l'herpès ; quand celui-ci siège à la face externe des lèvres, le diagnostic est facile : ce sont des vésicules formant bientôt des érosions multiples donnant toujours du suc par la pression et se recouvrant d'une croûte jaunâtre.

Quand l'herpès siège à la face interne des lèvres, le diagnostic, au premier abord, est plus difficile, car le fond de la plaie herpétique est recouvert d'un enduit blanchâtre : cependant dans l'herpès il y a ordinairement des poussées herpétiques concomitantes ; il y a du prurit et absence de fétidité.

Les *plaques nacrées* de Fournier (plaques des fumeurs) ne doivent pas être confondues avec les plaques muqueuses (Voir *Leucoplasie*). Ces plaques des fumeurs se montrent à l'endroit des lèvres qui est en contact avec le bout de la pipe ou du cigare ; elles n'ont pas d'auréole rouge.

Aux commissures, les plaques nacrées n'ont pas la symétrie des plaques muqueuses ; la plaque inférieure est toujours plus étendue que la plaque supérieure (Fournier).

Quant aux aphtes, ils sont douloureux, ils sont caractérisés par une éruption vésiculo-ulcéreuse, se couvrant quelquefois d'une matière crémeuse, formant de véritables ulcérations à fond saignant.

Sur la langue, les plaques muqueuses varient de forme, suivant qu'elles se montrent sur le bord de la pointe ou sur le dos.

A la pointe elles ont le même aspect que celles des lèvres et présentent une teinte opaline, quelquefois une couleur jaune ambre. Sur les bords, elles sont verticales, érodées le plus souvent et rouges par suite de frottement contre les dents.

Sur la face dorsale, ce sont tantôt des papules peu élevées qui peuvent s'ulcérer et former des crevasses, des sillons ; tantôt ce sont des plaques lisses, non érodées (*dépapillation*), lisses.

Le diagnostic doit être fait avec le chancre : celui-ci a une couleur rouge cuivreux ; avec les ulcères dentaires : ceux-ci sont douloureux, à bords déchiquetés, ils guérissent en enlevant la cause ; avec les ulcérations tuberculeuses du bord de la langue : celles-ci présentent de petits points jaunes caractéristiques.

A la face interne des joues, les plaques muqueuses ont la teinte opaline. — Au voisinage des dents cariées, elles peuvent s'ulcérer. Sur les amygdales elles sont tantôt lisses, tantôt ulcérées : lisses, elles présentent la teinte opaline ; ulcérées, elles donnent à l'amygdale un aspect déchiqueté ; dans les deux cas, l'amygdale sur laquelle repose la syphilide est douloureuse, plus ou moins tuméfiée et rouge.

Sur les autres parties de la bouche, luette, piliers, voile du palais, les syphilides sont de couleur opaline, rarement ulcérées et prennent une disposition en arc de cercle.

Ces syphilides de la bouche déterminent de l'adénite à l'angle de la mâchoire.

C. — ACCIDENTS TERTIAIRES

Les ulcérations tertiaires non gommeuses peuvent occuper les différentes parties de la bouche, elles sont constituées par des ulcérations serpigineuses ou perforantes. Ces ulcérations à fond blafard, à bords déchiquetés, sécrètent un pus ichoreux. Elles ont une marche envahissante et destructive.

Les gommes syphilitiques peuvent se présenter sous deux formes : la gomme en nappe ou syphilome diffus ; la gomme circonscrite.

« La gomme en nappe est constituée par un tissu scléreux, lardacé, induré, s'ulcérant très rarement et se terminant habituellement par une sclérose hypertrophique et atrophique des tissus envahis. » (Dieulafoy, *loc. cit.*)

Ce syphilome en nappe s'observe surtout à la langue dont les parties atteintes sont comme rasées, dépapillées (Fournier), reposant sur une base indurée; la sensibilité est diminuée.

Si la lésion est profonde, la langue est augmentée de volume ; sa face dorsale est entrecoupée de sillons plus ou moins profonds. Cette lésion évolue lentement sans déterminer d'adénopathie, ni d'ulcération, ni de douleur; c'est une glossite scléreuse finissant par entraîner une impotence fonctionnelle de la langue. (V. *Glossites.*)

Cette lésion syphilitique s'observe aussi très souvent à la lèvre inférieure. Celle-ci est augmentée de volume, sans douleur et sans adénite. Puis survient une période d'atrophie ; la lèvre atteinte est rigide, déformée, elle perd en partie ses fonctions. Quant à la gomme syphilitique ordinaire, elle est localisée et arrive rapidement à la phase ulcéreuse. Dans les évolutions il faut distinguer 4 périodes :

1° *Infiltration.* — Le tissu est épaissi, il présente une nodosité indépendante du tissu ambiant, indolent.

2° *Ramollissement.* — La tumeur devient pâteuse, les parties avoisinantes adhèrent à la gomme, elles prennent une coloration violacée et se rompent. Ces phénomènes sont accompagnés de sensibilité et d'impotence fonctionnelle plus ou moins marquée.

3° *Ulcération.* — L'ulcération laisse écouler un liquide analogue au pus, quelquefois véritablement gommeux ; son fond forme une cavité inégale, anfractueuse, à bords tranchants taillés à pic, couverte d'un enduit jaunâtre et bourbillonneux qui s'élimine lentement, faisant ainsi place à une profonde ulcération.

4° *Réparation.* — Souvent cet ulcère se déterge, il émet des bourgeons qui au bout d'un temps variable en amèneraient la cicatrisation.

Mais dans beaucoup de cas, la gomme subit un processus perforant ; telle est celle du voile du palais, qui aboutit à une perforation faisant communiquer la cavité buccale avec les fosses nasales. Il en résulte des troubles spéciaux : la voix est nasonnée, les aliments et les boissons refluent dans les fosses nasales.

L'ulcération gommeuse peut être confondue avec l'ulcère tuberculeux.

Il faut d'abord faire entrer en ligne de compte l'état du sujet ; le sujet porteur de tuberculose de la bouche présente d'autres manifestations évidentes du côté du poumon ou du larynx.

D'un autre côté, les ulcérations gommeuses n'ont pas le même aspect que les ulcérations tuberculeuses. Les ulcères tuberculeux de la gorge sont moins étendus, moins profonds ; les bords sont mous, irréguliers, décollés, *non franchement taillés* à pic ; le fond est rosé, non bourbillonneux ; souvent à côté se trouvent des *nodules jaunâtres* ; de plus ils déterminent une adénopathie très rare dans les lésions gommeuses. Enfin, les ulcérations tuberculeuses déterminent une douleur et une dysphagie très vives.

Traitement

Chancre. — Application de pommade de calomel, si le chancre siège sur le bord cutané des lèvres.

S'il siège dans la bouche, attouchement plusieurs fois par jour avec la solution d'*hydrate de chloral* à 1/20, et instituer le traitement mercuriel.

Plaques muqueuses. — Attouchement quotidien avec la solution de *nitrate d'argent* à 1 gr./150 et instituer le traitement mercuriel.

Accidents tertiaires. — A l'intérieur, employer l'*iodure de potassium*; localement, déterger les plaies avec l'*iodure de potassium ioduré.*

℞ Eau		106 gr.
Teinture d'iode	āā	5
Iodure de potassium		

Le dentiste aura surtout à intervenir quand les accidents tertiaires auront évolué à la voûte palatine, c'est-à-dire quand le malade sera atteint de division du voile du palais ou de perforation de la voûte. Il devra appliquer alors un appareil prothétique, un obturateur reproduisant le plus fidèlement et le plus simplement possible les mouvements physiologiques de l'organe détruit. Nous sommes persuadés que dans les cas de perforations acquises la prothèse est absolument préférable à la restitution chirurgicale.

Il est de toute importance de diriger l'attention la plus minutieuse sur les soins à donner aux dents et aux gencives, chaque fois qu'on prescrira du mercure, quel que soit le mode d'absorption utilisé. Et ceci pour toutes les *préparations hydrargyriques.* Après un nettoyage minutieux des dents la muqueuse buccale doit être en parfait état au début de chaque cure : stomatites, gingivites doivent être soignées ainsi que les dents s'il y a lieu.

A côté de ces mesures prophylactiques il y a lieu d'agir sur la muqueuse avec des médicaments :

Collutoires

℞ Hydrate de chloral.................. 4 gr
Teinture de ratanhia................ 30
M.

En badigeonnages sur les gencives. (G. V.)

℞ Huile de cade........................ 10 gr.
Alcool.................................. 10
Teinture d'opium.................... 2
M.

En badigeonnages sur les gencives molles et en mauvais état.

(Neumann.)

℞ Teinture d'iode..................... 4 gr.
Chlorhydrate de morphine......... 0 20

Faire dissoudre. (Mackenzie.)

Pour toucher les rhagades scléreuses, après gargarisme à l'eau de guimauve et pavots, en cas de glossite douloureuse.

℞ Hydrate de menthe poivrée......... 25 gr.
Glycérine pure..................... 15
Acide tartrique.................... 10

(Vidal.)

Gargarismes

℞ Chlorate de potasse............... 5 gr.
Alcool de menthe................. 30
Eau distillée....................... 300
M.

Le malade se gargarisera 3 ou 4 fois par jour avec cette préparation.

(G. V.)

℞ Acide salicylique................. 2 gr.
Alcool.............................. 20
Eau distillée....................... 400
M.

(Neumann.)

℞ Acide salicylique................. 10 gr.
Alcool.............................. 200
Alcoolature de menthe poivrée..... 30
M.

Une cuillerée à café dans un verre d'eau.

℞ Infusion de thé vert.................. 300 gr.
Sirop diacode....................... 60
Eau de laurier-cerise................ 20
M.

(Vidal.)

℞ Décoction de ciguë et de morelle... 200 gr.
Bichlorure de mercure............... 0 10
M.

Contre les plaques muqueuses. (Ricord.)

℞ Décoction de guimauve............. 200 gr.
Miel rosat.......................... 40
Liqueur de Van Swieten............. 30
F. S. A.

5 à 6 fois par jour.

℞ Décoction ciguë et morelle.......... 250 gr.
Bichlorure de mercure............. 0 15
M.

5 à 6 fois par jour.

(Ricord.)

Potions et sirops

℞ Eau distillée........................ 200 gr.
Glycérine pure...................... 50
Peptone mercurique ammonique.... 1
M.

(Delpech.)

Chaque cuillerée à café représente 5 milligr. de sublimé (à recommander en cas d'intolérance hydrargyrique).

℞ Sirop simple........................ 350 gr.
Anisette de Bordeaux.............. 150
Iodure de potassium............... 25
M.

(Fournier.)

De une à quatre cuillerées à soupe par jour.

℞ Sirop de quinquina................. 950 gr.
Eau distillée......................... 30
Iodure potassique.................... 25
Bi-iodure d'hydrargyre............. 0 25
M.

(Vidal.)

S'il s'agit de syphilome tertiaire, administrer une cuillerée à soupe matin et soir dans tisane de salsepareille.

℞ Sirop de raifort composé....... } āā 200 gr.
— de salsepareille......... }
Extrait de coca................ }
— de gaïac................ } āā 0 50
— de cascara............ }
— de jaborandi.............. 0 25
Iodure d'ammonium.............. 20
M.

Trois cuillerées à soupe par jour. (Monin.)

℞ Sirop de salsepareille.............. 500 gr.
Iodure de potassium................ 16
M. S. A.

5 à 12 cuillerées par jour dans une infusion.

(Ricord.)

℞ Iodure de lithium.................... 10 gr.
Sirop de gentiane................. 190
M.
1 à 2 cuillerées à bouche par jour.

℞ Racine de salsepareille............ 60 gr.
Colle de poisson.................. 10
Sulfure d'antimoine naturel......... 80
Eau.............................. 2000
F. S. A.
Tisane antisyphilitique. 1 à 4 verres par jour.
(Feltz.)

Pilules

℞ Proto-iodure de mercure....... } ãã 5 gr.
Thridbace..................... }
Poudre de feuilles de belladone. }
Extrait thébaïque.................... 1
F. S. A.
Pour 100 pilules. 1 le soir.
Chaque pilule contient 0 gr. 05 centigr. de proto-iodure.
(Ricord.)

℞ Proto-iodure de mercure........... 5 gr.
Extrait d'opium..................... 1
Pour 100 pilules contenant 0 gr. 05 centigr. de proto-iodure. (Fournier.)

℞ Salicylate de mercure..............	1 gr.
Laudanum de Sydenham............	X gtt.
Extrait de gentiane................	Q. s.

Pour 20 pilules.
2 à 3 par jour. (Dr Schwimmer.)

Pilules contre la névralgie syphilitique

℞ Iodoforme........................	1 gr. 50
Extrait et poudre ményanthe.......	Q. s.

Pour 20 pilules.
Cinq par jour. (Zeisel.)

Elixir dentifrice

℞ Acide salicylique..................	4 gr.
Chloroforme.......................	10
Teinture de benjoin................	10
Teinture de cannelle..............	10
Alcool de menthe..................	130

M.
Deux cuillerées à café dans un verre d'eau. (G. V.)

Poudre dentifrice

℞ Magnésie.................... } ãã	15 gr.
Craie précipitée.............. }	
Chlorate de potasse................	5
Essence de badiane................	V gtt.

M.
Les dents seront brossées dans le sens vertical.
(G. V.)

(V. Gingivite et Stomatite mercurielles.)

ULCÉRATIONS DE LA LANGUE

Nous croyons utile d'ajouter ici quelques mots sur les principales ulcérations que le dentiste est appelé à constater sur la langue. Nous ne pouvons faire mieux que de citer les lignes si claires et si nettes que Tomes a consacrées à cette question :

« Il suffit des moindres rugosités des dents, soit naturelles, soit artificielles, pour déterminer un ulcère superficiel chez une personne prédisposée à ce genre de perte de substance.

» Mais les pointes saillantes de dents cariées provoquent quelquefois des ulcères d'apparence bien autrement formidable ; leur surface déchiquetée, sordide, verse une sécrétion d'odeur repoussante ; dans certains cas, ils pénètrent profondément dans la substance de la langue. Sans présenter l'induration caractéristique de l'épithélioma ou des ulcères syphilitiques, l'infiltration des tissus environnants par les exudats inflammatoires y produit une certaine dureté.

» Le diagnostic de ces ulcères ne présente généralement que peu de difficulté : la rapidité de leur formation, leur forme irrégulière, leur surface sale et l'absence d'une base indurée bien franche servent à les distinguer des maladies plus sérieuses ; l'existence d'une dent à pointes saillantes lèverait tous les doutes ; il ne faudrait pas oublier cependant qu'une source locale d'irritation peut localiser et localise souvent le siège de maladies telles que l'épithélioma ou l'ulcération syphilitique.

» Un malade atteint d'une variété bénigne d'ulcération syphilitique peut s'adresser au dentiste pour se faire limer des rugosités sur une ou plusieurs de ses dents, croyant que c'est là l'origine de la gêne qu'il éprouve. L'examen de la langue ne révélera souvent pas grand'chose ; il faut redoubler d'attention, alors on verra sur l'organe de légères fissures, à surface rouge ; d'autres fois ce seront de légères excoriations, sensibles au toucher, mais ne saignant pas facilement ; ou bien des plaques muqueuses plates, opalines ; enfin il y aura peut-être des ulcérations superficielles, à contours bien définis. Le trait caractéristique de ces légères ulcérations superficielles d'origine syphilitique, c'est l'absence autour d'elles d'une zone inflammatoire et la présence d'une sensibilité beaucoup plus grande que leur aspect ne pourrait le faire supposer.

» L'épithélioma de la langue est loin d'être rare ; comme l'ulcère syphilitique, il débute par une induration ; l'ulcération ne représente qu'une période secondaire ; mais, tandis que dans la forme syphilitique, elle aboutit à la destruction de la masse indurée, dans le cancroïde elle se caractérise par l'extension progressive de l'induration au delà de la périphérie.

» La base de l'ulcère est grisâtre, quelquefois rouge ; elle sécrète un produit très rare ; à mesure qu'elle se développe, la production s'accompagne de douleurs considérables.

» Les bords sont durs, généralement renversés en dehors et lobulés ; souvent ils présentent une coloration rouge particulière, un aspect lisse et quelquefois des fissures et des nodosités. Après une durée plus ou moins longue, apparaît l'engorgement des ganglions sous-maxillaires ; jusque-là, le diagnostic exact de la maladie avait une importance vitale ; à l'époque où nous sommes arrivés, il est trop tard, l'économie est infectée.

C'est avec l'ulcération syphilitique que l'épithélioma pourrait le plus facilement se confondre : l'épithélioma siège plus souvent sur le dos de la langue que sur les bords ; il est remarquablement plat et régulier de forme, il est rare dans le jeune âge ; c'est le contraire pour l'ulcère syphilitique. »

(Consulter les formules pour *Syphilis buccale* et *Glossite.*)

DEUXIÈME PARTIE

DE L'ANESTHÉSIE EN CHIRURGIE DENTAIRE PAR LES INJECTIONS HYPODERMIQUES

CHAPITRE I

DE LA COCAÏNE

Il y a plus de huit ans, dans la séance du 12 octobre 1886, je faisais à la Société d'Odontologie de Paris une communication sur l'anesthésie locale obtenue par les injections sous-gingivales de chlorhydrate de cocaïne et d'acide phénique. L'usage de la cocaïne comme anesthésique local avait été introduit dans la thérapeutique deux ans à peine auparavant.

On en avait parlé à propos des opérations pratiquées sur la cavité buccale et particulièrement de l'extraction des dents, mais on n'était fixé ni sur la valeur intrinsèque du médicament, ni sur ses dons, ni sur ses avantages, ni sur son action, ni sur ses dangers. Valait-il la peine qu'on l'expérimentât à nouveau et qu'on le défendît? Devait-on regarder les expériences antérieures comme de pures curiosités ou comme des faits négatifs, démontrant d'une façon péremptoire qu'il n'y avait rien à attendre de l'alcaloïde de la coca et qu'on poursuivait une chimère en s'efforçant d'arriver par ce moyen à une anesthésie locale suffisante pour qu'une avulsion dentaire un peu longue fût indolore ? Des praticiens autorisés, très instruits, parfaitement au courant des progrès et des recherches modernes, s'étaient prononcés dans ce sens. La suite ne leur a pas donné raison. Jamais peut-être médication ne fut plus rapidement battue en brèche. Depuis 1885 on ne trouverait pas une publication périodique de médecine qui ne relate de nombreux accidents. Comment agit la cocaïne ? Sur quels éléments se localise-t-elle? De quel côté viennent les dangers ? On ne le sait pas ; car, malgré des expériences de laboratoire répétées, la physiologie n'a pas dit son dernier mot. L'expérience clinique est là, dit-on, et cela démontrerait que la substance en question est périlleuse, que son administration à dose presque homéopathique a produit la mort, que d'autres fois elle a été suivie de phénomènes formidables déroutant les dentistes et les médecins, que leur disparition n'est pas toujours le retour à la santé, car il existerait un cocaïnisme chronique, sorte de protée pathologique se manifestant par des accès périodiques de défaillance ou par des accidents convulsifs épileptiformes, ou par un état psychique particulier se rapprochant de la lypémanie. Les journaux politiques ont de temps en temps publié de longs récits, capables de faire réfléchir les praticiens épouvantés par la perspective d'une catastrophe, et les patients, dont beaucoup sont disposés à voir les choses en noir et à refuser l'emploi d'un anesthésique qui tue ou qui rend fou. Il a été question de la cocaïne jusque dans les discussions des assemblées législatives, et toujours on en a parlé comme d'un agent dangereux, dont le maniement exige des connaissances approfondies, que posséderaient seuls un petit nombre d'initiés. Malgré tout, elle a fait son chemin : il n'y a presque pas de cabinets de dentistes dans lesquels on ne l'emploie d'une façon courante ; les malades s'en trouvent bien et on peut dire aujourd'hui presqu'à coup sûr que, pour la chirurgie dentaire, c'est l'anesthésique de l'avenir. « Ce qu'il a de plus caractéristique, dit M. Mosso, professeur à l'Université de Turin, qui a fait des études étendues sur son action physiologique, c'est qu'aucune autre substance anesthésique n'est éliminée aussi rapidement de l'organisme ; après la suspension des propriétés vitales des nerfs, elle permet le rétablissement de leurs fonctions normales sans qu'il subsiste la moindre trace de son emploi [1]. »

Il nous paraît donc indispensable de donner, dans un travail essentiellement pratique comme celui-ci, un court aperçu des services que la cocaïne peut rendre en chirurgie dentaire. Ce chapitre est le complément nécessaire d'un formulaire pratique. L'adoption a été l'œuvre du temps : ce mode d'anesthésie n'a pas été découvert complètement en un seul jour, mais à la suite de recherches répétées, conduites avec une méthode et une persévérance telles que les points élucidés ont été définitivement acquis à la pratique. Nous allons tâcher de montrer, dans un exposé succinct, comment

1. *Ueber die physiologische Wirkung der Cocaïn. Pflüger's Archiv.*, t. XLVII, p. 553.

on en est arrivé où l'on est aujourd'hui. Pour cela nous examinerons successivement :

1° L'historique ;

2° L'étude pharmacologique ;

3° Les propriétés physiologiques ;

4° Les accidents ;

5° Le mode d'administration que nous avons préconisé et que nous préconisons toujours, parce qu'il nous a donné jusqu'ici des résultats absolument satisfaisants.

I

HISTORIQUE

Il est facile à résumer. Si nous laissons de côté les légendes du temps des Incas, nous verrons que les chimistes ont les premiers attiré l'attention du monde savant sur les principes immédiats de l'*érythroxylon coca*, que les médecins ont ensuite essayé de tirer profit de la plante au point de vue thérapeutique, que les physiologistes ont recherché comment l'alcaloïde agit sur les organes et les tissus dans différentes espèces animales. Nous verrons que, se basant sur ces recherches, d'autres praticiens sont arrivés à tirer parti de ces propriétés anesthésiques pour certaines opérations et que les dentistes ont profité des expériences et des recherches antérieures pour essayer de résoudre à leur tour le problème si ardu de l'anesthésie locale persistante et inoffensive.

Parmi les nombreux travaux publiés sur ce sujet, il faut signaler comme le plus ancien celui de Unanié, imprimé dès l'année 1794.

En 1853, Wedel signalait la présence dans les feuilles de coca d'un alcaloïde, isolé deux ans plus tard par Gardeke, qu'il appela *érythroxyline*. En 1857 Samuel Percy (de New-York) isole à son tour le principe actif de l'érythroxyline et démontre que son chlorhydrate insensibilise la muqueuse linguale. Ces recherches attirèrent peu l'attention jusqu'en 1860. Cette année-là, Niemann isole à nouveau l'alcaloïde et lui donne le nom de *cocaïne* qui lui est resté.

Cette base cristallise en prismes rhomboïdaux obliques, incolores, inodores, peu solubles dans l'eau, plus solubles dans l'alcool, très solubles dans l'éther.

Elle donne des sels qui cristallisent difficilement, excepté le chlorhydrate. Cette action des acides sur la cocaïne est complexe, car, d'après Lossen, l'acide chlorhydrique peut la dédoubler en acide benzoïque et en *ecgonine*, avec laquelle il forme un chlorhydrate [1]. Ces faits expliquent pourquoi on ne peut obtenir la cocaïne en traitant les feuilles par les acides.

En réalité, les feuilles de coca contiennent :

1° Une cocaïne cristallisée, celle qui est employée ;

2° Une cocaïne amorphe, neutre, inactive ;

3° Une cocaïne liquide, toxique, à action convulsivante (Laborde) [2].

Lossen, poussant un peu plus loin cette étude, donna pour formule à la cocaïne $C^{17} H^{21} AzO^4$; il fit remarquer qu'à doses faibles elle agit sur les grenouilles comme la théine, tandis qu'à doses plus élevées elle tétanise les muscles et paralyse les nerfs sensitifs et les colonnes postérieures de la moelle. En même temps Wœhler découvre une autre substance, l'*hygrine*, dans les

1. *Annales de Phys. et de Chim.*, 1862, t. V, p. 482.
2. Laborde et Duquesnel, *Mém. Soc. biol.*, 1884-85.

feuilles de coca. Niemann obtient des résul-sultats analogues à ceux des précédentes observations. En 1862, Schroff s'occupe de déterminer l'action physiologique de l'alcaloïde récemment découvert, puis vient Moréno y Maïs, qui expérimente avec un de ses sels, l'acétate [1]. Après en avoir injecté 5 à 15 milligr. sous la peau des grenouilles, il note : 1° une période d'excitation motrice ; 2° une accélération cardio-pulmonaire avec mydriase, paralysie des muscles volontaires et exagération des reflexes [2].

Les médecins tinrent peu compte à ce moment des expériences. Ils s'intéressèrent d'abord à la plante elle-même.

Peu d'années après la découverte du Pérou, le voyageur italien Girolano Benzoni, l'ayant fait connaître en Europe, avait parlé des vertus merveilleuses que lui attribuaient les naturels de l'Amérique du Sud ; elle permettait de résister à la faim, au froid, calmait la douleur, etc. Les médecins, absorbés tout entiers par leur culte de l'antiquité, n'accordèrent qu'une médiocre créance

1. *Recherches chim. et physiol. sur l'érythroxylon coca.* Th. Doct., Buenos-Ayres, 1875.

2. Th. de Paris, 1868.

à ces récits et ne songèrent pas à utiliser la plante du nouveau continent.

A notre époque on a tiré parti surtout de ses propriétés stimulantes, astringentes et anesthésiques. Demarle notait à titre de curiosité la disparition plus ou moins longue du goût lorsqu'on a mâché les feuilles de coca [1]. Mantegazza la regardait comme un stimulant du système nerveux [2] et Gazeau, un des premiers qui l'ait employée dans les affections de la bouche, l'administrait plutôt comme un modificateur local de la nutrition que comme un calmant [3]. C'est probablement M. Fauvel qui a le premier conseillé l'emploi de solutions aqueuses de feuilles de coca dans l'angine glanduleuse comme anesthésique [4].

Peu après, le Dr G. Coupard recommanda les badigeonnages à la macération de feuilles de coca comme calmants dans les cas de phtisie laryngée [5].

A partir de 1879, des recherches sur l'ac-

1. Th. de Paris, 1862.
2. *Sulle virtù igieniche e medicinale della coca*, Milano, 1859.
3. Th. de Paris, 1879.
4. *Gaz. des hôpitaux*, 10 et 12 mai 1877.
5. *Tribune médicale*, n° 732, oct. 1881.

tion physiologique de la cocaïne furent entreprises d'une façon suivie. Les premières furent faites dans le laboratoire de Rossbach, à Würzbourg, par Von Anrep[1]. Ce consciencieux observateur reconnut, à la suite d'expériences pratiquées sur lui-même, que l'injection sous-cutanée d'une certaine quantité produit une anesthésie complète sur une zone peu étendue. Les injections furent faites à l'avant-bras et à la langue. Le mémoire de Von Anrep marque une nouvelle phase dans l'histoire de la cocaïne. Les conclusions furent adoptées d'un côté, rejetées d'un autre, mais elles servirent de base à toute une autre catégorie de travaux.

Les plus remarquables qui aient été faits chez nous sont ceux de MM. Vulpian, Laborde, Grasset, Arloing, Laffont, Richet et Langlois ; nous aurons l'occasion de résumer leurs conclusions.

Une communication de Karl Köller[2] à la Société impériale et royale de médecine de Vienne fit, pour l'adoption en clinique, ce qu'avaient fait les expériences de Von Anrep pour les recherches physiologiques.

1. *Pflüger's Archiv. Bol.*, 21, p. 47.
2. *Wien. med. Woch.*, 17 octobre 1884.

Comme cet auteur enregistrait des résultats plus objectifs et plus pratiques, on s'en occupa plus vite et on y attacha une importance beaucoup plus grande qu'à ceux du laboratoire de Würzbourg. Comme l'a fait remarquer Rossbach[1], c'étaient probablement eux qui avaient conduit Köller à l'emploi de la cocaïne en oculistique. Il déclara, du reste, en termes explicites, dans la première communication, que c'est à cause de l'action anesthésique bien connue des badigeonnages de cocaïne sur la langue qu'il a eu l'idée de s'en servir pour l'œil[2].

Son travail arrivait au bon moment : les documents dont nous avons cité les principaux, communications, discussions aux sociétés savantes, articles publiés un peu partout dans les journaux de médecine, avaient amené le public à l'idée que la cocaïne était capable de rendre beaucoup plus de services qu'elle n'en avait rendu jusqu'alors. M. Köller répondit aux questions que chacun formulait en déclarant et démon-

1. *Cocaïn als örtliches Anästhesicum* Berl. Kl. Wochenschr., nº 50, p. 802. 1884.

2. Sitzungsber. der K. K. Gesellschaft d. Aerzte in Wien, 17 octobre 1884.

trant que c'était le meilleur et le plus sûr des anesthésiques locaux applicables sur la conjonctive oculaire. Tous les spécialistes médicaux qui ont affaire aux muqueuses s'efforcèrent de tirer parti de cette notion. La communication avait été faite le 17 octobre 1884, dans les publications périodiques des deux derniers mois de l'année. On trouverait une quantité respectable d'articles tendant à démontrer que la cocaïne peut être utile en laryngologie, en otologie, en gynécologie, etc.

Les dentistes ne furent pas les derniers à s'engager dans la voie que l'on venait d'ouvrir. On les trouve expérimentant à l'origine tous les modes d'anesthésie, qu'il s'agisse d'éther, de protoxyde d'azote, de cocaïne, de chlorure de méthyle, d'éthyle, etc., et cette intervention s'explique par la nature même de leur art. Ni la science, ni les études, ni les spéculations générales ne valent la nécessité pour conduire aux découvertes.

A toutes les heures de leur vie professionnelle les dentistes doivent compter avec la douleur. On a beau rejeter l'avulsion dans la petite chirurgie et déclarer que c'est une opération sans importance, les patients ne sont guère touchés de ce raisonnement. La douleur allonge les opérations, augmente leur difficulté, rend parfois extrêmement laborieuses des interventions insignifiantes, telles que le nettoyage et la préparation d'une carie limitée, à plus forte raison l'avulsion.

Les physiologistes qui avaient expérimenté sur eux-mêmes s'étaient aperçus que l'injection sous-cutanée produisait une zone peu étendue d'anesthésie complète. Depuis Köller, l'action produite par le badigeonnage des muqueuses était connue : on avait tiré depuis longtemps des effets anesthésiques des feuilles de coca dans un certain nombre d'affections bucco-pharyngées ; l'adoption méthodique et raisonnée de la cocaïne en chirurgie dentaire était donc imminente. Il est à peu près impossible de savoir au juste quel fut le praticien qui l'employa le premier. Vers la fin de l'année 1884, un Américain, Robert Hall, se fit à lui-même une injection de cocaïne dans l'épaisseur de la joue pour faciliter une intervention chirurgicale. L'opération fut à peu près indolore. La relation fut publiée vers la fin de l'année[1]. A la même époque deux de ses compatriotes, Weld et Shears, proposèrent de s'en servir régulièrement pour l'enlèvement du tartre et pour calmer les douleurs produites par l'exposition de la pulpe. Après avoir nettoyé à l'alcool la gencive, on faisait un badigeonnage à la solution de cocaïne ; un petit tampon trempé dans la même solution était introduit dans la cavité de la dent à pulpe dénudée ; plusieurs fois même Shears fit des badigeonnages répétés de la gencive (deux fois en cinq minutes), immédiatement avant l'extraction, et celle-ci fut presque indolore. Horton obtint les mêmes résultats en introduisant quelques gouttes d'une solution à 4 o/o dans une cavité de carie[2].

Bientôt un dentiste de Vienne, Hillischer, reprit ces expériences avec plus de suite. Il déclara que ses recherches personnelles lui avaient démontré que la cocaïne était inoffensive et qu'elle donnait une anesthésie suffisante pour l'extraction. Cependant son procédé d'application était encore un peu primitif : il faisait des badigeonnages de la

1. *New-York Med. Journal*, décembre 1884.
2. *New-York Med. Record*, déc. 1884, p. 657.

gencive en introduisant dans la cavité de la dent à enlever du chlorhydrate de cocaïne pulvérisé [1].

Un dentiste anglais, Morgans Hughes, employa de la même manière des tampons de ouate trempés dans une solution à 10 o/o, qu'il introduisait dans les cavités pour calmer les accès d'odontalgie [2].

Un peu plus tard, dans le cours de l'année 1886, Georges Andina proposa de faire précéder l'extraction des dents de l'injection de 50 centigrammes d'une solution à 15 o/o de chlorhydrate de cocaïne, ce qui faisait 75 milligrammes de sel, dose notablement plus élevée que celle qu'on emploie aujourd'hui. Une moitié était introduite sous la muqueuse, une autre à l'intérieur de l'alvéole. L'auteur terminait sa courte note par les conclusions suivantes :

1° La cocaïne est un anesthésique puissant pour les avulsions dentaires, qu'il rend presque toujours absolument indolores.

2° La dose moyenne de 7 centigrammes ne présente aucun danger ; les seuls effets désagréables qui se sont produits sont des

1. *Wien. Med. Wochenschr.*, 1885, n° 2, p. 39.
2. *Brit. Med. Journal*, 1885, p. 1.253.

nausées avec lourdeur de tête, qui cessent presque toujours après l'extraction [1].

Dès l'année 1884, à la séance de novembre de la Société d'Odontologie de Paris, M. David faisait part d'un premier essai heureux de badigeonnage au chlorhydrate de cocaïne pour anesthésier superficiellement la muqueuse buccale.

A la même séance, M. Poinsot déclara avoir essayé également la même substance, mais il semblait que les effets obtenus n'étaient pas supérieurs à ceux des solutions d'acide phénique. Il exprimait l'espoir qu'un jour on trouverait le moyen d'associer ces deux substances et qu'on obtiendrait ainsi un phénate de cocaïne.

Toujours à la même séance, M. Aguilhon de Sarran formulait des doutes sur l'efficacité de ce nouvel anesthésique, qui, suivant lui, ne devait son action qu'à l'acide chlorhydrique contenu dans le chlorhydrate.

En 1887, M. Poinsot proposa une solution de cocaïne (alcaloïde) dans l'oléo-naphtine ou vaseline chimiquement pure, et obtenait d'excellents résultats.

Je ne saurais avoir la prétention d'étu-

1. *Revue médic. de la Suisse romande*, 1886, nº 7, p. 440.

dier l'historique complet de la question dans un article d'un formulaire de thérapeutique, ni de citer les noms de tous ceux qui s'en sont occupés, non plus que les résultats exacts obtenus par eux ; j'ai tenu simplement à donner une idée précise des tentatives multiples faites de différents côtés pendant les années qui précédèrent immédiatement l'adoption de la cocaïne en chirurgie dentaire.

En France, elles soulevèrent plus de défiance que d'enthousiasme. M. Dujardin-Beaumetz, se basant sur l'opinion de MM. Galippe et Magitot, décourageait les dentistes en leur déclarant formellement qu'ils n'avaient rien de bon à attendre de la cocaïne [1]. M. Cruet, rendant compte d'un article de M. Barker, de Brooklyn, paru dans un journal professionnel américain, l'*Independant practitioner*, et dans lequel ce confrère avait obtenu des résultats satisfaisants en injectant la solution de cocaïne sous la gencive au niveau de la *rainure de la dent* (?), déclarait que les résultats étaient peu probants, que les badigeonnages des gencives, dont les effets restent

1. *Année médicale* de Bourneville, 1885.

superficiels, sont peu utiles parce que la douleur causée par l'extraction a une source profonde qui n'est pas atteinte par l'action anesthésique; qu'en somme la substance en question ne peut en aucune manière répondre au desideratum cherché par les dentistes[1].

On hésitait en France, en Angleterre, aux Etats-Unis, tandis qu'en Allemagne et en Autriche l'anesthésie par la cocaïne gagnait chaque jour du terrain. « J'ai fait 500 extractions en m'en servant, disait Sandré, de Vienne, et je n'ai jamais constaté que ses effets ne soient pas produits[2]. » Georges Bock, de Nuremberg, déclarait cet agent indispensable dans toutes les opérations buccales un peu longues, et cependant il avait eu un accident assez sérieux après l'injection de 6 centigr. de chlorhydrate (30 centigr. d'une solution à 20 0/0)[3]. J'ai réservé à dessein pour la fin le nom du praticien allemand qui a été l'un des premiers vulgarisateurs de la méthode et de ses dé-

1. *Des anesthésiques locaux, Bulletin générale de thérapeutique*, 30 décembre 1886, p. 729.
2. *Die Cocaständе u. das Cocaïn. Wien.*, 1886.
3. *Deutsche Monatschrift für Zahnheilkunde*, 1880.

fenseurs les plus convaincus, le Dr Adolf Witzel, d'Essen[1]. Il affirma hardiment, en s'appuyant sur une expérience personnelle très étendue, que la cocaïne était le moyen si longtemps cherché de supprimer la douleur dans l'extraction des dents[2].

J'ai dit, dans ma communication à la Société d'Odontologie et dans la brochure que je publiai peu de temps après[3], quels services m'avaient rendus les recherches de Witzel. Dans le cours des années de 1884 et 1885, on fit à l'Ecole dentaire de Paris des tentatives comparables à celles que nous avons vues pour introduire les préparations de cocaïne en chirurgie dentaire.

M. Aubeau eut de bons résultats en appliquant localement des tampons de cocaïne imbibés dans une solution de 5 à 7 0/0 ; il essaya même les injections sous-gingivales, mais la dose employée étant trop faible, elles ne donnèrent à peu près rien.

Depuis cette époque nous avons eu connaissance des remarquables résultats ob-

1. *Deutsche med. Wochenscrift*, 1862, p. 92.
2. *Vortrage*, 1886.
3. *De l'anesthésie locale obtenue par les injections sous-gingivales de cocaïne et d'acide phénique*, Paris, 1886.

tenus même en grande chirurgie par MM. Reclus et Isch-Wall [1].

Au mois de septembre 1886, M. Telschow, de Berlin, vint vulgariser à Paris la méthode de Witzel. Nous fûmes tous émerveillés de ses succès. Il est vrai qu'il y avait une ombre au tableau : sur huit malades anesthésiés par la cocaïne, deux présentèrent des troubles momentanément inquiétants. Nous fûmes obligés de conclure que la dose de 10 centigr. employée par M. Telschow était trop élevée, et c'est à la suite de cette constatation que je commençai les recherches dont je communiquai les résultats à la Société d'Odontologie le mois suivant.

La modification que j'apportais à la méthode de Witzel consistait à associer au chlorhydrate de cocaïne ou à la cocaïne l'acide phénique cristallisé (*phénol absolu*). Il me sembla que le mélange que j'avais ainsi obtenu était bien le *phénate de cocaïne* [2], qui est aujourd'hui employé d'une façon courante en Allemagne et aux Etats-Unis.

1. Reclus et Isch-Wall. *Revue de chir.*, 1889, et nombreuses communications. — *Revue Scientif.* 26 mars 1893.

2. *De l'anesthésie locale obtenue par les injections sous-gingivales de cocaïne et d'acide phénique*, Paris, 1886, p. 9.

Je demande pardon au lecteur d'insister un peu sur ce point; mais comme, d'une part, on cite couramment le phénate de cocaïne comme un nouveau produit américain, comme d'autre part on prétend que la première idée en est allemande, j'estime qu'il n'est pas inutile d'en établir catégoriquement l'origine française.

M. Telschow employait le phénol, appelé couramment alors *acide phénique*, pour *stériliser* des solutions de cocaïne; je l'ai cité assez spontanément (G. Viau, *loc. cit.*) pour ne craindre aucune accusation à cet égard. Mais autre chose est d'employer un autre corps *antiseptique* et autre chose de l'employer comme *anesthésique*. M. Telschow employait ou croyait employer un *mélange* de chlorhydrate de cocaïne et d'une solution antiseptique; j'ai fait, le premier, la *combinaison* du phénol avec la *cocaïne basique*.

Les traités élémentaires de chimie établissent par des exemples à la portée de tous la différence essentielle qu'il y a entre un mélange et une combinaison; c'est précisément cette même différence qui distingue l'idée de M. Telschow de la mienne.

J'avais donc, en 1886, publié que j'avais fait chauffer ensemble du phénol et de la cocaïne et que j'avais obtenu par cette opération un nouveau corps; mais j'avouais ne pas me reconnaître assez de compétence en matière chimique pour affirmer que ce corps méritât bien le nom de *phénate de cocaïne* que je crois lui avoir attribué le premier.

Un Américain qui n'est en rien gêné par un tel excès de modestie, M. Gluck (Isidore), a bruyamment proclamé en 1890 la découverte faite par lui d'un procédé que j'avais signalé quatre ans auparavant (*New-York Medical Record*, 1890, p. 707).

La formule dont il réclame ainsi le mérite est la suivante :

Phénol	11 *gtt.*
Eau distillée	31

Ajouter :

Chlorhydrate de cocaïne......... 10 *grains*.

Je ne prendrai pas la peine de montrer quelle est la parenté intime qui l'unit à la mienne.

J'accorde à M. Gluck (Isidore) qu'il a utilisé consciencieusement les quatre années qui s'étaient écoulées entre mon travail et le sien et qu'il a insisté plus que je ne l'avais pu faire en 1886 sur les mérites du phénol uni à la cocaïne. Il a fort bien étudié mon procédé et en a démontré l'excellence, je suis heureux de l'en remercier; mais je ne puis vraiment reconnaître qu'il l'ait imaginé.

Et voilà pourquoi de graves revues scientifiques impriment que le phénate de cocaïne est un *nouveau* produit *américain*.

II

PHARMACOLOGIE

L'*erythroxylon coca* appartiendrait, d'après certains botanistes, à la famille des Érythroxylées, dont il constituerait le genre unique, tandis que d'autres, De Jussieu en particulier, le rattachent à la famille des Malpighiacées.

Lamarch le place dans la famille des nerpruns. C'est un arbrisseau de l'Amérique du Sud, dont la tige, grosse comme le doigt, atteint parfois jusqu'à neuf pieds de haut.

C'est la feuille qu'on emploie en thérapeutique et qui renferme surtout l'alcaloïde. La coca est cultivée au Pérou, en Bolivie, au Brésil, en Colombie.

Les variétés livrées au commerce par ces pays présentent des différences d'ailleurs légères.

La cocaïne est retirée des feuilles; sa formule est

$$C^{17} H^{21} Az O^{4}$$

La synthèse en a été faite par Merck au moyen de l'ecgonine. Outre cet alcaloïde, les feuilles de coca en renferment un autre, comme l'a montré Wöhler, l'hygrine.

On la prépare par infusion. Celle-ci est précipitée par l'acétate de plomb ; avec le sulfate de soude on enlève l'excès de réactif. La liqueur ainsi obtenue est filtrée, concentrée, additionnée de carbonate de soude et agitée avec de l'éther qui enlève l'alcaloïde. Celui-ci est purifié par des cristallisations successives dans l'alcool.

La cocaïne pure cristallise en prismes rhomboïdaux obliques, fusibles à 98°, solubles dans 704 parties d'eau à 12°. Ses solutions ramènent au bleu le papier de tournesol rougi par un acide. Chauffée avec de l'acide chlorhydrique ou de l'acide sulfurique dilué, elle fixe les éléments de l'eau pour donner naissance à de l'acide benzoïque, de l'alcool méthylique et une base nouvelle, l'*ecgonine* $C^9 H^{15} AzO^3$ (Langlois).

La cocaïne s'unit à différents acides pour former des sels difficilement cristallisables ; les principaux sont le *bromhydrate*, le *citrate*, le *borate*, le *sulfate*, l'*acétate*, l'*oxalate*, le *chromate*, etc. Le *phénate* de cocaïne paraît destiné à rendre plus de services en thérapeutique que toutes les préparations sus-nommées ; nous avons vu que cette préparation, née en France (dès l'année 1886 en effet j'ai signalé ce produit à la thérapeutique dentaire[1]), n'a d'abord été employée qu'en Allemagne et en Amérique : elle commence à s'introduire dans sa patrie d'origine où on l'apprécie enfin à sa juste valeur.

On n'a guère employé jusqu'à présent, en dehors de l'alcaloïde pur, que le chlorhydrate $C^{17} H^{20} Az O^4 HCl$, sel plus cristallisable que les autres ; il cristallise en petits prismes à quatre pans, il est très soluble dans l'eau.

1. *Odontologie*, octobre 1886 (vol. VI, nº 10, p. 429).

III

ACTION PHYSIOLOGIQUE

Comme nous l'avons fait remarquer, la communication de Kôller était arrivée au bon moment. Dès qu'elle fut connue en France, on se mit à étudier les propriétés du médicament préconisé, à entreprendre des expériences nouvelles ou à reprendre des expériences oubliées. C'est ce que fit, un des premiers, le Dr Laborde ; il avait été entretenu à différentes reprises par M. Coupard des propriétés anesthésiques des feuilles de coca et de leur utilité dans les affections ulcéreuses du pharynx et du larynx. Cet ingénieux praticien était même allé plus loin ; il avait commencé, à peu près vers la même époque que Von Anrep, une série d'expériences qui ne furent malheureusement jamais terminées. « En 1880, dit M. Laborde, M. Coupard avait entrepris, avec un de ses amis, malheureusement enlevé par une mort prématurée, le docteur Bordereau, des expériences physiologiques à *l'aide d'un sel de cocaïne préparé par eux-mêmes, le chlorhydrate.*

» Nous possédons le résumé brut d'une de ces expériences, qui mérite d'autant plus d'être reproduite que ses résultats sont tout à fait caractéristiques de l'action des sels de cocaïne et qu'ils offrent une complète analogie avec ceux que nous a donnés depuis, à un degré supérieur d'intensité il est vrai, le sulfate de cocaïne [1]. »

Le jour où M. Laborde fit sa première communication à la Société de biologie, Vulpian fit connaître à l'Académie des Sciences le résultat de ses recherches sur le chlorhydrate de cocaïne [2].

Malgré les études nombreuses qui ont été faites en France et à l'étranger, il s'en faut de beaucoup que tous les points obscurs aient été élucidés. Nous ne saurions passer en revue même les travaux importants : nous nous bornerons à indiquer les conclusions de quelques-uns.

Pour étudier l'action de la cocaïne sur les

1. Comptes rendus et Mémoires de la *Société de biologie*, séance du 22 novembre, p. 636.
2. Comptes rendus, t. XCIX, nos 20-21, pp. 836-886. 1884.

tissus et sur les organes, les physiologistes ont interprété les phénomènes observés dans ses applications thérapeutiques ; ils ont expérimenté sur eux-mêmes, sur des grenouilles, sur des lapins, des cobayes, des chiens et des singes. Il y a lieu de distinguer à cet égard des effets locaux et des effets généraux.

Tous le monde est à peu près fixé sur les effets locaux. Qu'elles soient appliquées en badigeonnages, injectées sous la peau ou dans la profondeur des tissus, les préparations de cocaïne produisent une analgésie complète en un temps variant de deux à trois minutes : « Elles paralysent les extrémités nerveuses sensitives, laissant intactes les fonctions de la continuité des nerfs. » (Vulpian.)

Comme l'a dit M. Compain[1], la cocaïne porte sur tous les tissus au contact desquels la solution peut arriver.

Les parties imprégnées peuvent être brûlées, coupées, dilacérées, le sujet n'accuse aucune douleur, mais la sensation de contact est conservée. Il y a donc analgésie

1. *Injections hypodermiques de chlorhydrate de cocaïne.* Th. de Paris, 1885.

et non anesthésie [1] (Langlois). Ces phénomènes sont accompagnés de pâleur des téguments dans la zone correspondante, de telle sorte que certains observateurs croient pouvoir attribuer l'analgésie à une action vaso-constrictive de la cocaïne. Comme l'a fait remarquer justement Arloing, l'insensibilité de la cornée ne peut pas être attribuée à l'anémie de la région, car elle se produit après comme avant la section du sympathique cervical [2]. Il y a là une marche parallèle et non une relation de cause à effet.

La cocaïne agit donc sur les terminaisons des nerfs sensitifs ; d'après Mosso, elle supprimerait également la capacité de conduction des nerfs moteurs [3]. Son action sur les muscles est variable : à dose faible ou moyenne, elle les paralyse, tandis que des doses élevées introduites rapidement dans le torrent circulatoire augmenteraient d'autant leur puissance de contractibilité, surtout s'ils sont fatigués (Mosso).

L'action générale est moins connue. Les

1. *La grande Encyclopédie*, art. Cocaïne.
2. *Lyon médical*, 1885, t. 116, p. 79.
3. *Pflüger's Archiv*, t. 47, p. 53.

phénomènes notés chez l'homme, à la suite de l'administration de doses trop élevées, sont la pâleur de la face, la tendance aux syncopes, l'agitation, la mydriase et l'analgésie générale. On les a rencontrés à un degré plus ou moins marqué chez les animaux. Nous avons étudié l'action de la cocaïne parallèlement avec la *tropacocaïne* chez les cobayes [1].

Chez le chien comme chez le lapin, l'injection intra-veineuse de 5 à 10 milligrammes par kilogramme de poids détermine une période d'excitation qui dure plus ou moins longtemps ; elle est précédée dans quelques cas d'une phase de stupeur très courte [2]. Chez le singe, M. Grasset a vu presque dès le début de violentes attaques épileptiformes [3]. Dans tous ces cas il y a une grande dilatation pupillaire ; c'est un des effets les plus constants de la cocaïne. Berthold a remarqué que lorsque les instillations d'atropine ne peuvent plus augmenter la mydriase,

1. *Essais d'Anesth. locale en chirurg. dent. au moyen de la tropacocaïne.* C. Pinet et G. Viau. Soc. d'Édit. scientif. br. 1893.
2. Beugnier-Corbeau. *Bulletin gén. de thérap.*, 30 déc. 1884, p. 529.
3. Comptes rend. Acad. des Sciences, t. G, n° 6, p. 364.

la cocaïne l'exagère encore. Comment expliquer ces phénomènes ?

M. Laborde rattache les mouvements convulsifs au bulbe. Mosso rapporte tout aux cellules ganglionnaires de la moelle. Lorsque la cocaïne est mise en contact avec toutes les ramifications nerveuses et leurs terminaisons, la sensibilité persiste, dit-il, tant que le segment correspondant de la moelle n'est pas empoisonné. MM. von Anrep, Danini, Richet et Langlois ont vu les convulsions cesser après la section de la moelle. La mydriase et la propulsion du globe de l'œil tiennent à une action de la cocaïne sur le sympathique. M. Nikolsky fait remarquer que chez l'homme la cocaïne paraît exciter dès le début les centres psycho-moteurs.

La cocaïne injectée sous la peau et surtout dans les veines agit rapidement sur la pression intra-artérielle. Vulpian avait déjà remarqué qu'elle s'abaisse d'abord, pour se relever ensuite ; il expliquait cette particularité par l'action déprimante exercée par la cocaïne sur le cœur. Von Anrep et Laborde ont remarqué qu'avec des doses faibles ou moyennes l'abaissement était précédé d'une courte période d'élévation. La même remarque a été faite par Berthold et Grünhague à la suite d'une série d'expériences sur la cocaïne[1].

On expliqua d'abord ces faits par l'excitation suivie d'une paralysie du sympathique. Berthold rapporte tout au centre vaso-moteur encéphalique; il appuie cette hypothèse sur ce fait que la section de la moelle supprime complètement la période d'élévation de la pression artérielle.

Il est probable cependant que la cocaïne exerce une action directe et immédiate sur le muscle cardiaque. Presque tous les physiologistes ont insisté sur la diminution précoce de la fréquence et de l'énergie des battements du cœur. M. Lafont a fait remarquer qu'elle marche pour ainsi dire de pair avec l'abaissement de la pression artérielle. Mosso insiste sur ce fait que le cœur est souvent arrêté avant que la conductibilité nerveuse sensitive et motrice soit complètement abolie. Ce savant compare l'action de la cocaïne à celle de la strychnine, il ne voit entre l'une et l'autre que des différences d'intensité.

1. *Centralb. f. med. Wissensch.*, 1885, p. 146, 435-625.

Indépendamment de l'influence directe qu'elle exerce sur les éléments nerveux et musculaires, la cocaïne, comme le chloroforme, agirait sur le protoplasma de toutes les cellules de l'économie.

En admettant cette théorie, il est facile de s'expliquer son action sur les échanges organiques, d'après Testa [1].

Richet et Langlois ont insisté, comme Grasset, sur les oscillations thermiques chez les animaux cocaïnés. Au moment des convulsions tonico-cloniques caractéristiques de l'empoisonnement, la température rectale peut s'élever à 40, 44 et 45°. Il existe une relation manifeste entre les phénomènes musculaires et thermiques. On peut sauver l'animal en le refroidissant sous un jet d'eau froide; en abaissant la température on voit les convulsions diminuer ou même cesser (Langlois).

Des phénomènes variables et contradictoires ont été observés du côté du rein, soit chez l'homme, soit chez des animaux en expérience. Certains observateurs ont signalé, au cours d'accidents toxiques, une diurèse. Dans la plupart des cas on est en pré-

1. Il Morgagni. April-Maggio 1886, p. 259-265.

sence d'une anorexie qui dure plus ou moins longtemps suivant le degré de l'empoisonnement. Dans un cas rapporté par Bettelheim et sur lequel nous aurons l'occasion de revenir, la suppression des urines dura 16 heures. Le Dr Bignon de Lima a attaché à ces accidents une importance beaucoup plus grande que la plupart de ceux qui se sont occupés de la cocaïne. Pour lui le danger principal tiendrait à son action sur le rein : en ralentissant ou en supprimant l'excrétion urinaire, on empêche l'élimination des produits d'oxydation. Si la quantité d'alcaloïde absorbée est suffisante, elle détermine des accidents urémiques rapidement mortels. Cette hypothèse explique assez bien les cas de perte de connaissance et de coma et une partie des convulsions notées dans ces conditions ; il faut pourtant tenir compte de la rapidité avec laquelle ces phénomènes se montrent et de leur disparition presque immédiate après l'élimination de l'agent. M. Bignon déclare qu'ils disparaissent d'habitude au bout de deux à trois heures [1].

M. Pinet, dans son cours d'anesthésie à

1. *Bulletin général de thér.*, 1886, août 15. T. III, p. 121.

l'Ecole dentaire de Paris, a formulé ainsi, d'après le remarquable *Traité d'anesthésie* du Prof. Dastre, les propriétés physiologiques de la cocaïne.

« La cocaïne n'est pas un anesthésique général. L'anesthésie vraie peut se manifester, mais alors elle est l'expression de l'intoxication cocaïnique arrivée à sa période ultime. C'est donc un anesthésique local.

» Quant à son action sur l'organisme, elle peut se résumer ainsi : la cocaïne est un curare sensitif. Le curare paralyse les terminaisons nerveuses motrices, ou, comme le dit Vulpian, fait une section physiologique des nerfs moteurs. La cocaïne, elle, paralyse les extrémités nerveuses sensitives. Ces deux substances n'agissent que sur les terminaisons des nerfs en en respectant le tronc, dont l'excitabilité peut cependant, sous l'influence de certaines doses, présenter un certain degré d'hyperexcitabilité. Cependant le curare diffère de la cocaïne en ce que le premier de ces agents paralyse les plexus nerveux vaso-constricteurs ; la cocaïne, au contraire, les *excite*. « Cette formule, dit Dastre, contient l'explication de tous les phénomènes » observés. »

La paralysie des déterminaisons nerveuses sensitives explique l'analgésie, laquelle est tégumentaire, superficielle. Les différentes sensibilités pourront être atteintes ensemble ou individuellement et on pourra percevoir le contact sans sentir la douleur. Avec un degré plus avancé de l'action de la cocaïne coïncide la disparition des sensibilités sensorielles, « la sensibilité auditive persistant la dernière » (Dastre, *loc. cit.*).

Mais cette paralysie sensitive généralisée ne survient pas la première en date dans l'intoxication ; l'excitation motrice la précède, et on conçoit cette excitabilité motrice si on se rappelle que la cocaïne à certaine dose excite les troncs nerveux.

A ces deux grands faits s'en ajoute un autre d'une importance capitale, l'action vaso-motrice de la cocaïne. Celle-ci, en effet, détermine l'excitation du système vaso-constricteur. La connaissance de cette action explique un grand nombre des phénomènes cocaïniques, tels que la décoloration des muqueuses, la pâleur de la face et des extrémités, l'état syncopal cérébral (anémie cérébrale), cardiaque (anémie par vaso-constriction des coronaires), etc.

De cette vaso-constriction résultent une augmentation de la pression artérielle et une accélération des battements cardiaques, ce qui explique pourquoi la cocaïne est nettement contre-indiquée chez les athéromateux, par exemple.

Quant à l'influence du pneumogastrique sur le cœur, elle est conservée ou même augmentée (Laborde).

Les filets vaso-constricteurs du sympathique ne sont pas seuls à être excités, le système entier peut subir l'action de la cocaïne (augmentation des mouvements péristaltiques de l'estomac et de l'intestin, dilatation de l'iris, propulsion du globe oculaire, ptyalisme).

La cocaïne accélère la respiration. La température centrale est augmentée, et ainsi que le dit si bien le professeur Dastre, « le » refroidissement que l'on constate en tou» chant la peau pâle et exsangue du sujet » est purement extérieur ».

« La production et la déperdition de chaleur sont augmentées. La cocaïne donne la fièvre. » (Richet.)

Telle est donc l'action physiologique de la cocaïne :

1° *Agissant localement, cette substance anesthésie en paralysant les extrémités nerveuses sensitives. Il s'agit d'une action directe sur le nerf; l'ischémie est un phénomène parallèle.*

2° *Au point de vue de son action générale, elle détermine l'excitation des vaso-constricteurs. Elle paralyse les extrémités nerveuses de la périphérie. Enfin, à certaines doses elle peut déterminer l'excitation des troncs nerveux moteurs.*

D'après cette théorie, la cocaïne, au point de vue de son action générale, serait donc un curare sensitif. — Cependant, en 1892, M. le Prof. Dastre, dans un travail publié dans la *Revue des sciences médicales*, s'appuyant sur les expériences de U. Mosso, Albertoni, Danilewsky, revient sur cette théorie du curare sensitif qui lui « semble mal fondée ».

L'action de la cocaïne sur les extrémités nerveuses sensitives n'existe pas : cette substance agit sur les *cellules nerveuses de la moelle* ; ce n'est pas un curare sensitif, c'est un anesthésique général, qui porte son effet non seulement sur le « système nerveux qui préside à la sensibilité », mais encore sur le système moteur. Le système nerveux sensitif « n'est frappé ni primitivement, ni essentiellement ». Cependant la sensibilité disparaît avant la motivité.

La cocaïne est douée de cette universalité d'action qui, comme l'a démontré Cl. Bernard, caractérise les anesthésiques généraux.

Elle agit « sur le protoplasma en général et sur tous les protaplasmas nerveux en particulier, par excitation d'abord et par paralysie ensuite. La cocaïne obéit donc, ainsi que les anesthésiques généraux, à la loi de l'*excitation préparalytique*, le poison qui abolit les propriétés d'un organe (nerveux) commence par les exalter ». (Dastre, *loc. cit.*)

Dans quel ordre la cocaïne porterait-elle son action ? Les hémisphères cérébraux seraient les premiers atteints ; puis la moelle, puis le bulbe, qui en serait à la phase d'excitation tandis que les cellules sensitives de la moelle en seraient déjà à la période de paralysie ; puis, en dernier lieu, les terminaisons nerveuses et les nerfs sensitifs, et enfin les terminaisons motrices et les nerfs moteurs.

C'est dans cet ordre qu'agissent les anesthésiques généraux.

Telles sont les conclusions que formule M. Dastre : « *La cocaïne est un agent très voisin des anesthésiques; c'est un anesthésique général qui offre cette particularité de ne pouvoir pas servir à l'anesthésie générale.* »

Les contre-indications à l'emploi de la cocaïne résultent de ces données physiologiques.

On ne l'emploiera donc pas :

Chez les grands nerveux,

Chez les anémiques à un certain degré,

Chez les aortiques, dans tous les cas,

Chez les individus dont le myocarde a fléchi, étant donné l'action vaso-constrictive possible des coronaires, que ce muscle soit atteint par suite d'une endocardite ou d'une péricardite.

On en rejettera absolument l'usage aussi chez les malades atteints d'angine de poitrine, même dans les formes légères, que cette affection soit causée par l'artérite des coronaires, la névralgie, ou la névrite du plexus cardiaque. Il en sera de même pour les malades atteints d'affection des voies respiratoires à forme aiguë convulsive et pour les débilités.

Il y a lieu d'agir avec prudence vis-à-vis des timorés; la peur, comme la cocaïne, produit une action vaso-constrictive; dans ces conditions, l'administration de la cocaïne peut présenter des dangers contre lesquels il est bon d'être prévenu ; l'opération elle-même sans anesthésique est contre-indiquée également.

IV

Intoxication par la cocaïne

Nous diviserons en deux groupes les accidents observés au cours de l'anesthésie par la cocaïne ou à sa suite. Dans le premier nous parlerons des cas mortels, dans le second des autres accidents plus ou moins graves qui n'ont pas entraîné la mort.

Au cours d'une discussion au Parlement, à propos de la loi sur la réglementation de l'art dentaire, un orateur déclara que jusqu'à ce moment on connaissait trente cas de mort par la cocaïne. Ce chiffre, déjà respectable, semblait même au-dessous de la réalité. Il y en aurait eu presque la moitié à Paris seulement.

A la séance de la Société de Chirurgie du 16 décembre 1891, un membre déclara que M. Richardière avait fait, pour sa part, onze autopsies d'individus décédés à la suite d'injections de cocaïne. Ces données venaient à l'appui d'une assertion produite au mois de février 1889 par M. Roux, de Lausanne. « Le nombre des empoisonnements mortels par la cocaïne, disait-il, atteignait en octobre dernier le chiffre respectable de *cent vingt-six* [1]. »

De pareils chiffres étaient capables de faire réfléchir les personnes dont l'opinion sur la valeur de l'anesthésique n'était pas faite ; ils avaient été énoncés dans des milieux différents. On se proposait soit d'édifier le public professionnel, soit d'obtenir le vote d'une loi qui interdît le maniement d'une substance dangereuse aux personnes que leurs études antérieures n'avaient pas suffisamment préparées à son emploi. Les affirmations étaient si précises qu'il y avait tout lieu de les croire fondées sur des docu-

1. *Revue médicale de la Suisse romande*, février 1889.

ments irrécusables. Les variantes en présence concordaient avec cette idée : si les chiffres différaient, c'est qu'ils n'avaient pas été puisés aux mêmes sources et que ceux qui les donnaient n'avaient pas voulu hasarder une assertion qui ne leur eût pas semblé démontrée. On pourrait résumer de la sorte les témoignages apportés dans les différents milieux :

« Je ne sais pas au juste quel a été le nombre total des empoisonnements mortels par la cocaïne dans le monde entier, mais je suis sûr qu'il y en a eu au moins 11, au moins 30, au moins 126 ! »

Une seule chose était certaine, c'est que les auteurs avaient accepté les chiffres bien vite, sans se demander quelle était leur origine.

Dans une lettre à M. Delbosc, M. Roux déclarait que sa phrase était erronée. Il ne connaissait pas, comme il l'avait dit, 126 cas mortels, mais 126 cas d'intoxication d'intensité variable, dont quelques-uns avaient été mortels[1]. Combien ? Il ne le savait pas.

A propos des autopsies, M. Reclus crut que ce qu'il y avait de mieux à faire, c'était

1. *La cocaïne et ses accidents*. Th. de Paris, 1884.

de s'adresser à M. Richardière lui-même. Or, M. Richardière n'avait pratiqué qu'une autopsie, celle d'un malade de M. Berger, et le chiffre de onze représentait le nombre total des nécropsies connues et faites dans le monde entier.

Nous ne pourrions pas dire d'où venaient les trente faits dont il a été question au Parlement et, selon toute probabilité, l'orateur qui en avait parlé n'était guère mieux renseigné que nous.

Pour connaître au juste le nombre des cas de mort par la cocaïne et les conditions dans lesquelles les décès ont eu lieu, il a fallu qu'un jeune médecin d'une patience digne d'éloges et d'un sens critique irréprochable, M. Jules Auber, entreprît une étude sérieuse et documentée. Après avoir éliminé toutes les affirmations de seconde main, données d'inspiration ou de mémoire, il trouva seize cas relatés d'une manière explicite dans différents auteurs. Il fallut encore en retrancher trois. Dans l'un de ceux-ci, rapporté, disait-on, par MM. Brouardel et Vibert, il y avait bien eu intoxication par la cocaïne, mais la malade est encore vivante et bien portante à l'heure actuelle.

Les accidents terribles qui avaient, disait-on, enlevé l'opérée se réduisaient, d'après les termes mêmes employés par les experts dans leur rapport médico-légal, à une intoxication qui, en raison d'une certaine prédisposition de la dame B..., suscita des troubles nerveux, des désordres de santé peu graves, mais qui l'obligèrent cependant à garder certains ménagements et à prendre quelques soins.

Vinogradoff avait fait l'autopsie d'un malade opéré par Kolomine. L'observation fut dédoublée et, dans plus d'une relation ultérieure, il fut question d'un cas de Kolomine et d'un cas de Vinogradoff. Même dédoublement pour le fait de Bouchard, notre confrère de Lille ; on l'inscrivit dans de savantes et véridiques relations sous son nom et sous celui de Lillois (en allemand Liller) !

Restaient 13 cas indiscutables, c'est-à-dire dans lesquels les malades avaient succombé peu de temps après des injections de cocaïne.

Comme personne n'a jamais prétendu que cette substance soit inoffensive à toutes doses et en toutes circonstances, M. Auber s'est efforcé de déterminer le nombre des décès produits par des doses thérapeutiques. Cette fois encore il est arrivé à des résultats inattendus : ainsi, deux malades avaient pris par la bouche 1 gr. 12 et 1 gr. 50 de cocaïne; dans trois autres cas on avait injecté sous la peau 1 gr. 50, 80 cent., 40 cent., 22 cent. 1/2. D'autres fois, il s'agit de pures coïncidences; dans certains faits, l'alcaloïde a été administré en pulvérisations ou en badigeonnages à doses exagérées, autant que permettent de le supposer les termes extrêmement succincts de ces relations.

Après cette étude méthodique, impartiale, à travers laquelle ne peuvent passer ni les hyperboles, ni les légendes, ni les à peu près, que peut-on mettre au passif des injections sous-cutanées de cocaïne à dose thérapeutique? M. Auber va nous l'apprendre.

« *A dose thérapeutique et en injections hypodermiques, on ne trouve aucun cas de mort par la cocaïne* [1]. »

Espérons que cette conclusion *a posteriori*, qui termine l'intéressant chapitre que nous venons d'analyser, ne sera démentie par aucun fait à l'avenir.

1. *La cocaïne en chirurgie*. Paris. Steinheil, 1892, p. 40.

Si cependant les accidents non mortels sont assez nombreux et assez sérieux pour faire hésiter devant l'emploi du médicament, il serait bon, pour qu'on pût savoir au juste à quoi s'en tenir, qu'un travail littéraire et critique, semblable à celui de M. Auber, fût entrepris à ce propos. Ce serait une lourde tâche, car, depuis 1884, il n'y a peut-être pas une publication médicale de l'Europe qui ne renferme la relation d'un ou de plusieurs d'entre eux. Troubles visuels, auditifs, psycho-moteurs, syncopes, convulsions, paralysie des membres inférieurs ou d'un nerf déterminé, comme le facial, il a été question de tout cela. Il existe pourtant une classification toute naturelle, suivant que les accidents se produisent peu après l'injection et disparaissent dans un temps comparable à celui que nous a montré l'expérimentation physiologique, ou qu'ils se prolongent.

Ceux que nous avons vus tout au début et qui ont été rapportés le plus souvent sont bien connus.

Le malade a les pupilles dilatées, il pâlit, il dit qu'il va se trouver mal, qu'il va mourir ; parfois il se plaint d'une sensation pénible, de suffocation et de gêne précordiale ; dans certains cas il y a des mouvements convulsifs ou des accidents hystériformes.

On rapporte des cas dans lesquels les accidents sont beaucoup plus graves : certains malades ont perdu presque immédiatement connaissance ou sont restés plusieurs heures dans le coma, mais tout s'est terminé par la guérison. D'autres fois le cycle s'est prolongé ; il y a eu amélioration, puis les patients sont restés valétudinaires pendant des mois. Le cocaïnisme chronique peut affecter des formes variables ; généralement toutefois, ce sont les idées tristes, les noirs pressentiments, la crainte de la mort, qui dominent.

Pour arriver à une notion précise des choses et savoir au juste ce qu'on doit craindre de la cocaïne, il faudrait, je le répète, procéder comme M. Auber : réunir les faits, les rapporter tels qu'ils sont, les interpréter et éliminer impitoyablement ceux dont les auteurs ont tiré des conclusions qu'ils ne comportaient pas. Parmi les faits donnés il y en a beaucoup certainement dans lesquels on a administré, soit par voie gastrique, soit en injections sous-cutanées, des doses de cocaïne de beaucoup supérieures à 50 centigrammes.

Il y a aujourd'hui des cocaïnomanes, comme il y a des morphinomanes. En se faisant ainsi des injections sous-cutanées de cocaïne ils arrivent à en introduire dans l'économie des doses énormes, dépassant parfois la dose de 1 gr. par jour. Ces faits sont évidemment en dehors de notre cadre. L'intoxication qu'il serait bon de prévoir et d'éviter est l'intoxication par des doses thérapeutiques, et malheureusement c'est assez difficile, à l'heure actuelle, car, par suite d'idiosyncrasies de nature inconnue, certains individus auraient présenté des phénomènes d'intoxication grave après l'injection de quantités très faibles, 1 centigr. 1/2, 1 centigr. et même 1/2 centigr.

Il est impossible de nier les différences de susceptibilité individuelle par rapport à la cocaïne, elles existent pour tous les médicaments sans exception ; que des phénomènes d'ailleurs légers, tels que la pâleur de la face, un vague sentiment de malaise, une syncope même, puissent se produire après l'introduction d'un centigramme de cocaïne dans l'économie, c'est indiscutable, et MM. Meyer et Bardet rapportent que l'un d'eux eut une syncope après l'injection sous-cutanée de deux centigrammes de chlorhydrate[1].

Il est malheureusement difficile de savoir, lorsqu'on se trouve en présence d'accidents suivant de près une injection de cocaïne, s'il s'agit bien d'une intoxication; on perdrait son temps à vouloir s'orienter d'après le tableau clinique. « Ces accidents, dit M. Dufournier, sont très variables dans leur évolution; tantôt on observe une forme, un groupe de symptômes, tantôt un autre; ce qui fait dire que la cocaïne, dans son action générale, n'est pas comparable à elle-même[2]. »

Il y a quelques années, le professeur Wôlfler, de Gratz[3], faisait de sérieuses réserves à propos d'un certain nombre d'observations publiées.

Il me paraît difficile à l'heure actuelle de savoir au juste ce qu'il y a de précis dans

1. Notes sur les propriétés physiologiques de la cocaïne. *Bulletin génér. de thérap.*, 25 février 1885, p. 122.

2. *Archives gén. de médecine*, 1889, oct., p. 432.

3. *Wiener med. Wochenschr.*, 1889, p. 663, nº 18.

les intoxications à phénomènes graves ou persistants à la suite de doses très minimes.

N'oublions pas que des solutions impures de chlorhydrate de cocaïne ont un degré de toxicité beaucoup plus marqué que les autres, qu'il est indispensable qu'on sache au juste la quantité de sel injectée. Plus une observation est singulière, plus les faits enregistrés s'écartent des phénomènes habituels et surtout de ce qu'a révélé l'observation physiologique, plus il faut être sévère dans la critique, plus il faut apporter de soin pour éliminer les causes d'erreur que nous venons d'indiquer. C'est souvent impossible. Prenons une observation très précise de cocaïnisme prolongé à la suite de l'injection de *huit milligrammes*. M. Hallopeau en a communiqué une à l'Académie de Médecine dans la séance du 12 mai 1891. Les faits sont aussi détaillés que possible et ce diagnostic de cocaïnisme porté par l'auteur a été confirmé par MM. Hardy et Mesnet.

M. Hallopeau a discuté et réfuté assez heureusement toutes les objections dont il était passible. M. Magitot, en faisant un rapport à l'Académie de Médecine, n'a même pas songé à élever un doute. Voici la relation du fait tel qu'il l'a résumé :

« Après une injection sous-gingivale de 8 milligrammes à peine de chlorhydrate de cocaïne, un sujet éminemment *impressionnable* et *névropathe* présente au bout de quelques minutes des phénomènes tout à fait effrayants, des étouffements, angoisse précordiale, état syncopal ; puis, aussitôt après, agitation extrême, mouvements désordonnés, incohérents, lamentations, cris, véritable délire. Le pouls, filiforme, est tellement rapide qu'on n'en peut compter les battements. Ces phénomènes, au lieu de s'atténuer et de disparaître comme cela s'observe dans les cas de cocaïnisme aigu, se prolongent avec quelques variations d'intensité et plusieurs intermittences pendant trois mois [1]. »

Je ne crois pas qu'aucun fait rapporté jusqu'ici ait plus de garanties d'authenticité que celui-là ; je ne crois pas que le diagnostic cocaïnisme ait jamais présenté plus de chances d'exactitude. Et pourtant cette relation laisse dans l'ombre plus d'un point qu'il eût

1. *Bull. de l'Acad. de Méd.*, 2 déc. 1890 et 12 mai 1891.

été nécessaire d'éclaircir pour arriver à l'évidence et rendre l'induction indiscutable. M. Hallopeau l'a si bien senti qu'il a été obligé d'arriver aux hypothèses superposées pour masquer ou expliquer les invraisemblances.

S'il y a eu cocaïnisme chronique, c'est que, par suite de l'état particulier du sujet, une dose minime de cocaïne avait exercé une action inusitée sur certains éléments organiques: les accidents ultérieurs ne pouvaient résulter que d'une reproduction de cette action initiale ou des désordres anatomiques déterminés par elle. Peut-on supposer qu'un médicament puisse rester trois mois dans l'économie sans qu'un atome en sorte? Si l'on admet une élimination, si petite qu'elle soit, on est obligé de mettre les accidents des derniers jours sur le compte de doses infinitésimales. M. Hallopeau parle de l'emmagasinage dans les cellules de certains centres nerveux. Ces cellules sont-elles donc soustraites aux échanges organiques et la localisation du chlorhydrate de cocaïne à ce niveau peut-elle entraîner son élimination et la retarder de trois mois? L'hypothèse d'une lésion cérébrale précise se réparant explique difficilement le cours irrégulièrement intermittent des accidents.

Les nombreux détails, les circonstances du début sont très brièvement indiqués. Avec quelle solution avait été faite l'injection ? Quel était l'âge de cette solution ? De qui M. Hallopeau tenait-il le renseignement d'après lequel il a fixé à 8 milligr. la quantité de substance injectée ?

Il y avait d'autres raisons de défiance : la malade était nerveuse, impressionnable. Après sa guérison, elle écrivait à l'auteur qu'il eût été préférable pour elle de mourir comme la jeune fille de Lille plutôt que d'endurer ce qu'elle avait enduré.

Ce cocaïnisme chronique ressemble assez à un cas de cocaïnisme aigu observé par M. Hugenschmidt : au bout de 30 secondes la malade anesthésiée se plaignit de douleurs terribles dans la tête, se leva rapidement, fit quelques pas et tomba dans un fauteuil en criant : « Je meurs ». Puis survint une syncope qui dura une demi-heure. On n'avait même pas injecté 8 milligr. de chlorhydrate de cocaïne, on avait injecté 10 gouttes d'eau distillée [1] !

1. *Bulletin médical*, 1888, nº 72, p. 1195.

On discute sur la nature et l'origine des accidents produits par la cocaïne. Lorsqu'on est en présence de phénomènes graves et surtout persistants, qui semblent dus à l'administration de doses extrêmement faibles, il me paraît indispensable d'analyser les observations données, d'après les règles du déterminisme scientifique le plus rigoureux.

Quelles précautions a-t-on prises pour s'assurer que la préparation qui a produit des accidents était bien dosée comme on le croyait?

Peut-on affirmer qu'elle était chimiquement pure, et sur quelles bases repose cette affirmation?

La quantité administrée est-elle bien celle qui est notée dans l'observation?

D'après quels témoignagnes est-on autorisé à croire que le praticien ne s'est pas mépris lui-même sur la quantité ou qu'il n'essaye pas de tromper les autres pour dissimuler une faute professionnelle?

Existe-t-il dans le passé pathologique du malade, dans son état mental antérieur, des circonstances capables d'expliquer les accidents observés?

A-t-on des motifs suffisants pour attribuer ceux-ci plutôt à la cocaïne qu'au passé morbide du patient ?

Si une enquête était faite dans ces conditions, à propos de tous les cas qui présentent des singularités, il est bien probable que le nombre en serait diminué. Cette enquête est rigoureusement indispensable lorsqu'on veut arriver à établir la liaison réelle de deux circonstances contemporaines ou à peu près, et remonter à la notion de cause. La négligence d'un seul des facteurs indiqués peut égarer dans une fausse voie et contribuer à accréditer des erreurs et des craintes regrettables.

En parlant des accidents consécutifs à l'introduction de la cocaïne dans l'organisme, je n'ai mentionné ni les foyers de sphacèle local, ni les abcès. Ce sont là des phénomènes septiques qui peuvent être produits avec une substance quelconque, toutes les fois qu'on introduit soit un instrument tranchant, soit une aiguille, tubulée ou non, dans les tissus. Il est facile aujourd'hui d'éviter de pareils accidents avec des instruments aseptiques.

V

MODE D'EMPLOI

J'ai, dans les chapitres précédents, passé rapidement en revue ce que l'on voit de précis sur les points étudiés ; je me bornerai à peu près exclusivement dans celui-ci à ma pratique personnelle.

Cette délimitation me sera peut-être durement reprochée ; elle est pourtant légitime et nécessaire. J'ai beaucoup employé la cocaïne — le nombre de mes observations dépasse actuellement le chiffre de 4.000 — j'ai eu des succès nombreux, peu d'insuccès, jamais d'accidents sérieux. Cette constatation me paraît intéressante. La méthode qui donne de tels résultats vaut, je crois, la peine d'être connue. Est-ce la bonne ? Est-ce la meilleure de celles qui existent ? Je ne le sais pas et je ne cherche pas à le savoir. Je ne suis ni suffisamment armé ni suffisamment impartial pour faire une étude critique complète et quasi impersonnelle de la question. J'ai procédé d'une certaine façon pour faire l'anesthésie dans l'extraction dentaire ; j'ai réussi, et j'ai l'intention, sans restriction comme sans prétentions, d'indiquer à mes confrères le *modus faciendi* que j'ai adopté. A eux de voir s'ils le trouvent médiocre ou bon et d'agir en conséquence.

Je ne saurais trop répéter ce que j'ai dit : la plupart des accidents sont dus à *l'anesthésiste* et non à *l'anesthésique*. Quand même l'instrument serait parfaitement aseptique, quand on n'aurait pas dépassé la dose thérapeutique, il y a encore un élément dont il faut tenir très sérieusement compte : l'influence morale de l'opérateur sur l'opéré. Quand toute trace de cocaïnophobie a disparu de l'esprit de celui-ci, les chances sont très sérieuses pour qu'il n'y ait pas d'accident, et s'il s'en produit par hasard, ces accidents se borneront, selon toutes probabilités, à des troubles fugaces, dont le malade ne conservera pas le souvenir, parce que, neuf fois sur dix, il en aura eu de semblables dans une circonstance ou dans une autre de sa vie, lorsqu'il n'avait été soumis à l'action d'aucun agent supposé toxique. Mais pour communiquer au malade la foi dans le succès, il faut l'avoir soi-même, entreprendre l'anesthésie sans hésitation, savoir au juste pourquoi on y recourt et la quantité de médicament qu'on emploiera.

On se gardera d'injecter dans les tissus un liquide qui n'a pas été préalablement *stérilisé*. Une solution non stérilisée peut renfermer des microorganismes virulents. Les adversaires de la cocaïne prétendent qu'elle diminue la résistance des tissus et favorise leur multiplication. C'est encore là une opinion qu'il faudrait prouver. M. Pradol prétend qu'elle retarde les fermentations. Abbott la regarde comme un bon antiseptique. Il y a des chances d'avoir un abcès lorsqu'on introduit dans les tissus un liquide qui renferme des microorganismes en germe, lorsqu'on fait la piqûre avec une aiguille tubulée contaminée ; il n'y a pas plus de chances d'en avoir lorsque le liquide d'injection est une solution de chlorhydrate de cocaïne que quand c'est de l'eau.

Il ne suffit pas que le liquide soit aseptique, il faut que la région sur laquelle on opère et que les doigts de l'opérateur soient aseptisés également. C'est une précaution insuffisante que de faire simplement rincer la bouche du patient avec une solution boriquée. Après ce nettoyage préalable, je lave les points sur lesquels doivent porter les piqûres avec un tampon d'ouate trempé dans la solution suivante :

℞ Menthol	1 gr.	
Phénol cristallisé	0	50
Cocaïne	0	30
Alcool à 40°	20	

(Ce tampon sera maintenu en place de 2 à 3 minutes.)

Ce procédé a le double avantage de rendre parfaite l'antisepsie locale et de produire une analgésie suffisante pour que la piqûre soit peu sentie.

La seringue sera lavée et nettoyée avec la solution suivante :

℞ Eau	800 gr.
Alcool à 90°	100
Phénol cristallisé	50
Rosaniline	Q. S. p. colorer.

Le corps de la seringue sera lavé avec ce liquide dont on fera 2-3 aspirations. L'aiguille devra être *bouillie* dans cette même solution : cette petite opération peut se faire rapidement à l'aide d'une petite capsule de porcelaine et d'une lampe à alcool.

En cas de maladies transmissibles, telles que la syphilis ou la tuberculose, on aura pour chaque patient une seringue et une solution qui lui serviront exclusivement. L'opération finie, on fera de nouveau l'antisepsie avec le plus grand soin. Il va sans dire que lorsqu'il existe des accidents buccaux, il faut détruire l'aiguille après l'injection.

On dosera d'après le principe suivant: *il faut toujours injecter le minimum de substance nécessaire pour produire l'anesthésie.* Il est malheureusement difficile à déterminer, car il varie d'individu à individu; il varie chez la même personne dans certaines conditions que nous ne connaissons pas encore. Wölfler, tenant compte de ce que la plupart des accidents qu'il a observés se sont produits à la suite d'opérations pratiquées dans la cavité buccale ou sur la face, conseille de ne jamais dépasser la dose de 2 *centigrammes*, lorsqu'on opère dans ces régions. Je pense cependant qu'on peut aller jusqu'à 3 *centigrammes.* Avec cette quantité j'obtiens toujours une anesthésie suffisante pour pratiquer une avulsion dentaire. Au début j'avais proposé 5 centigrammes. La plupart de mes confrères emploient journellement cette dose ; elle est inoffensive, mais on obtient le même résultat avec deux centigrammes de moins. Il n'y a guère de contre-indications : les femmes anémiées, amaigries, souffrantes depuis longtemps, les vieillards mêmes supportent bien cette dose. Chez les enfants de 12 ans et au-dessous on ne dépassera pas *deux centigrammes*, l'anesthésie est suffisante. Ainsi, pour nous, *3 centigrammes représentent un maximum*. Il faut avoir bien soin que le liquide injecté imbibe les tissus, qu'il subisse une diffusion suffisante ; s'il était déversé en totalité dans une poche purulente, il y aurait bien des chances qu'il n'agît pas sur les extrémités nerveuses. Au lieu d'une anesthésie, c'est le plus souvent une douleur violente qu'on produit dans ce cas.

Les propriétés analgésiques de la cocaïne peuvent être augmentées lorsqu'on l'associe à une substance de propriétés analogues, sans que les chances d'intoxication soient augmentées.

M. Martin, de Lyon, a proposé d'augmenter l'action de la cocaïne en l'associant à *l'antipyrine*.

Cette idée est rationnelle ; mais comme nous ne nous sommes pas servi nous-même de cette préparation, nous sommes hors d'état de la juger en connaissance de cause.

Dans mon travail de 1886 j'ai proposé d'unir l'*acide phénique* à la cocaïne; j'augmentais ainsi la puissance anesthésique du liquide et je le rendais antiseptique. Cette méthode a été étudiée et discutée, dès le lendemain du jour où je l'ai proposée, par M. Lagrange[1].

M. Reclus a eu raison d'attirer l'attention comme il l'a fait sur l'importance du titre de la solution. « La toxicité de la cocaïne, dit cet éminent chirurgien, les dangers qu'elle crée pour l'organisme ne dépendent pas seulement de la quantité totale d'alcaloïde injectée sous la peau, ils dépendent aussi, et dans une très grande mesure, du titre de la solution : plus elle est faible, plus la cocaïne est diluée, moins les accidents sont à craindre. Pour prendre un exemple, dix centi-

1. *De l'anesthésie avec les injections phéniquées et cocaïnées en chirurgie dentaire* (*Bull. gén. de thér.*, 30 déc. 1886).

1. *New-York med. Record*, 1890, t. 1, p. 707.

grammes de cocaïne au centième, c'est-à-dire noyés dans dix grammes d'eau, sont infiniment mieux tolérés que les mêmes dix centigrammes dissous dans cinq grammes d'eau et surtout dans deux grammes et dans un gramme. J'ai peut-être à cette heure pratiqué plus de 500 opérations dans lesquelles j'ai dépassé la dose totale de dix centigrammes de cocaïne en solution dans dix ou dans cinq grammes d'eau, et je n'ai jamais observé le moindre accident. Eh bien, je n'oserais pas injecter les mêmes dix centigrammes dilués dans un seul gramme d'eau. Cela se comprend sans peine : la solution injectée sous la peau est absorbée par les vaisseaux sanguins qui l'apportent jusqu'aux centres nerveux où elle exercera son action nocive. Or, si la solution est au centième, c'est 99 parties d'eau totalement innocentes pour une seule partie de cocaïne qui agiront dans le même temps sur le cerveau ; si au contraire la solution est à cinq ou dix pour cent, c'est cinq ou dix parties de cocaïne qui toucheront à la fois l'encéphale.

» J'insiste sur ce point, car il nous fait comprendre comment, en moins de six années, j'ai pu pratiquer 1,739 opérations de tout genre, de toute gravité et dans toutes les régions, sans avoir à déplorer le moindre accident, tandis que nombre de mes collègues, presque tous, devrais-je dire, ont essuyé des alertes avec des doses souvent plus faibles, mais avec des solutions toujours plus fortes. » (Reclus.)

Ces idées sont exactement celles des docteurs Bignon, de Lima, et Morel, de Toulouse [1].

Pour moi, depuis 1886, je procède ainsi : je prépare :

1° Une solution :

℞	Phénol cristallisé............	2 gr.
	Eau stérilisée...............	100
	M. et filtrez.	

2°	℞	Chlorhydrate de cocaïne.....	1 gr.
		Divisez en 33 paquets.	

Au moment de l'emploi, je fais dissoudre le contenu d'un de ces paquets dans 1 centimètre cube (une seringue de Pravaz) de la solution phéniquée n° 1. Le chlorhydrate de cocaïne se dissout très rapidement : j'as-

1. *Bull. génér. de thérap.*, 15 mars 1892.

pire dans la seringue la solution ainsi obtenue et je procède à l'injection.

Il est absolument indispensable de procéder ainsi, car le chlorhydrate de cocaïne en solution aqueuse se décompose assez rapidement pour qu'une préparation vieille de quelques jours soit non seulement impropre à l'anesthésie, mais encore chargée de moisissures dont l'injection hypodermique pourrait provoquer des accidents.

En suivant le mode opératoire que je viens de décrire, on est toujours sûr d'injecter une solution active, sans addition d'agents septiques ni modifications isomériques de la substance active, qui auraient pu modifier radicalement son action physiologique. La quantité de liquide injectée (1 centimètre cube environ) est assez faible pour ne déterminer aucun accident.

L'aiguille de la seringue doit être adaptée aussi exactement que possible au corps de pompe, de manière à ne pas déverser une seule goutte en dehors des tissus. Dans le cas contraire, un peu de liquide peut tomber sur le bord de la langue, dans le sillon gingival ; il produit bien de l'anesthésie sur le point où il tombe, mais c'est parfaitement inutile, puisque ce n'est pas là qu'on opère.

Le diamètre des aiguilles doit être aussi petit que possible : on employait au début de l'usage de la cocaïne les aiguilles destinées aux injections de morphine : elles m'ont paru trop grosses et j'ai fait faire les aiguilles fines qu'on emploie aujourd'hui. Elles sont préférables aux autres, car, pénétrant plus facilement, elles occasionnent une moindre douleur, et l'orifice de la ponction étant plus petit, on court moins de risques de voir refluer une partie du liquide injecté, en même temps qu'on ouvre moins largement la porte à une infection toujours à craindre dans un milieu tel que la cavité buccale.

Vers le même moment, j'ai fait faire aussi des aiguilles courbes qui rendent des services très appréciables quand il s'agit de faire l'anesthésie au niveau des 2es ou 3es molaires.

Le diamètre de ces aiguilles étant réduit au minimum, elles peuvent s'obstruer facilement ; il sera facile d'obvier à cet inconvénient en introduisant dans l'aiguille, après chaque injection, un fil d'argent fin.

Elles sont aussi plus fragiles que les autres : il est absolument nécessaire de posséder quelques aiguilles de réserve pour parer à cet accident.

On peut faire usage d'aiguilles en platine iridié. Leur principal avantage c'est qu'elles assurent facilement une antisepsie rigoureuse. On peut les flamber avant chaque opération sans les détériorer. En les chauffant au rouge blanc, les substances qui se trouvent à l'intérieur sont calcinées et le nettoyage est extrêmement facile. Elles ont malheureusement l'inconvénient d'être un peu grosses, car ce métal ne permet pas d'obtenir un diamètre aussi petit que l'acier.

Inutile d'ajouter que si nous voulons être fixés sur la quantité exacte de liquide nécessaire pour produire l'analgésie, il faut que toute la solution pénètre dans l'épaisseur de la gencive.

Après avoir fait rincer la bouche avec une solution antiseptique, après avoir nettoyé le champ opératoire, on procédera à l'injection de la façon suivante.

On introduira l'aiguille dans la gencive en un point situé à environ mi-chemin du collet et de l'extrémité supposée de la racine. Il importe de faire la piqûre dans l'épaisseur de la muqueuse et non dans le tissu cellulaire sous-jacent : car la cocaïne introduite dans ce milieu ne viendrait pas au contact des éléments nerveux dont on se propose de suspendre les fonctions, elle serait absolument inutile.

Il est facile d'ailleurs de se rendre compte du tissu dans lequel on pousse l'injection. La muqueuse est un tissu serré, résistant, peu facile à distendre ; le tissu cellulaire, au contraire, est lâche, il possède la propriété d'absorber facilement.

Toutes les fois donc que l'injection se fait sans résistance, toutes les fois que le liquide pénètre rapidement sous l'influence de la pression exercée sur le piston, on peut être assuré de faire une vaine opération. Dans ce cas, il faut faire une nouvelle piqûre en un point mieux choisi. En règle, l'*injection doit se faire difficilement.*

L'aiguille introduite au point voulu, on appliquera en ce point l'index de la main gauche et on l'y maintiendra tout le temps qu'on mettra à faire l'injection.

J'ai dit que cette opération devait se faire dans un tissu résistant ; afin de faciliter la manœuvre, j'ai modifié la seringue de Pravaz en y ajoutant un épaulement circulaire qui vient s'appuyer sur l'index et le médius, tandis que le pouce presse sur le piston. On ne court pas, avec cet instrument, le risque de voir la seringue glisser entre les doigts.

L'introduction de la cocaïne est accompagnée d'ischémie ; c'est là encore un signe qui permet de reconnaître une injection bien faite : elle ne se produit jamais quand on a fait pénétrer son aiguille dans le tissu cellulaire.

Quand on a introduit par une pression lente et constante la quantité de liquide voulue, on retire lentement l'aiguille et avec l'index gauche on exerce une pression de quelques instants sur le point de la ponction afin d'empêcher que quelque goutte du liquide injecté puisse sortir.

Si l'on opère une dent uniradiculaire, on injectera le contenu de la seringue en deux temps : moitié à la face externe de la gencive, moitié à la face interne. Si la dent est multiradiculaire, on fractionnera la même dose en : 3 piqûres, 2 externes et 1 interne, pour les molaires supérieures ; 4 piqûres,

2 externes et 2 internes, pour les molaires inférieures.

La cocaïne ainsi injectée dans la gencive ne se répand qu'au bout de quelques instants dans toute la région. J'attends environ cinq minutes avant d'opérer : je crois que c'est à ce moment seulement que l'anesthésie parfaite est acquise.

J'ai déjà dit un mot de l'influence morale de l'opérateur. Ceux qui ne croient pas aux effets anesthésiques de la cocaïne, qui s'en défient, qui se troublent avant de commencer une injection, persuadés qu'elle donnera fatalement lieu à des accidents plus ou moins graves, feront bien de ne jamais l'employer. Il s'établit malgré tout une sorte de communication tacite entre le patient et l'opérateur. Si maître de lui que puisse être ce dernier, si habilement qu'il dissimule ses craintes, le malade les devinera à peu près toujours. Chez les individus nerveux, impressionnables, à imagination vive, cet état d'esprit est l'origine de la plupart des accidents. On pourrait supposer qu'aucune appréhension n'existe chez ceux qui réclament malgré tout l'anesthésie à la cocaïne ; c'est une erreur. Ils redoutent la douleur produite par l'extraction au point de s'exposer à un danger réel, mais, l'opération finie, ils seront sous le coup de la dépression morale qu'a déterminée cette perspective. On voit tous les jours des personnes courageuses s'exposer à un grand danger, l'éviter avec un sang-froid et une habileté qui semblent indiquer une complète liberté, et pâlir, trembler et tomber en syncope lorsque l'épisode périlleux est terminé. L'administration de la cocaïne avec les précautions que je viens d'indiquer ne comporte pas plus de risques que les injections sous-cutanées de morphine, ou l'administration d'un purgatif dans les conditions habituelles. Si le dentiste en est bien persuadé, il réussira à peu près toujours à faire entrer sa conviction dans l'esprit du malade et, quelle que soit son idiosyncrasie, s'il a des accidents, ceux-ci ne seront pas plus graves après l'extraction avec l'anesthésique, qu'après l'extraction sans anesthésie.

On a dit que les accidents relatés jusqu'ici ont été trop grands pour qu'on puisse les considérer comme des troubles émotifs. Le plus grave assurément, c'est la mort. M. Auber nous a montré ce qu'il faut penser des prétendus décès survenus à la suite de l'injection de doses thérapeutiques de cocaïne. Du reste, on a vu des syncopes mortelles résultant du seul fait de l'émotion. M. Verneuil raconte qu'un enfant qu'il était sur le point d'opérer succomba brusquement au contact du dos de son bistouri sur les téguments du cou ; pas une piqûre n'avait été faite, pas une goutte de chloroforme n'avait été inhalée.

L'émotivité de certaines femmes nerveuses à l'excès nous a toujours paru une contre-indication à l'emploi de la cocaïne. Quand elles ne voulaient pas entendre parler d'un autre mode d'anesthésie locale, et la réclamaient absolument, j'injectais de l'eau distillée ; et certaines manifestement suggérées déclaraient n'avoir absolument rien ressenti.

Je fais donc de sérieuses réserves sur la plupart des accidents relatés et je crois qu'il est difficile de les rattacher à autre chose qu'à l'émotivité. J'ajoute que les contre-indications à l'emploi de la cocaïne sont fort rares ; elles seraient presque uniquement constituées par la sénilité, les affections organiques graves du poumon ou du cœur. Malgré tout, il est bon, pour ne pas encourir de graves responsabilités, de prendre des précautions spéciales. Une syncope est particulièrement grave chez un cardiaque. Il est toujours indispensable de tenir compte de l'aspect général, d'interroger soigneusement le patient sur son état de santé antérieur, et, si l'on a des doutes, il ne faut pratiquer l'anesthésie que sur un avis motivé de son médecin habituel. Un examen extemporané et rapide fait par un médecin, si expérimenté qu'il soit, ne donne même pas toujours dans ces conditions les garanties nécessaires.

Pour le Prof. P. Reclus, la cocaïne bien maniée ne doit pas produire d'accidents, et il disait dernièrement encore, dans une de ses leçons cliniques : « Je n'ai jamais eu de ces alertes au cours de l'anesthésie par la cocaïne ; on dit que les syncopes sont fréquentes ; jamais je n'en ai observé, du moins lorsque le malade était dans le décubitus horizontal. Jamais je n'ai noté l'arrêt du cœur ou du poumon, et, pour prononcer le mot d'accident, je devrais me rejeter sur des troubles physiologiques si légers que, sans une observation minutieuse, ils passeraient sans doute inaperçus : tels sont, par exemple, les fourmillements au bout des doigts ou dans les orteils, ainsi que M. Quénu en a signalé et comme j'en ai vu quelquefois, et dernièrement encore chez une dame de soixante-dix-neuf ans, que j'opérai d'une hernie étranglée. Ce que j'ai noté plus souvent, c'est une certaine excitation cérébrale, une loquacité, une expansion plus grandes, une tendance à l'attendrissement. Donc, en me soumettant à des règles fixes et d'une observation fort simple, j'ai pu pratiquer plus de 2.250 opérations, non seulement sans un cas de mort, mais sans même troubler l'équilibre physiologique de mes malades [1]. »

N'oublions pas qu'il s'agit ici d'opérations chirurgicales et que les doses de cocaïne employées par M. Reclus sont beaucoup plus élevées que celles employées en chirurgie dentaire.

1. *Semaine médicale*, 20 sept. 1893.

VI

TRAITEMENT DES ACCIDENTS

D'abord, dès l'apparition des accidents, opérer immédiatement. Souvent le choc opératoire suffit à faire disparaître les premiers phénomènes d'intoxication.

On a préconisé le *nitrite d'amyle* en inhalations de quelques gouttes (5 à 6 gouttes) sur une compresse ; cette substance, en effet, excite les vaso-dilatateurs, et diminue la pression artérielle. Mais l'action est passagère, les résultats obtenus se dissipent vite ; aussi ne faut-il l'employer que dans les cas légers.

M. Mosso préconise l'*hydrate de chloral ;* pour cet auteur une dose de 46 milligr. de cocaïne est annihilée par une dose de 1 gr. 50 de chloral (Dastre, *loc. cit.*).

C'est un médicament à employer sous forme de lavement dans les cas de convulsions cocaïniques.

En cas de collapsus, lorsque le cœur fléchit, employer les injections sous-cutanées *l'éther sulfurique* et les injections sous-cutanées de *caféine;* dans ce cas, la formule suivante de Tanret est à recommander :

℞ Caféine........................... 2 gr. 50
Benzoate de soude................. 3
Eau distillée, Q. s. pour 10 centimètres cubes.
M.

Chaque centimètre cube renferme 0 gr. 25 centigr. de caféine. Il vaut mieux avoir préparé des paquets contenant 0 gr. 25 cent. de *caféine* et même dose de *benzoate de soude;* dissoudre dans 1 centimètre d'eau stérilisée, et injecter.

Il y a à cela un grand avantage, c'est que les sels de caféine, s'il sont solubles, sont instables.

On pourra injecter 4 à 6 seringues.

Enfin, la respiration artificielle sera employée concurremment avec les frictions sèches ou aromatiques sur le corps et principalement sur le thorax.

Ne pas négliger de placer le malade dans la position horizontale, et même la tête en position déclive.

CHAPITRE II

DE LA TROPACOCAÏNE

HISTORIQUE

Ce fut par le numéro 44 de la *Semaine médicale* du 31 août 1892 que, pour la première fois, mon attention fut appelée sur la tropacocaïne. Nous nous intéressâmes dès cet instant, le Dr Pinet et moi, à ce nouvel alcaloïde. Un peu plus tard notre attention fut attirée par un nouvel article publié dans le numéro 87 du *Bulletin médical* du 31 octobre 1892. C'était le résumé d'un travail sur ce sujet inséré dans le numéro de septembre du *Therapeut. Montasheft.* Les résultats suggestifs des expériences entreprises par les médecins et les physiologistes anglais et allemands proclamant la supériorité de la tropacocaïne sur la cocaïne ne purent nous laisser indifférents. Un nouvel article dans *The Satellite of the Annual of the universal medical sciences* [1] confirma les expériences précédentes. Nous résolûmes d'étudier ce nouvel anesthésique et

1. Novembre 1892, vol. VI, p. 81.

de l'introduire, s'il y avait lieu, dans la pratique de la chirurgie dentaire.

Ici nous nous heurtâmes à des difficultés inattendues. Ce produit était encore inconnu à Paris, si bien que toutes les recherches dans les pharmacies, dans les fabriques de produits chimiques et pharmaceutiques restèrent infructueuses. C'est grâce à l'obligeance de la maison Merck, de Darmstadt, à laquelle nous nous sommes adressés directement, que nous avons pu nous procurer ce produit et entreprendre nos expériences.

M. C. Pinet et moi, nous avons communiqué le résultat de nos recherches à la *Société d'Odontologie de Paris* (séances de décembre 1892 et janvier 1893) [1].

Le nouveau sel que nous avons expérimenté est extrait des feuilles d'une variété particulière de coca provenant de l'île de Java, par M. Giesel, un des auteurs de la fabrication synthétique de la cocaïne.

C'est M. Chadbourne, de Boston, qui a eu le mérite d'avoir appelé le premier, par des expériences bien conduites, l'attention

1. *Essais d'anesthésie locale en chirurgie dentaire au moyen de la Tropacocaïne*, *in Odontologie*; janvier 1893, p. 1 à 12.

du monde médical sur les propriétés anesthésiques et relativement peu toxiques de la tropacocaïne.

M. Liebermann en a bien étudié les propriétés ainsi que la constitution chimique.

L'année qui suivit notre communication vit paraître de nouveaux travaux sur ce sujet. MM. Hugenschmidt, Ferdinands, Bokenham, Veasey, Groenouw, expérimentèrent le nouvel anesthésique et lui furent aussi presque tous favorables.

Toutefois nous sommes en présence d'une question récente et qui demandera encore bien des recherches avant qu'on en ait pu tirer tout ce que nos premières expériences nous ont permis d'en espérer.

Histoire chimique

Nous ne nous étendrons pas sur ce sujet, dont le développement serait mal placé dans un livre comme celui-ci.

Nous avons dit que la tropacocaïne est extraite d'une variété de coca provenant de Java, dans les feuilles de laquelle elle existe concurremment avec la cocaïne ordinaire.

Sa formule est $C^8 H^{14} Az O (C^7 H^8 O)$. M. Liebermann a démontré qu'elle est un *benzoïlo-pseudo-tropéine*. Il lui a trouvé d'une part des propriétés anesthésiantes, comme en a la cocaïne, et, d'autre part, certaines qualités propres à l'atropine.

Il est aussi arrivé dès le début à produire une tropacocaïne synthétique qui présente sur la tropacocaïne extraite de la plante, les avantages de n'être pas irritante et d'avoir une action plus constante.

Comme la cocaïne, la tropacocaïne est très peu soluble dans l'eau ; elle forme des combinaisons salines cristallisables, parmi lesquelles le *chlorhydrate*, qui est très soluble dans l'eau, tandis que le *bromhydrate* l'est peu.

Le sel dont nous nous sommes servi dans nos expériences est le *chlorhydrate de tropacocaïne*. C'est un sel blanc, cristallisé en cubes, rappelant beaucoup les cristaux d'iodure de potassium, et fondant à 271° ; il est inodore, de saveur amère, très soluble dans l'eau, et se réduit facilement en poudre amorphe d'un blanc mat, ayant l'aspect du sucre finement pulvérisé. Sa solution, contrairement à celle du chlorhydrate de cocaïne, se conserve antiseptique et active pendant 2 ou 3 mois.

C'est aussi le chlorhydrate de tropacocaïne qui a servi aux expérimentateurs américains et allemands.

PROPRIÉTÉS

Voici les résultats obtenus par M. Chadbourne, de Boston.

Dans les yeux d'une grenouille, une solution aqueuse de tropacocaïne à 1 o/o produit une anesthésie complète au bout de quelques secondes ou, au plus tard, au bout d'une minute. Les choses se présentent de même quand on expérimente sur un lapin ; la rapidité avec laquelle se développe l'anesthésie et la durée de celle-ci paraissent dépendre du degré de concentration de la solution. On peut dire d'une façon générale que l'anesthésie complète s'obtient avec des solutions moins concentrées quand on opère avec la tropacocaïne que lorsqu'on emploie la cocaïne ordinaire. A part une hyperémie locale, on n'observe pas avec la tropacocaïne de phénomènes d'irritation locale; on n'observe pas non plus l'ischémie, qui est un des caractères de l'action de la cocaïne.

La tropacocaïne en instillation dans l'œil produit quelquefois de la mydriase; mais ce phénomène est loin d'être constant.

L'anesthésie locale s'obtient également quand on injecte la tropacocaïne sous la peau. Elle est, en général, plus prompte à survenir et plus durable qu'avec la cocaïne, en outre elle s'étend à une zone plus vaste. Tandis qu'avec une solution de cocaïne à 1/2 o/o on ne développe pas d'anesthésie bien manifeste, avec la solution de tropacocaïne à 1/2 o/o on obtient une anesthésie locale très nette, de courte durée.

Les effets généraux consistent dans une excitation de l'ensemble des centres nerveux, qui débute par le cerveau et qui fait place ensuite à une paralysie à laquelle succombent les animaux en expérience.

Pendant la période convulsive, l'excitabilité réflexe est exagérée, et cependant les spasmes n'ont pas leur point de départ dans la moelle, car la section du névraxe ne les fait pas cesser. Ils ont une violence et une durée plus grandes lorsqu'on emploie des doses moyennement fortes de tropacocaïne qu'avec les doses mortelles, lesquelles entraînent une paralysie généralisée, prompte à survenir.

La respiration est accélérée, pénible et irrégulière pendant la phase convulsive; pendant les intervalles des spasmes, la respiration est également accélérée, mais régulière. Pendant la phase de paralysie, les mouvements respiratoires diminuent de fréquence et d'ampleur.

Quand la tropacocaïne est administrée par la voie hypodermique, après une courte phase d'accélération du pouls, la fréquence des contractions cardiaques diminue, en même temps que le tonus vasculaire et la pression intra-artérielle s'abaissent. Les contractions cardiaques restent d'ailleurs énergiques jusqu'à la fin. La mort est la conséquence d'une paralysie des centres respiratoires, quand la tropacocaïne est administrée par la voie sous-cutanée; la mort peut être empêchée au moyen de manœuvres de respiration artificielle, si les doses administrées ne sont pas très fortes; dans le cas contraire, on peut tout au plus prolonger la vie des animaux; la mort survient alors par paralysie cardiaque.

Lorsque la tropacocaïne est introduite directement dans le sang, elle tue déjà à faibles doses par paralysie cardiaque.

Sous l'influence de cette base, la température corporelle s'élève, et cette élévation se manifeste avant le début des spasmes; elle atteint jusqu'à 2° et 3°.

La toxicité de la tropacocaïne est environ deux fois moindre que celle de la cocaïne. Pour le lapin la dose mortelle est, en effet, de 0,50 centigr. par la tropacocaïne, et de 0,20 centigr. par la cocaïne (Chadbourne).

Le professeur Schweigger a expérimenté la tropacocaïne pendant quelques mois dans sa clinique ophtalmologique. Il a constaté qu'en solution à 3 o/o, le chlorhydrate de tropacocaïne, instillé dans l'œil, produit une anesthésie plus complète et plus prompte qu'une solution de cocaïne au même titre. Par contre, l'anesthésie a une moindre durée. Il est vrai qu'on peut la prolonger en répétant les instillations. Parfois on a observé une légère mydriase, on n'a jamais eu d'ischémie locale; au contraire, dans quelques cas les instillations ont été suivies d'une légère hyperémie locale, qui ne durait que quelques secondes ; la sensation de brûlure accusée par quelques malades ne durait pas davantage et était très supportable. Les deux phénomènes étaient moins prononcés quand la tropacocaïne était dissoute dans une solution de chlorure de sodium à titre physiologique (6 o/o).

Des effets secondaires nuisibles n'ont pas été observés. Dans la plupart des cas, la tropacocaïne a paru être supportée aussi bien et même mieux que la cocaïne. Son emploi doit être préféré à celui de la cocaïne pour l'extraction des corps étrangers, à cause de la rapidité plus grande avec laquelle survient l'action analgésique. Une iridectomie a pu être pratiquée en moins de deux minutes à la suite d'une instillation d'une solution de tropacocaïne à 3 o/o ; l'anesthésie locale était complète.

Un autre oculiste, M. Silex, qui a également employé la tropacocaïne dans sa pratique, a obtenu des résultats tout aussi satisfaisants. Il a pu pratiquer une ténotomie en moins d'une demi-minute, après instillation d'une solution de tropacocaïne à 3 o/o.

M. Hugenschmidt, qui a publié la relation

de ses expériences un mois après les nôtres, a noté qu'une injection sous-muqueuse, faite lentement, de 2 centigr. de tropacocaïne dans 10 gouttes d'eau n'augmentait que légèrement le nombre des pulsations, qui se trouvait porté à 80 ou 84 au maximum; tandis que l'injection brusque de 4 centigr. provoquait très rapidement une sensation de vertige et une anxiété précordiale intense, accompagnée d'un abaissement notable de la pression sanguine. Cette action a, de plus, ceci de remarquable qu'elle est *très passagère* : dix minutes après l'injection, le pouls est revenu presque à l'état normal.

Le même auteur a noté aussi que l'injection stomacale de 2 à 4 centigr. de tropacocaïne ne donnait lieu chez l'homme à aucun phénomène.

The British Medical Journal[1] résume ainsi les différences probables entre l'action de la tropacocaïne et de la cocaïne sur les animaux :

1° La tropacocaïne est moitié moins toxique que la cocaïne ;

2° L'action dépressive de la tropacocaïne sur les ganglions moteurs cardiaques et les

1. 20 août 1892, p. 402.

muscles du cœur, spécialement sur ce dernier, est bien plus forte qu'avec la cocaïne ;

3° L'action anesthésique locale de la tropacocaïne sur l'œil et sur la peau se manifeste bien plus rapidement qu'avec la cocaïne ; l'anesthésie est probablement plus longue ;

4° Parfois on observe une légère hyperémie qui disparaît peu après, tandis qu'avec la cocaïne on a de l'ischémie ;

5° La mydriase fait généralement défaut ; lorsqu'elle s'observe, elle paraît moins forte qu'avec la cocaïne ;

6° Les solutions de tropacocaïne sont légèrement antiseptiques ; elles conservent leurs propriétés pendant au moins deux ou trois mois, tandis que les solutions de cocaïne perdent souvent leur activité après deux ou trois jours.

Expériences personnelles

Dans nos expériences personnelles, faites avec le chlorhydrate de tropacocaïne, nous avions en vue d'établir, aussi rigoureusement que possible, les points suivants :

1° Le chlorhydrate de tropacocaïne est-il anesthésique ?

2° Quelle est la dose permettant d'obtenir l'anesthésie suffisante ?

3° L'anesthésie obtenue par la tropacocaïne est-elle supérieure à l'anesthésie produite par la cocaïne ?

4° Quelle est la dose toxique et mortelle de tropacocaïne par rapport à certains animaux ?

5° La toxicité de la tropacocaïne est-elle plus ou moins élevée que celle de la cocaïne ?

6° La dose toxique de la substance est-elle en rapport direct avec le poids de l'animal ?

7° La dose toxique variant avec le poids de l'animal, peut-on en tirer quelques conclusions relatives à la dose toxique pour l'homme ?

8° Quelle est l'importance de la concentration de la solution, la dose administrée étant la même ?

L'instillation dans l'œil d'un cobaye de quelques gouttes d'une solution aqueuse de chlorhydrate de *tropacocaïne* à 2 o/o produit une insensibilité complète de la cornée; la pupille est faiblement dilatée; il n'y a pas ou presque pas de mydriase; nous n'avons point observé l'hyperémie mentionnée par quelques auteurs. L'anesthésie s'établit au bout d'une minute et disparaît plus vite qu'avec la cocaïne; elle peut être prolongée en répétant les instillations.

L'injection dans le tissu cellulaire souscutané d'un cobaye (poids 375 gr.) de 2 cent. de chlorhydrate de *tropacocaïne* dissous dans 1 gr. d'eau distillée n'a déterminé aucune réaction générale bien manifeste; la période d'une légère excitation observée 5 à 10 minutes après l'injection était d'une durée très courte et disparaissait insensiblement.

L'injection dans le tissu cellulaire souscutané du même sujet de 2 cent. de chlorhydrate de *cocaïne* dissous dans 1 gr. d'eau distillée a permis de constater un état dépressif manifeste ; nous n'avons presque pas observé de période d'excitation.

L'injection dans le tissu cellulaire sous-cutané du même sujet de 4 cent. de chlorhydrate de *tropacocaïne* dissous dans 1 gr. d'eau distillée a produit des accidents généraux intenses, caractérisés essentiellement par des convulsions cloniques, rarement toniques. Les phénomènes convulsifs apparurent 10 minutes après l'injection et durèrent plus d'une demi-heure ; l'animal succomba au milieu de convulsions violentes par syncope respiratoire.

L'injection dans le tissu cellulaire sous-cutané d'un cobaye (poids 450 gr.) de 4 centigr. de chlorhydrate de *tropacocaïne* dissous dans 1 gr. d'eau distillée n'a produit que des phénomènes généraux peu manifestes ; la mydriase seule a été particulièrement observée.

L'injection dans le tissu cellulaire sous-cutané du même sujet de 4 centigr. de chlorhydrate de *cocaïne* dissous dans 1 gr. d'eau distillée a déterminé des accidents d'intoxication aiguë caractéristique ; les convulsions apparurent 5 minutes après l'injection et durèrent près d'une demi-heure.

L'injection dans le tissu cellulaire sous-cutané du même sujet de 5 centigr. de chlorhydrate de *tropacocaïne* dissous dans 1 gr. d'eau distillée détermina des accidents convulsifs, qui apparurent 5 minutes après l'injection et durèrent plus d'une demi-heure. Les convulsions ont été immédiatement arrêtées en plongeant l'animal dans un bain froid.

L'injection dans le tissu cellulaire sous-cutané du même sujet de 5 centigr. de chlorhydrate de *cocaïne* détermina une dépression marquée des fonctions cardiaques et respiratoires ; les extrémités antérieures et postérieures étaient paralysées ; cette phase dépressive fut suivie d'une période convulsive qui dura près de 10 minutes et qui se termina par la mort de l'animal. Les convulsions ont été bien moins violentes que lorsqu'on a employé de la tropacocaïne.

L'injection dans le tissu cellulaire sous-cutané d'un cobaye (poids 570 gr.) de 2 cent. de chlorhydrate de *tropacocaïne* dissous dans 1 gr. d'eau distillée n'a produit aucun trouble général appréciable.

L'injection dans le tissu cellulaire sous-cutané du même sujet de 4 centigr. de chlorhydrate de *tropacocaïne* dissous dans 1 gr. d'eau distillée a donné des résultats à peu près identiques.

L'injection dans le tissu cellulaire sous-cutané du même sujet de 5 centigr. de chlorhydrate de *cocaïne* dissous dans 1 gr. d'eau distillée a déterminé un état d'excitation manifeste ; on n'a pas observé de convulsions.

L'injection dans le tissu cellulaire sous-cutané du même sujet de 6 centigr. de chlorhydrate de *tropacocaïne* dissous dans 2 gr. d'eau distillée a donné lieu, après un quart d'heure de calme apparent, à des convulsions violentes qui durèrent près d'une demi-heure et qui ont été immédiatement arrêtées par l'action d'un bain froid, dans lequel l'animal a été plongé.

L'injection dans le tissu cellulaire sous-cutané du même sujet de 6 centigr. de chlorhydrate de *cocaïne* dissous dans 2 gr. d'eau distillée a donné lieu, après une période dépressive de courte durée, à un état d'excitation caractérisé par des convulsions bien moins violentes, mais qui durèrent bien plus longtemps, environ trois heures. Plongé dans un bain froid, l'animal cesse brusquement de respirer et ce n'est que grâce à la pratique prolongée de la respiration artificielle que l'animal revit.

L'injection dans le tissu cellulaire sous-cutané du même sujet de 6 centigr. de chlorhydrate de *cocaïne* dissous dans 1 gr. d'eau distillée a déterminé, après une courte phase d'accélération du pouls et des contractions cardiaques, une période dépressive allant jusqu'à la paralysie généralisée prolongée ;

cet état, qui paraît caractéristique à l'action du chlorhydrate de cocaïne lorsqu'il est administré à doses trop élevées, fut suivi d'une série de phénomènes convulsifs, toniques et en quelque sorte tétaniques, au début, et finalement cloniques et peu violents et qui se terminèrent par la mort de l'animal.

Nous n'avons donné ici qu'un petit nombre de nos expériences qui ont été multipliées et contrôlées.

Opérations sur les malades

Nous croyons utile de reproduire ici quatre observations prises par nous à la clinique de l'École Dentaire et qui nous semblent intéressantes à cause de l'état des sujets.

Observation A.

M. D..., jeune homme de 18 ans, en pleine neurasthénie ; phtisique, présentant des troubles digestifs profonds ; très faible, suit un traitement médical.

La 2e grosse molaire inférieure droite est atteinte de carie de 4e degré.

Nous décidâmes l'extraction. Point de phénomènes émotifs ; état moral satisfaisant.

Une injection de 2 cent. de chlorhydrate de tropacocaïne dissous dans 1 gr. d'eau fut pratiquée. L'extraction a été indolente. Aucun malaise consécutif n'a été constaté, si ce n'est la circulation plus active du tégument de la face, à l'inverse de la pâleur qu'on observe avec la cocaïne.

Observation B.

Mme J..., 40 ans, très nerveuse, santé médiocre, redoutant la moindre manœuvre opératoire. Porte un appareil prothétique de 8 dents.

Une tumeur gingivale (épulis) molle, violacée, saignante, d'un volume considérable, occupait toute la région alvéolaire depuis l'incisive latérale supérieure droite jusqu'à la 1re grosse molaire, couvrant une portion considérable de la voûte palatine. L'ablation de la tumeur décidée, nous invitâmes M. le Dr Isch-Wall à pratiquer l'opération.

Nous fîmes une injection de 1 centigr. de chlorhydrate de tropacocaïne dissous dans 1 gramme d'eau distillée. L'opération, qui comporta l'excision de la tumeur, le curetage de l'alvéole et la cautérisation profonde des points d'implantation de la tumeur, dura près d'un quart d'heure.

La patiente n'a ressenti aucune douleur ; le dernier temps de l'opération, qui consistait en cautérisation à l'aide du thermocautère, occasionna seul une certaine sensibilité douloureuse.

Nous n'avons observé aucun phénomène anormal. La malade se rendit chez elle un quart d'heure après l'opération.

Nous la revîmes le lendemain et nous avons appris qu'aucun accident ni malaise n'est survenu le jour de l'opération ni dans la suite.

Observation C.

Mlle P..., 16 ans, nerveuse, capricieuse, ayant une appréhension extrême de l'extraction.

Il s'agissait d'une première grosse molaire inférieure gauche, dont la couronne a été complètement détruite par la carie.

Nous fîmes une injection de 0 gr. 04 de chlorhydrate de tropacocaïne dissous dans 1 gr. d'eau distillée ; l'insensibilité était confirmée, mais à cause de la résistance que la patiente nous opposa, l'extraction n'a pu être exécutée que 20 minutes après l'injection. Malgré cela l'opération n'a occasionné aucune douleur. Nous n'avons également observé aucun malaise consécutif.

Ce cas est doublement intéressant par la durée de l'anesthésie ainsi que par l'innocuité de la substance à la dose mentionnée, malgré son absorption complète et malgré l'état moral défavorable du patient. Les phénomènes émotifs sont, en effet, à notre avis, des conditions efficientes dans la production des accidents dits cocaïniques.

Observation D.

Mme O..., 30 ans, nerveuse, très anémique. Évolution très difficile de la dent de sagesse inférieure droite ; tuméfaction des ganglions. Redoutant un abcès ganglionnaire, nous conseillons l'avulsion de la 2e grosse molaire qui est atteinte d'une carie du 4me degré. La malade souffre beaucoup depuis plusieurs jours et nous laisse difficilement faire l'injection. Nous injectons 3 centigr. de tropacocaïne dissous dans 1 gr. d'eau distillée. Nous obtenons une anesthésie presque complète et la patiente n'a ressenti aucun malaise.

A la date du 22 octobre 1893, M. Frédéric Peyrellade, chirurgien-dentiste à la Havane, communiqua à l'un de nous les trois observations suivantes :

I. Mlle N... B..., âgée de 20 ans, lymphatique et nerveuse.

La dent de sagesse supérieure droite a déterminé de vives douleurs ; presque toute la couronne de cette dent a disparu. Il faut en faire l'avulsion.

Injection de 0 gr. 025 millig. de tropacocaïne (chlorhydrate), dissous dans 1 gramme d'eau distillée.

La malade n'a ressenti aucune douleur.

Aucun accident n'a eu lieu malgré l'état particulièrement nerveux.

II. Mme B..., âgée de 32 ans, *Épileptique.*

Extraction de la seconde bicuspide et de la première grosse molaire supérieures gauches, dents douloureuses en très mauvais état, après injection intra-gingivale de 0 gr. 04 centig. de tropacocaïne (chlorhydrate) dissous dans 1 gramme d'eau distillée.

L'avulsion de ces dents, dont les racines avaient toutes un abcès (?) à leur extrémité, se fit sans aucune douleur. Il n'y eut aucun accident consécutif à l'injection.

III. Enfant âgé de 8 ans. Nerveux. La première bicuspide gauche inférieure est profondément cariée.

Injection intra-gingivale de 0 gr. 025 milligr. de chlorhydrate de tropacocaïne.

L'extraction ne produisit aucune douleur, et il ne survint aucun malaise chez l'enfant.

M. Peyrellade termine ainsi sa lettre : « Depuis lors, je continue l'emploi de la tropacocaïne sans observer le moindre accident. »

Ces observations, principalement la secondé et la troisième, sont très intéressantes. Elles montrent l'innocuité de la tropacocaïne chez les hystériques et chez l'enfant.

Cette substance sera donc d'un grand secours dans des cas où la cocaïne est contre-indiquée.

M. Jeay, démonstrateur à l'Ecole dentaire, nous a communiqué ces deux très intéressantes observations. Elles montrent les bons effets de la tropacocaïne sur des sujets chez lesquels des accidents antérieurs de cocaïnisme n'étaient pas niables.

Observation I.

Mlle X..., âgée de 26 ans, fille de salle à l'hôpital Lariboisière, attachée au service du Dr Troisier dont je faisais également partie comme élève bénévole, me demanda de lui extraire quelques dents.

Quoique sachant que cette personne était une grande hystérique, je résolus néanmoins de lui injecter 2 centigr. de cocaïne, en présence de l'interne du service et des autres élèves. Mlle X..., aussitôt l'injection faite, accusa un malaise général qui se traduisit nettement en un cas de cocaïnisme aigu (dilatation pulpillaire, refroidissement et insensibilité de la peau) auquel fit immédiatement suite un accès de convulsions hystériques que nous arrêtâmes par de la compression des ovaires. — Quelques jours après, la patiente étant complètement remise, je la décidai à continuer malgré cet événement la suite de mes opérations, donnant comme principal argument que j'employais un médicament d'une autre sorte. J'injectai 4 centigr. de tropacocaïne, le sujet n'eut absolument aucun symptôme d'intoxication et cette 2e expérience s'est passée devant le chef et l'interne de mon service. Encouragé par ce succès, je n'hésitai pas à opérer deux autres fois cette même malade par le même procédé, et avec le même résultat.

Observation II.

Mlle X..., 40 ans, me demanda de lui extraire une dent molaire supérieure. Sur l'insistance de M. le Dr D..., médecin-major de 1re classe, ami de la personne, j'injectai 1 centigr. de cocaïne ; une minute après, cette personne eut une attaque d'hystérie. Quelques jours après, ayant pu me procurer de la tropacocaïne, j'en fis une injection de 4 centigr.; la personne n'eut aucune crise ni le moindre malaise.

MANUEL OPÉRATOIRE

Nous ne nous étendrons pas sur le mode opératoire, qui est absolument le même que celui du chlorhydrate de cocaïne, tel que nous l'avons indiqué au chapitre précédent. Une seule différence est à signaler : c'est qu'avec la tropacocaïne, nous n'employons plus le phénol, qui nous semble ne posséder ici aucune utilité, puisque la tropacocaïne peut être employée à doses plus élevées que la cocaïne et que de plus ses solutions sont antiseptiques.

Nous formulons ainsi notre injection :

Chlorhydrate de tropacocaïne........	0 gr. 40
Eau stérilisée......................	10

Nous injectons un demi-centimètre cube de cette solution, c'est-à-dire 2 centigrammes de tropacocaïne pour une anesthésie ordinaire. Mais nous n'hésitons pas, comme en témoignent nos observations, à donner 3 et 4 cent. dans le cas où l'anesthésie nous semble devoir être difficile à obtenir.

M. Hugenschmidt, dans son intéressant travail[1], indique la formule suivante :

Tropacocaïne	0 gr. 10
Eau distillée	2 50

M.

10 gouttes pour une anesthésie locale.

Enfin on a donné pour les instillations une formule renfermant du chlorure de sodium qui diminuerait l'hyperhémie et la sensation de brûlement que la tropacocaïne détermine dans l'œil au moment de son application :

Chlorhydrate de tropacocaïne	0 gr. 30
Chlorure de sodium	0 06
Eau distillée	10

Filtrez.

Conclusions

Nous avons relaté plus haut quatre de nos observations cliniques, et cinq autres que MM. Peyrellade et Jeay ont bien voulu nous communiquer ; elles sont particuliè-

1. Des injections tropacocaïniques comme anesthésique local en chirurgie buccale, in *Revue Internationale d'Odontologie*, février 1893, p. 51.

rement intéressantes. Le cadre de ce livre ne nous a pas permis d'en reproduire un nombre plus considérable. Nous nous contentons donc de résumer ce que nous avons observé.

Des doses relativement fortes de 4 à 5 centigr. de tropacocaïne administrées à des *nerveux, des anémiques avancés, même des tuberculeux, n'ont déterminé aucun malaise consécutif*. Nous croyons nécessaire d'ajouter que, contrairement à ce qui s'observe parfois avec la cocaïne, nous avons, dans presque tous les cas, constaté une suractivité de la circulation périphérique, consécutive à l'injection de la tropacocaïne. La face prend une teinte rosée caractéristique ; les extrémités chez l'homme comme chez les animaux sont chaudes ; il s'y manifeste une excitation vaso-motrice anormale.

Voici les *conclusions* que nous nous croyons autorisés à déduire de l'ensemble de nos expériences sur les animaux et de nos observations cliniques :

1) Le chlorhydrate de tropacocaïne possède des propriétés anesthésiques locales indiscutables, analogues à celles de la cocaïne.

2) La dose nécessaire à la production de l'anesthésie locale varie selon l'étendue et la profondeur des tissus à anesthésier ainsi que selon la durée de l'opération.

3) Pour les opérations dentaires, la dose de 3 centigrammes dissous dans 1 gr. d'eau distillée suffit dans les cas ordinaires. Dans les cas d'extractions difficiles on élèvera la dose à 4 centigr.; celle-ci donne une anesthésie complète et efficace.

4) Pour les animaux de petite taille, tels que les cobayes, la dose de 4 à 6 centigr. doit être considérée comme mortelle. On peut poser comme régle générale que plus l'animal est grand et robuste, plus la dose nécessaire pour produire l'intoxication et la mort doit être élevée.

5) L'anesthésie produite par la tropacocaïne en injection intragingivale nous a paru aussi intense que celle que détermine la cocaïne.

6) En badigeonnage sur la muqueuse buccale, une solution de tropacocaïne nous a

paru moins active qu'une solution au même titre de cocaïne.

7) Nos expériences sur les animaux nous permettent de conclure que la toxicité de la tropacocaïne est moins élevée que celle de la cocaïne.

8) Le degré de concentration de la solution paraît avoir une importance réelle, ce qui tend à justifier les idées de M. Reclus. La dose administrée étant égale, l'action du médicament est d'autant plus rapide, d'autant plus violente que la solution est plus concentrée; au contraire, cette action sera bien plus lente à se manifester et bien moins intense lorsque la substance anesthésique sera plus diluée; cette action serait également d'une durée plus longue.

FIN

TABLE DES MATIÈRES

PREMIÈRE PARTIE

A

B

C

D

E

F

G

H

DEUXIÈME PARTIE

CHAPITRE I

CHAPITRE II

FIN DE LA TABLE DES MATIÈRES

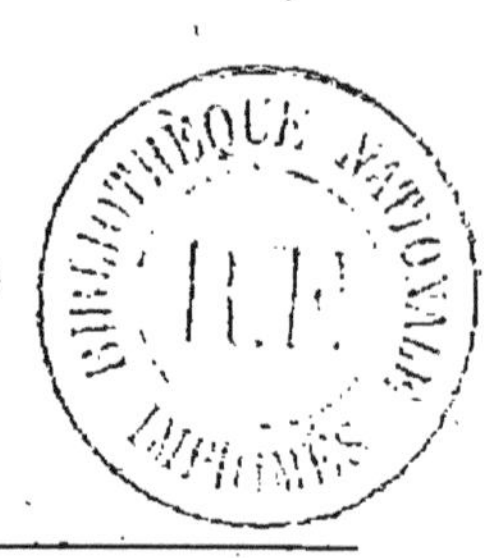

Châteauroux. — Imp. A. Majesté et L. Bouchardeau.

Châteauroux. — Imp. A. MAJESTÉ et L. BOUCHARDEAU.

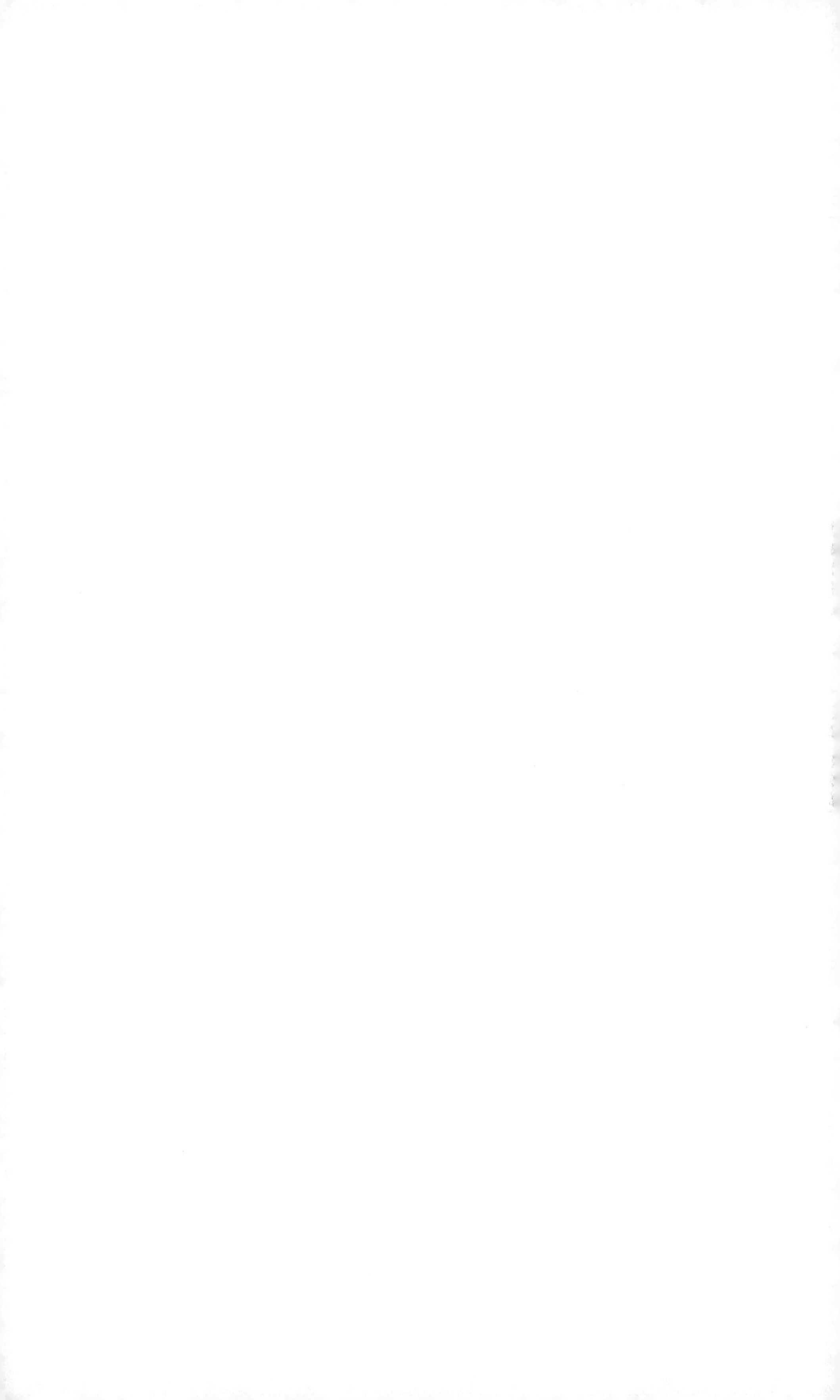

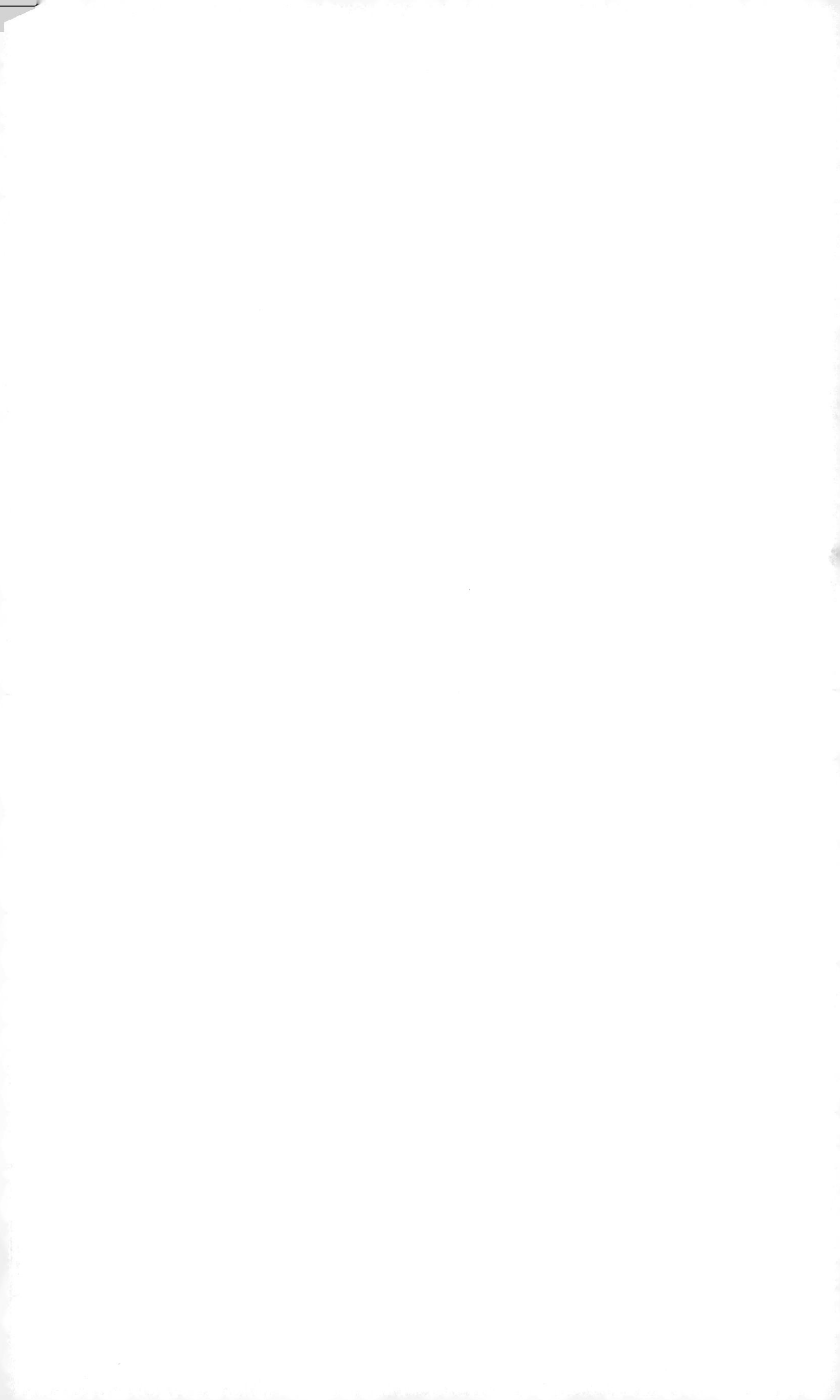

www.ingramcontent.com/pod-product-compliance
Ingram Content Group UK Ltd.
Pitfield, Milton Keynes, MK11 3LW, UK
UKHW022320190726
13856UKWH00001B/124

9 782011 921260